全国优秀中医临床人才研修心得系列丛书

读经典 勤临床 跟名师

卢世秀临证心悟

卢世秀 著

中国中医药出版社

·北 京·

图书在版编目（CIP）数据

卢世秀临证心悟/卢世秀著．—北京：中国中医药出版社，2016.6
（全国优秀中医临床人才研修心得系列丛书）
ISBN 978 - 7 - 5132 - 3093 - 3

Ⅰ．①卢…　Ⅱ．①卢…　Ⅲ．①中医学 - 临床医学 - 经验 - 中国 -
现代　Ⅳ．①R249.7

中国版本图书馆 CIP 数据核字（2016）第 010935 号

中 国 中 医 药 出 版 社 出 版
北京市朝阳区北三环东路 28 号易亨大厦 16 层
邮政编码　100013
传真　010 64405750
三河市宏达印刷有限公司印刷
各地新华书店经销

*

开本 880×1230　1/32　印张 8　字数 202 千字
2016 年 6 月第 1 版　2016 年 6 月第 1 次印刷
书　号　ISBN 978 - 7 - 5132 - 3093 - 3

*

定价　29.00 元
网址　www.cptcm.com

出 版 前 言

　　国家中医药管理局"全国优秀中医临床人才研修项目"（简称"国家优才"项目）是我国最高层次的中医人才培养项目，该项目以"读经典、勤临床、跟名师"为模式，以"基础层级高、研修要求高、验收标准高"为特点，旨在培养继承创新的中医临床领军人才，深得业界领导和专家好评。研修项目的人才培养创新模式符合中医药学术发展和传承的特点，在研修项目的引领下，全国掀起了"读经典、勤临床、跟名师"的学术风气。目前，研修项目已开展三批，近千名来自临床一线的主任医师（教授）入选"全国优秀中医临床人才"。他们通过3年的经典学习、临床实践和参师襄诊，定将成为社会和群众认可的新一代名中医。

　　纵观中医药学术发展史，则知中医药学正是通过历代名医的不断继承和创新而不断发展的。两千余年来，历朝历代政府或个人采用书写、刻印、铅印等形式尽可能地保存了先贤的临证思辨精华，并将其汇集为中医药文献，为当代及后世中医药研究与开发留下了巨大的财富和发展的空间。我们作为中医药出版人，有义务和责任记录"优秀中医临床人才"的研修心得和感悟，因此推出这套《全国优秀中医临床人才研修心得系列丛书》，以期为中医药同道参悟经典著作和提高临证水平提供帮助和参考。

中国中医药出版社

2014 年 5 月

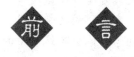

前　言

　　2003 年 10 月 19 日，我参加了国家中医药管理局举办的首批
两百名"全国优秀中医临床人才研修项目"（简称"国家优才"）
学员遴选考试，这是一次获得自我提升的机会，也是对以往学识
的检验。考场内大家屏气凝神，奋笔疾书，紧张伴随着兴奋，焦
虑伴随着快乐。直到出了考场才长舒了一口气，成败由它吧，自
己是尽了最大努力！转眼 12 年过去了，当时的场景依然历历在
目，难以忘怀。

　　当得知有幸被选为首批"国家优才"学员时，激动的心情难
以自已，这是多么难得的学习和提高的机会呀！3 年的学习生活
充实、紧张，充满了激情与快乐。我先后拜国医大师晁恩祥教授
和路志正教授为师，或侍诊于临床，或求教于厅堂，老师的耳提
面命如春风化雨沁入心田，使我受益匪浅；经典理论的学习如啖
蔗饴，更上一层楼地登高远眺，与先贤们的"对话"使我对中医
博大精深的理论有了更深刻的理解和感悟；繁忙的临床工作不仅
开拓了诊疗思路，锻炼了基本功，也对方药的使用更加得心应
手。总之，3 年来"读经典，勤临床，跟名师"的研修思路与方
法对于基础理论与临床水平的提高起到了不可估量的作用。这是
收获满满的 3 年，是人生旅途中不可复制的 3 年，是值得反复回
味的 3 年。感谢国家中医药管理局人才培养战略的实施，感谢恩
师们的悉心指导，感谢同学们的鼓励与帮助，也感谢家人的全力
支持。

　　3 年中我与其他同学一样，做了大量的功课，这其中有经典
理论的学习心得，有中医基础理论的探讨，有临床病案的总结，

还有老师学术思想和临证经验的整理，总计有近30万字。现在想来都不可思议，真是井有压力才出油呀！这些功课有的已经整理成文在杂志上发表，有的则藏之簏笥供自己复习。得知中国中医药出版社要将我们的学习体会集结成书的消息，我的心情是亦喜亦忧。喜的是自己的学习成果和点滴心得能被国家级出版社看上，甚感荣幸；忧的是一家之言舛误难免，谬种流传或扰人视听，反为不美。然出版社之美意却之不恭，加上多少还有点自信，激发了我集结整理的欲望，相信3年辛勤努力所得能给人一点启发。因不揣固陋，黾勉结册，不当之处，求正同道。

卢世秀

2016 年 4 月 9 日

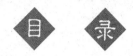

上篇　读经典

中篇　勤临床

下篇　跟名师

上篇 读经典

中医经典著作是中医理论的基石，也是世界医学宝库中的瑰宝。学习经典而未成为明医者有焉，欲成为明医而不明经典者，未之闻也。经典理论的学习如啖蔗饴，与先贤们的"对话"能更深刻地理解和领悟中医博大精深的理论。此篇收录作者在"国家优才"项目3年研修期间对中医经典的临床感悟，以及读各部医籍典著的心得体会及临床实际应用。

法天则地，德全不危

——《黄帝内经》学习体会

《黄帝内经》中"天"与"地"的概念之一是指宇宙自然界，并且十分重视人与自然界的关系，近日结合现代医学模式的探讨，重温《黄帝内经》的有关论述，对此有了进一步的认识。下面谈谈心得体会。

一、天气地味，人所由生

人是大自然的产物，自然界存在着人类赖以生存的必要条件，人的生命与自然界息息相关，中国古代医学家早已认识到这一点，并集中表述于我国第一部医学专著《黄帝内经》。《素问·宝命全形论》说"人以天地之气生，四时之法成……人生于地，悬命于天，天地合气，命之曰人"；《素问·六节藏象论》说"天食人以五气，地食人以五味"。说明人类是依赖大自然而存在的。

从生理上看，自然界的运动变化常常直接或间接地影响着人体，而人体受自然界的影响也必然相应地发生生理反应。比如：自然界一年中有春温、夏热、秋凉、冬寒的四季气候变化，人体受它的影响，也随之以不同的生理变化来适应。正如《灵枢·顺气一日分为四时》所说"春生、夏长、秋收、冬藏，是气之常也，人亦应之"；《素问·离合真邪论》："天地温和，则经水安静；天寒地冻，则经水凝泣；天暑地热，则经水沸溢；卒风暴起，则经水波涌而陇起。"即使是一天昼夜晨昏的变化，对人体的影响也很明显。如《素问·生气通天论》说："故阳气者，一日而主外，平旦人气生，日中而阳气隆，日西而阳气已虚，气门乃闭。"说明先人已十分清楚这种变化。

从病理上看，自然界的气候变化可以影响到人的健康，不正之气往往成为人体发病的原因，《素问·四时刺逆从论》指出"邪气者，常随四时之气血而入客也"。不仅如此，其变化也影响着病变的过程，如痹证、哮喘等某些慢性病，往往在气候骤变或季节交换时复发或病情加重。另外，昼夜的交替对疾病也有一定的影响，一般是白天病情较轻，夜间较重。《灵枢·顺气一日分为四时》说"夫百病者，多以旦慧昼安，夕加夜甚"。

此外，不同地域的气候差异，以及地理环境和生活习惯的不同，对人体的生理活动也有一定的影响，人们患病也各具特点。如《素问·异法方宜论》曰："东方之域……鱼盐之地，海滨傍水，其民食鱼而嗜咸……故其民皆黑色疏理，其病皆为痈疡。"这说明了古人对自然环境对于人体的影响早有认识。而人们一旦改变环境，即可导致病理上的反应。如我国南方气候偏于湿热，北方气候偏于燥寒。人们一旦异地而处，常会感到身体不适，甚至生病，这是因为环境突然改变，机体暂不能适应的缘故。这也正说明"人与天地相参也，与日月相应也"（《灵枢·岁露论》）。

二、顺从天地，苛疾不起

《黄帝内经》十分重视顺时养生，认为人应根据自然界的气候变化来调整自己的起居行为，提倡"天人合一，人法自然"的养生思想，即"顺""从"四时阴阳。《素问·四气调神大论》说"四时阴阳者，万物之根本也，所以圣人春夏养阳，秋冬养阴，以从其根"，并强调"阴阳四时者，万物之终始也，死生之本也，逆之则灾害生，从之则苛疾不起"。同时对如何根据四时气候变化来调整生活起居和精神活动做了较为详尽的论述，如"春三月，此谓发陈，天地俱生，万物以荣，夜卧早起，广步于庭，被发缓形，以使志生"；"夏三月，此谓蕃秀，天地气交，万物华实，夜卧早起，无厌于日，使志无怒"等。

人类适应环境变化的本能是有一定限度的，当气候剧烈变化超过人体的适应能力，或者由于人体的调节机能失常，不能对自然界变化做出适当调节时，就会发生疾病。诚如《灵枢·五变》所言"夫天之生风者……犯者得之，避者得无殆"。因此人类应当根据自然界气候的变化，采取适当的措施，"必顺四时而适寒暑"（《灵枢·本神》）。这才是智者的养生方法。

三、顺天之时，病可与期

在对疾病的治疗上，《黄帝内经》强调要顺应自然界的变化，根据季节气候、地理环境的不同而因时因地制宜。《灵枢·顺气一日分为四时》说"顺天之时，而病可与期"，《素问·阴阳应象大论》也说"治不法天之纪，不用地之理，则灾害至矣"。

这种思想更多地体现在针灸的治疗中。关于针灸治疗疾病，《素问·八正神明论》提出了"法天则地，合以天光""因天时而调血气"的原则，指出"凡刺之法，必候日月星辰，四时八正之气，气定乃刺之"。《素问·离合真邪论》也说"圣人之起度数，必应于天地"，并有根据季节、月廓盈亏以及时辰不同选择不同针灸方法的具体论述，这些不但是大量临床实践的总结和理论升华，同时也成为后世子午流注针法的滥觞。

这种思想也体现在因地制宜中。由于五方地势的不同，地理气候、居住环境、饮食习惯等亦各不相同，因而五方之人的体质强弱、得病性质各异，治疗手段亦相应有别。《素问·异法方宜论》说："黄帝问曰：医之治病也，一病而治各不同，皆愈何也？岐伯曰：地势使然也。"故"东方之域，其治宜砭石""西方者，其治宜毒药""北方者，其治宜灸焫""南方者，其治宜微针""中央者，其治宜导引按跷"。这种根据自然界的变化来选择适宜的治疗方法的思维模式，至今仍指导着临床。

四、重视天地，防患未然

医学模式是人类对健康和疾病总体特点及其本质的高度哲学概括。美国医学家恩格尔 1977 年提出了现代医学模式，即生物－心理－社会医学模式。这一现代医学模式的出现，是人类医学史上一大进步。它从医学整体论出发，分析了生物、心理、社会等因素在人类疾病产生和健康保持过程中所起的综合作用，并突出强调了心理、社会因素的决定作用；它为医学心理学、社会医学、医学社会学等学科的发展奠定了理论基础。在过去的 20 多年里，这一医学模式对医学的发展起了重大的推动作用。

然而，随着社会的发展变化，特别是人类的行为对环境的影响力超过了一定程度，使得自然环境发生了某种变化，这种变化转而又对人类的健康和疾病产生影响以后，这个模式便显示出了它的不足，没有充分考虑到自然环境因素对人类健康和疾病的作用。在生产力水平很低的情况下，人们的活动不足以改变环境，人与自然维持着原始的平衡状态，这一缺陷当然不会暴露出来；当人类的力量足以改变环境，并产生破坏力之后，自然的力量就要对人类进行报复。这种报复除了自然灾害频发以外，还有疾病的流行，包括一些新的疾病的滋生和蔓延，如"非典"的爆发、埃博拉病毒的肆虐和禽流感的发生等。在生物－心理－社会医学模式的框架内已经不能圆满解释这些新生疾病滋生、爆发、流行的所有现象，对其进行适当的修正便顺理成章了。

那么，什么样的医学模式更能适应新的变化呢？笔者认为将"天""地"，也即自然界的因素列入医学模式中更能反映目前医学的特点，这就是有人提出的"生物－心理－社会－自然医学模式""天地人三才医学模式"及"大生态医学模式"。

其实，如上所述，我们的先人早在两千多年前就已经认识到

"天""地"对人体健康有着重大影响，并对此有精辟论述。但是却未能引起后人的重视，这不能不说是一个遗憾。现在返回头再来重温前人的论述，切实体会到先人的高明和伟大，同时也进一步体会到大自然对人类存在和健康的重要性。在"生物－心理－社会－自然医学模式"这种新的医学模式指导下，我们应当从更加宏观的角度考虑人类的健康问题，首先要将环境因素纳入我们的大卫生观，充分考虑环境因素对健康的影响，制定相应的计划，采取预防措施，即顺应自然，防患于未然。第二，要根据环境的变化调整医疗行为，因时制宜，因地制宜，使我们的治疗方法更贴近自然。

《素问·太阴阳明论》一段经文错简之我见

《素问·太阴阳明论》有这样一段经文："帝曰：脾与胃以膜相连耳，而能为之行其津液何也？岐伯曰：足太阴者三阴也，其脉贯胃属脾络嗌，故太阴为之行气于三阴。阳明者表也，五脏六腑之海也，亦为之行气于三阳。脏腑各因其经而受气于阳明，故为胃行其津液。"历代医家对这段经文的解释各不相同，其中分歧最大者为"阳明者表也，五脏六腑之海也，亦为之行气于三阳"一句，下面列举有代表性的三家观点。其一，杨上善《黄帝内经太素》云："阳明为阴阳脏腑之海，五脏六腑各因十二经脉受气于阳明，故经脉得为胃行津液之气。"他认为，十二经脉为胃行其津液。其二，吴鹤皋《黄帝内经吴注》云："为之，为脾也。行气于三阳，运太阴之气入于诸阳也。"他认为，胃亦能为脾行其津液。其三，张景岳《类经》云："阳明者，太阴之表也，主受水谷以溉脏腑，故为五脏六腑之海，虽阳明行气于三阳，然亦赖脾气而后行之。"与此说略同者有马元台，他们认为脾是助胃行气的。分析吴、张二说可以看出，其分歧点在于究竟是胃为脾行其津液，还是脾为胃行其津液。笔者认为，之所以出现以上分歧，是因为此段经文有错简之处，若将错简复原，则问题自可迎刃而解。错简处即"阳明者表也，五脏六腑之海也"句，此句的位置应在"岐伯曰"之后，"足太阴者三阴也"之前。则此段经文应为："岐伯曰：阳明者表也，五脏六腑之海也。足太阴者三阴也，其脉贯胃属脾络嗌，故太阴为之行气于三阴，亦为之行气于三阳。脏腑各因其经受气于阳明，故为胃行其津液。"其理由如下：

首先，符合《黄帝内经》的一贯观点。从《黄帝内经》有关脾胃关系的经文来看，"脾为胃行其津液"是《黄帝内经》的一贯观点。除本段经文外，同篇的另一段经文亦有相似的论述，文曰："帝曰：脾病而四肢不用何也？岐伯曰：四肢皆禀气于胃，而不得至经，必因于脾，乃得禀。今脾病不能为胃行其津液，四肢不得禀水谷气，气日以衰，脉道不利，筋骨肌肉皆无气以生，故不用焉。"这一观点还可以在其他篇中见到，如《素问·厥论》曰"酒入于胃，则络脉满而经脉虚，脾主为胃行其津液者也"；《素问·奇病论》曰"夫五味入口，藏于胃，脾为之行其精气"等。而没有一篇提到胃能为脾行其津液。由此可见，吴鹤皋等的观点与《黄帝内经》的一贯观点不符，因而是站不住脚的，杨上善之说亦未能达《黄帝内经》之旨，唯张景岳之说较为符合《黄帝内经》本义。

其次，符合医理。胃为水谷之海，是五脏六腑、三阴三阳的共同化源所在，故《素问·热论》云"阳明者，十二经脉之长也"。胃又与脾互为表里，胃主受纳，脾主运化，只有胃的受纳功能正常，脾才有精微物质可以转输，将胃放在脾之前论述，正可以说明胃的生理功能与脏腑经络的关系以及与脾之功能的联系。如按原文顺序，则给人以脾只管三阴，胃只管三阳的印象，无疑是割裂了同为后天之本的脾胃与脏腑经络的密切联系，与脾胃共同化生水谷精微以营养脏腑经络的中医基本理论不相吻合。

第三，符合语法现象及语言规律。如按原文顺序阅读总觉有些词或句的含义不清。如"足太阴者三阴也，其脉贯胃属脾络嗌。故太阴为之行气于三阴"一句，代词"之"字所指为何？前面并无交代。又如"亦为之行气于三阳"一句，说它是指胃的生理功能，但前面并无与之相应的有关胃的功能的论述；说它是指脾的生理功能，中间又插入了一段关于胃的论述，显得语义蹇涩，医理支离。再如"脏腑各因其经受气于阳明"一句的"其"字，也不好与前文照应。因此句是承上文"阳明者表也"来的，若说"其"是指代"阳明"，则不合脾为胃行其津液之医理；若以"其"字指代"太阴"，虽与医理相符，但显得转换论述主题太突然，而将"阳明者表也，五脏六腑之海也"一句前移，便可使医理明了，语句通顺。

谈《伤寒论》内外相因疾病观

疾病的发生和演变皆为内外因相互作用的结果。《伤寒论》虽然主要论述的是外感疾病，致病因素为外感六淫之邪，但由于它注意到人体内部因素不同，诸如素体阴阳的偏盛偏衰、禀赋强弱、有无宿疾等，形成伤寒发病临床证型的差异性和复杂性，所以便将外感伤寒的发生发展视为体内与体外致病因素相互作用的结果，这是从内外相因的角度认识疾病的重要指导思想。从《伤寒论》全篇内容来看，这一指导思想贯穿于六经辨证的始终。本文仅就伤寒发病临床证型的差异性，对《伤寒论》内外相因疾病观作一初步探讨。

一、从伤寒发病及六经辨证探讨内外相因疾病观

伤寒初起以发热恶寒为代表症状，这是伤寒表证的要素，它集

说明：本书所引《伤寒论》原文及条文均参成无己《注解伤寒论》。

中反映了伤寒之邪作用于人体引起邪正相争的病理过程，这便是伤寒发病的开始。但《伤寒论》对伤寒初起证候的归类却远不是一个证型，张仲景在六经之下各立表证就足以证明。如太阳表证是发热恶寒与脉浮、头项强痛并见；阳明表证以始恶寒旋即反恶热为其特点；少阳表证发热恶寒交替出现，伴见头痛、脉弦细；太阴表证表现为脉浮而缓，手足自温；少阴则俱"始得之，反发热，脉沉"之证型；厥阴篇虽未直言厥阴表证的症状，但第327条"厥阴中风，脉微浮为欲愈，不浮为未愈"谈及厥阴表证的预后，亦证明了厥阴表证的存在。这六类表证各具特点，皆为伤寒初起可见到的证候类型。然而关键在于，同一外邪作用于人体，为什么初起表现就有如此差异？显然，原因在人体内部，即患者不同的体质因素起着决定作用。人之素体阴阳的偏盛偏衰，禀赋强弱，是构成以上情况的根本原因，外邪与这些因素相结合，便产生不同病机变化。诚如《医宗金鉴》所云："六气之邪，感人虽同，人受之而生病各异者何也？盖人之形有厚薄，气有盛衰，脏有寒热，所受之邪，每从其人之脏气而化，故生病各异也。"这里必须强调，所谓六经表证中的阳明、少阳、太阴、少阴、厥阴等表证，绝非各兼太阳表证的表里同病，故原论中以有无头项强痛为辨，其立论显然是根据不同的个体感邪后的不同病机变化加以确定的，因此将这五类表证归为伤寒直中范围则更为恰当。然现多以伤寒之邪不经三阳而直接表现为三阴证作为直中的内容，而直中不列阳明、少阳，似有以片概全之弊。

举外邪不经太阳直中阳明为例，其表现以始恶寒，旋即反恶热不恶寒为特点，这是体内因素所决定的。素体阳盛，胃肠蕴热之人，感受风寒之邪，必然从热化燥而成胃家实之证。这与素体阳虚，感邪后即无热恶寒，表现为里虚寒证同一道理。既然体质有偏阴偏阳的不同，那么伤寒之邪可以直中三阴表现为具有三阴证候特点的表证，为什么不可以直中阳明出现具有阳明特征的表证呢？《伤寒论》

原文中本来就没有划定三阴可直中，而阳明、少阳必自太阳传来之规。所以，应当将伤寒直中三阴与直中三阳结合起来，才能全面认识体内因素在伤寒发病中的重要地位。

二、从具体方证探讨内外相因疾病观

伤寒初起即现六经形证，这是伤寒发病的不同病理层次划分，虽能反映疾病初起不同的性质、部位以及正邪对比等关系，但要达到立法用药准确，则必须有具体证候的确定。所以《伤寒论》对伤寒发病的认识并没有停留在六经证候的划分上，而是确立了能够进一步反映伤寒发病差异性的具体方证。如太阳病，设有麻黄汤、桂枝汤、青龙汤等不同证型。以前有些注家或只从外因上辨别，如方有执、喻嘉言等分为风伤卫、寒伤营、风寒两伤营卫的外因论；或如柯韵伯"麻黄治表实，桂枝治表虚，方治在虚实上分，不在风寒上分也……盖中风、伤寒各有浅深，或因人之强弱而异"的内因论。各执一端，难免片面，皆反映不出张仲景内外相因疾病观思想。故中风、伤寒两证的确立既有风寒外因的划分，更具素质内因的区别。如此不仅风寒疏泄凝敛性质的不同得到了阐明，而体质虚实所形成对两者的不同易感性也充分反映出来，足见《伤寒论》内外相因疾病观运用之妙。

《伤寒论》第38、39条以伤寒中风皆可致不汗出而烦躁者，意仍在说明内外相因的重要作用。同为太阳病初起，均为感受风寒之邪，而异于麻黄汤证、桂枝汤证，在于大青龙汤证原本有内热，风寒外郁，里热不得宣泄，内扰于心，故烦躁。设无内热，只以风寒外束，必不至于发烦，其发病也与前麻黄汤证同，但古今很多注家据大青龙汤麻黄用量较麻黄汤为重，便认为前者表郁程度亦重于后者，从而形成大青龙汤证的烦躁是表郁过重酿为里热所致的片面认识。从症状上看，大青龙汤证与麻黄汤证均是风寒外束，同为无汗，其表郁程度亦应是相同的，两证之不同在于有无内热这个内因上。正是这个内因决定了大青龙汤证与麻黄汤证的差异性。在两方用量上，近代名医冉雪峰认为："这是方制配伍的关系，不是病机轻重的关系，麻黄汤纯于发表，故麻黄三两已够，大青龙汤中有石膏，石膏性寒沉降，能缓解麻黄辛散外发性能，若仅用三两，恐未能达到汗出热解病机适用的目的。"故大青龙汤以麻黄、桂枝等驱外邪，石膏清里热，表里兼治，寒热两行，药虽同行而功效各奏。仅此一证，便可反映《伤寒论》内外相因疾病观在理法方药诸方面的指导作用。

以上三证皆为风寒外邪作用于不同个体所形成的伤寒初起证候，可见《伤寒论》对内因的重视，但在此前提下，对外因的认识也不是一成不变，太阳篇尚有"太阳病，发热而渴，不恶寒者，为温病"的认识，显然注意到外邪不同，所形成证候与麻桂青龙等性质上的差别。虽然由于历史条件的限制，《伤寒论》未形成辨治温病的体系，但对外感热病致病因素不一，还是有所认识的，也见其对外来致病因素的重视。

三、内外相因疾病观在内伤杂病中的体现

《伤寒论》一书，虽重在辨治伤寒热病，但内伤杂病亦多有述及，其特点在于将外感与内伤杂病的辨证统一起来。原论以《伤寒杂病论》命名，显有二者不可割裂之义，虽《伤寒论》自王叔和单行析出，但其中伤寒杂病相因发病学思想仍很突出，是《伤寒论》内外相因疾病观的又一侧面反映。

内伤杂病通常是指脏腑经络、阴阳气血失调以及各种因素导致的停痰、宿饮、宿食、瘀血等疾病。这些体内因素极易招致外感六淫之邪，内外相合，推波助澜，较单纯外感或内伤杂病均为严重，故《伤寒论》以大量笔墨对此做了总结。如太阳篇小青龙汤证、五苓散证和抵当汤证皆是。小青龙汤证原具水停心下之病机，其阻碍

肺气宣发，必致体表营卫失和，偶感伤寒之邪，便径直与心下水饮相合，遂咳、喘、发热恶寒。欲去外邪者，必兼治内饮。"伤寒表不解"，缘由"心下有水气"，故以小青龙汤治兼表里。饮邪去，则外邪无所附着；外邪除，自无加重内饮之理。内外相合之病情，施以内外合治之方法，证治相符，颇具内外相因证治思想。又如蓄水、蓄血两证，也是太阳病的重要证型。后人据张仲景"以太阳随经，瘀热在里故也"之论，认为是伤寒表不解，随经入膀胱腑，影响膀胱气化，而致蓄水；与血相结，便致蓄血。此种认识只从外因上作了解释，较为片面。太阳病不解或误治可出现多种转归，为什么偏入膀胱呢？显然膀胱气化失司必然存在于伤寒发病之先，据此病机而感伤寒发病者，决定了伤寒之邪必入膀胱的趋向性。因此，五苓散证的病因病机应为膀胱气化先失，有蓄水内停，影响膀胱太阳经主体表功能，招致外邪，与宿水相合，发为五苓散证。这恰与小青龙汤证病机相吻合，彼为心下停饮影响肺卫功能，此为下焦蓄水影响膀胱气化，太阳膀胱及肺共司肌腠防御，由于受停饮宿水的影响，遂致卫外失固，感邪而发病。然因体内停饮蓄水部位不同，故发病有上下之分，但五苓散桂枝与四苓同伍，亦为内外合治之方，此治法又与小青龙汤同，两方证相较不难看出杂病外感合因发病的证治规律。如蓄血证，原论第239条就有"本有久瘀血"之明文，其发病原因亦如上理，只不过招致外邪入里的部位在血分而已。再如陷胸汤之水结、十枣汤之悬饮、瓜蒂散之痰实等，其兼表证而发者，机理概与之同。

但外感内伤相因发病者，并非全由内伤招致外感，亦有外邪致使脏腑经络虚损者，更有误治失治，反增邪势，伤及气血津液乃至亡阴亡阳，均说明外来因素对脏腑阴阳气血的损害程度。《伤寒论·辨太阳病脉证并治》篇于麻黄汤证、桂枝汤证等之后列举大量救误病例，便可看出伤寒向杂病转化的规律。

四、结语

将疾病视为体内与体外致病因素相结合的产物，即内外相因疾病观思想，最早起源于《黄帝内经》，但从实践上予以运用并大大丰富了其理论内容的，又当首推《伤寒论》。从《伤寒论》对外感疾病初起的证型归类可以看出，伤寒病虽然是外感六淫所致，但发病类型却依个体因素不一。张仲景所以在伤寒初起阶段变化分了三阴三阳不同的病理层次及众多的具体证候，就是注意到了这一点，而六经辨证中的表里寒热虚实矛盾运动在伤寒发病阶段得到充分反映，其规律的总结不能不说是内外相因疾病观起到了重要作用。

《伤寒论》禁忌初探

《伤寒论》中明言"不可汗""不可下（攻）""不可吐""不可灸"者有34条，共38处；明言"不可与某汤（方）"者有18条，共19处；某方服法禁忌12条；未明言以上禁忌而暗含之者则在百条左右。禁忌如此之多，无怪徐大椿言："此书非仲景依经立方之书，乃救误之书也。"（《伤寒论类方·自序》）。揣摩仲景意图，于临床颇有启发，笔者试对此做一探讨。

一、择法须辨病辨体

六经之病，各有治法，太阳表证之汗，阳明腑实之下，少阳半表半里之和，少阴寒盛之温，均为正治。"本发汗而复下之，此为逆也""本先下之，而反汗之，为逆"（第92条）。逆则病情传变，复杂危险。仲景有虑于此，每每告人要择法正确，不可误治，尤于太阳、阳明、少阴三经语焉最勤，如第44条："太阳病，外证未解，不可下也，下之为逆。"第48条："若太阳病证不罢者，不可下，下之为逆。"第 109 条："其外不解者，尚未可攻，当先解外。"盖太阳为六经之首，人体之藩篱，外邪来袭，多先犯此。治之得当，可使邪速去，病速愈。失当则可引邪入里，或见结胸，或成痞证，或入太阴，或传阳明，诸多变证，不一而足。仲景多语于此确有必要。病在阳明，则有可清可下两大治法，用此用彼，亦当明辨。应下反清，药有不逮，尚可再攻；应清反下，津伤正虚，救之难矣。故仲景对阳明病下法的使用十分谨慎，反复告诫"伤寒呕多，虽有阳明证，不可攻之"（第 209 条），"阳明病，心下硬满者，不可攻之"（第 210 条），"阳明病，面合赤色，不可攻之"（第 211 条），"阳明病……虽硬不可攻之"（第 235 条），"阳明病……腹微满，初头硬，后必溏，不可攻之"（第 240 条）。病至少阴，则证情险恶，阳衰阴盛，危在旦夕，补之犹恐不及，岂可再用泻法！故仲景亦强调"不可发汗"（第 285、286 条）、"不可攻表"（第 363 条）、"复不可下之"（第 286 条）、"不可吐也"（第 324 条）。此三关皆为要隘，仲景不仅遣众多良药层层设防，且反复语之不可误治，可见仲景用心良苦。此外，其他各经仲景亦有明示，如第 265 条"少阳中风……不可吐下"，第 266 条"少阳不可发汗"，第 260 条太阴寒湿发黄"以为不可下也"，第 330 条"诸四逆厥者，不可下之"，第 347 条"复厥者，不可下之"，其理亦同。

两经或三经合病、并病，症情复杂，仲景对此仔细辨识，选择正确治法。如第 36 条："太阳与阳明合病，喘而胸满者，不可下，宜麻黄汤。"本条虽为二阳合病，但以太阳经证为主，喘而胸满乃风寒外束肺气不宣所致，故禁用下法。再如第 147 条"太阳与少阳并病……慎不可发汗"，第 176 条"太阳、少阳并病……慎勿下之"。太阳表证禁下，少阳病则汗、下都禁，因此不可见有太阳表证就用汗法，亦不可见邪有入里趋势就用下法，而应同时照顾两经的症情。

有法对方正而病不获效甚至恶化者，其原因之一与体质有关，仲景有鉴于此，有针对性地提出一系列禁忌。如第 18 条云："若酒客病，不可与桂枝汤，得汤则呕，以酒客不喜甘故也。"因酒客本身湿热内蕴，桂枝汤为辛甘温散之剂，辛温助热，甘则助湿，用之可使湿热壅遏，阻塞气机，胃气不降，自然作呕，故虽有桂枝汤证却不能用。类似的还有第 85 条"咽喉干燥者不可发汗"，第 86 条"淋家不可发汗"，第 87 条"疮家虽身疼痛，不可发汗"，第 88 条"衄家不可发汗"，第 89 条"亡血家不可发汗"。因以上诸"家"皆为津亏血虚之体，汗之使之津血益亏，病情恶化。此外尚有"呕家不可用建中汤"（第 102 条），"诸亡血家者，不可与瓜蒂散"（第 171 条），"虚家"不可下（第 330 条）等。

应当指出的是，仲景所云"不可汗"之证，有些并非绝对不可汗，正如尤在泾所云"不可发汗者，谓本当汗而不可发之，非本不当汗之证也"（《伤寒贯珠集》）。既有表证，不汗何解？只是所谓诸"家"体质与常人有异，故不可以常法纯汗之，而应权衡佐使，注意配伍，如桂枝加附子汤、麻黄附子细辛汤、麻黄附子甘草汤等，既照顾了阳虚之体，又能驱邪外出，这种因人制宜，常中求变的科学态度值得我们认真学习。

二、施术宜掌握分寸

仲景认为，施术方法稳妥与否对疾病预后转归影响很大，因而对此十分重视。以太阳表证为例，汗法虽为正治之法，但汗不如法也可引起不良后果。所谓汗不如法，主要表现在两方面。

（1）使用发汗的方法不妥。太阳表证，不唯邪盛，且有正虚。所谓实证乃相对于三阴经而言，若认为病起风寒，病人有寒象，便一味热之，立取火攻、艾灸、温针等法，强发其汗，便会"邪风被火热，血气流溢，失其常度，两阳相熏灼"而出现一系列险恶之症，如"其身发黄……衄……小便难，阴阳俱虚竭，身体则枯燥，但头汗出，剂颈而还，腹满微喘，口干咽烂，或不大便，久则谵语，甚者至哕，手足躁扰，捻衣摸床"（第 114 条），"亡阳，必惊狂，起卧不安"（第 115 条），"大汗出……烦躁，必发谵语"（第 113 条），"咽燥唾血"（第 118 条），"从腰以下必重而痹"（第 120 条），"必惊也"（第 123 条）等，均为汗法失当的恶果。仲景虽未直言不可用此法，但其意不言自明。

（2）使用汗法与药物程度有偏差。邪在肌表，当汗而散之，汗不出则邪不去，但汗出应当有度，故仲景于许多方后告之要取微汗。如桂枝汤方后云需"啜热稀粥一升余，以助药力"，又当"温覆"以"遍身漐漐，微似有汗者益佳，不可令如水流漓，病必不除"（第 12 条），又说"发汗后，不可更行桂枝汤"（第 63 条）。而于辛散力较重的麻黄汤、葛根汤则戒之"不须啜粥"。仲景在施术方法的选择上经验丰富，对施术程度的把握也细致入微，足令我辈效法。

三、判断依脉证病势

仲景主要从以下几点来确定禁忌。

1. 脉证不符

脉证不符，即有该证的症状却无相应的脉象。遇此情况，仲景往往将脉象作为施法与否的根据。如第 136 条："结胸证，其脉浮大者不可下，下之则死。"结胸证为水热互结于胸胁，除从心下至少腹硬满而痛不可近，但头汗出，心中懊恼等体征外，脉应见沉紧或寸脉浮、关脉沉，今脉浮大则或为表邪未解，或为正气已虚，当先解表或攻补兼施。若径用陷胸汤下之，不是表邪内陷，就是正气益虚，"下之则死"，不我欺也。又如第 50 条："脉浮紧者，法当身疼痛，宜以汗解之，假令尺中迟者，不可发汗。"身疼痛，脉浮紧，本为可汗之证，然尺中迟又为营血虚少之象，故证虽当汗，但不可强发之，恐更损其营血。

2. 脉症不全

有的方证不求主症完全具备。如"伤寒中风，有柴胡证，但见一证便是，不必悉具"（第103条）。而有些方证则必待主症具备方可使用，如第214条"阳明病潮热，大便微硬者，可与大承气汤，不硬者，不与之"，第219条"因与承气汤一升，腹中转矢气者，更服一升，若不转矢气者，勿更与之"。因承气汤药力峻猛，用之不当，极易戕伐正气，故其使用指标必须"有燥屎在胃中"，若阳明证可下之症未具备便妄行攻下，必致危殆。

3. 病已误治

既已误治，原来之脉症多已发生变化证，治疗就不可固守原法原方，而应通常达变，"观其脉证，知犯何逆，随证治之"。如第15条云："太阳病下之后，其气上冲者，可与桂枝汤，方用前法；若不上冲者，不可与之。"第16条云："太阳病三日已发汗，若吐、若下、若温针，仍不解者，此为坏病，桂枝不中与也。"第49条云："脉浮数者，法当汗出而愈。若下之，身重心悸者，不可发汗。"第100条云："后必下重，本渴而饮水呕者，柴胡不中与也。"都是误治后当有所禁的实例。

4. 实邪已去

有些方剂药力峻猛，祛邪的同时极有可能伤正，如大、小青龙汤、承气诸汤、抵当诸汤、大陷胸汤等，使用时除须辨证准确，脉症具备外，还应做到中病即止。如第217条云"不大便五六日，上至十余日……大承气汤主之，若一服利，止后服"，药虽一服，却达到了泻下燥实之目的，以后当以扶正祛邪并用或以扶正之法缓图。若不问脉症是否仍为可下之象，而用大承气一下再下，就会使邪去正伤。出此顾虑，仲景在方后又再次强调"得下，余勿服"。类似的还有第218条"阳明病……大便必硬，硬则谵语，小承气汤主之，若一服谵语止，更莫复服"，方后又云"若更衣者勿服之"。又如桂枝汤方后的"若一服汗出病差，停后服，不必尽剂"，大青龙汤方后的"一服汗者，停后服"，大陷胸汤方后的"得快利，止后服"等戒语，都是这一用药原则的体现。

《伤寒论》关于痞的辨证论治

痞，既是一个独立的病证，又是一个临床症状。始见于《黄帝内经》，至张仲景《伤寒论》其辨证论治方成体系。作为外感热性病发病过程中的一个坏证，仲景对其病因病机、治法方药都有较为详细的论述，本文试对其做一综合分析。

一、痞之形成

痞的特征是自觉胸、脘、胁下满闷不舒，按之或软或硬，但不疼痛。其基本病机是气机痞塞不通，即所谓"但气痞耳"（第156条）。无形的寒、热之邪，有形的燥屎、水饮、痰涎、宿食等均能阻塞气机而致痞。故痞证不仅见于伤寒，亦可见于内伤杂病。伤寒痞证形成的主因是由于太阳病误治，里虚邪陷而致。从现在的临床实践看，误治已不常见，其证多与脾胃病变有关，多由饮食不节、过食肥甘、饥饱失度、寒温失调等多种因素导致。

从脾胃功能而言，脾主升清，胃主降浊，二者同居中焦，相互为用，转运枢机，为人体气机升降之枢纽。脾胃有病，则升降失常，升者不升，降者不降，气结于中而成痞。考"痞"字之源本作"否"字，意为地气不升，天气不降，天地之气不相交接。人体脾胃功能失常之象恰合此意。

痞证的成因，首先是伤寒误下或下之不当。下药多为苦寒峻烈之品，用之过早或用之不当最易伤及脾胃。下法在阳明腑实证固为正治，对其他各经病则大不适宜。如太阳伤寒表证，病邪在表，法当汗解,误用苦寒攻下,不但可损伤脾胃,且极易引邪入里,使寒热交错于中焦,而成气机痞塞之证。关于这一点,仲景论述较多,如第 156 条"脉浮而紧,而复下之,紧反入里,则作痞";第 158 条"太阳病,医发汗,遂发热恶寒,因复下之,心下痞";第 161 条"本以下之,故心下痞";第 163 条"伤寒中风,医反下之……心下痞硬而满";第 164 条"伤寒服汤药,下利不止,心下痞硬";第 165 条"伤寒吐下后发汗,心下痞硬";169 条"伤寒大下后,复发汗,心下痞";第 246 条"太阳病,寸缓,关浮,尺弱,其人发热汗出,复恶寒,不呕,但心下痞者,此以医下之也"。其次是少阳病误下,亦可致痞,如第 154 条云:"伤寒五六日,呕而发热者,柴胡汤证具,而以他药下之……但满而不痛者,此为痞。"诚如尤在泾所说:"结胸及痞,不特太阳误下有之,即少阳误下亦有之。"

除误下或下之不当可以致痞外,还有一些其他因素,或宿邪留滞,内外相合,或素体脾胃不和,邪气因入,皆可致痞,可见痞证形成的病因病机比较复杂。临证当根据病因病机,明辨寒热虚实,对证用药,以免虚虚实实之弊。

二、痞之分类及治法

由于痞的病因复杂、病机不一、病位各异。故临床见症不尽相同。根据其病因及邪之性质不同,可分为寒热痞、热痞、虚寒痞、水饮痞、燥实积滞痞及痰气痞,下面分而述之。

1. 寒热痞

由表证误下、邪热入里、脾胃虚寒、寒热错杂、气结中焦所致。据其临床表现不同,又可分为半夏泻心汤证、生姜泻心汤证和甘草泻心汤证。

(1) 半夏泻心汤证:《伤寒论》第 154 条云:"伤寒五六日,呕而发热者,柴胡汤证具,而以他药下之……但满而不痛者,此为痞……宜半夏泻心汤。"病在少阳，误用下法，损伤中气，致升降失常，寒热互结，而成痞证。本证叙症简略，参照《金匮要略·呕吐哕下利病脉并治》"呕而肠鸣，心下痞者，半夏泻心汤主之"，可知临床见症除心下痞满外，还当有呕吐、肠鸣、泻痢等。此乃寒热错杂之证，治疗较为棘手，祛寒则助热，清热则增寒，仲景以半夏泻心汤和中降逆消痞。此方配伍之妙在于寒热并用、辛开苦降、消补兼施，使升降协调，痞满自消。

（2）生姜泻心汤证：第162条云："伤寒汗出，解之后，胃中不和，心下痞硬，干噫，食臭，胁下有水气，腹中雷鸣下利者，生姜泻心汤主之。"从症状上看，本方证之痞比半夏泻心汤者为重。本方证除具脾胃受损、外邪内陷、寒热结痞之象外，尚有水食停滞，见心下痞硬、干噫食臭、腹中雷鸣。前者只云痞满，而本证为心下痞硬。下利亦较半夏泻心汤重，并伴有腹中雷鸣。故治疗除和中降逆外，还当散水消痞，方用生姜泻心汤。增用生姜四两为主药，意在散水也。

（3）甘草泻心汤证：第163条云："伤寒中风，医反下之，其人下利，日数十行、谷不化、腹中雷鸣、心下痞硬而满、干呕、心烦不得安。医见心下痞，谓病不尽，复下之，其痞益甚，此非热结，但以胃中虚，客气上逆，故使硬也，甘草泻心汤主之。"本方证之形成，乃迭经误下而致。本有下利日数十行、谷不化、腹中雷鸣、心下痞硬而满、干呕、心烦等症，法当用半夏泻心汤和中消痞，但"医见心下痞，谓病不尽，复下之"，迭经误治，以致脾胃更虚，气结更甚而"其痞益甚"。可见甘草泻心汤证较半夏泻心汤证为重，此时急当救护脾胃，健运中州，故以半夏泻心汤重用甘草四两，取其缓中补虚，恢复中气。

以上三方证均为脾胃不和、寒热错杂、气机痞塞之证，故三方之药皆寒热并用，辛开苦降，使交结于中焦的寒热之邪散而去之。

以半夏泻心汤为其基本方，在此基础上，又根据具体病情的不同，分别施以和中降逆、宣散水饮、缓中补虚之法，充分体现了辨证施治的思想。

2. 热痞

无形热邪结聚于中焦亦可致气机阻塞而成痞，如第 159 条云："心下痞，按之濡，其脉关上浮者，大黄黄连泻心汤主之。""心下痞，按之濡"，可知本证乃中焦气机痞塞，并无有形实邪相结。脉见关上浮，知邪热壅于中焦，按之柔软说明无有形之邪结聚。故治不以峻剂泻下，而用大黄黄连泻心汤，以麻沸汤浸泡片刻，绞汁服用，是取其气而薄其味，使之利于清上部无形之邪热，邪热清而痞自除。

若热痞而兼见表阳虚，症见"心下痞而复恶寒，汗出者"（第160 条），又当寒热同治。以大黄黄连泻心汤苦寒清热消痞，加炮附子，别煮取汁，扶阳固表。本方精妙之处在于煎服法：方中泻心汤之三黄，以麻沸汤浸渍取汁，是取其气之轻扬以清热消痞；炮附子另煎取汁，辛热醇厚之性以利温经复阳。两药液合而服之，寒热并用，并行不悖，各显其效。

3. 虚寒痞

表证反复误下，中焦阳气大伤，则可导致中焦虚寒，气机阻塞而成心下痞。第 168 条云："太阳病，外证未除而数下之，遂协热而利。利下不止，心下痞硬，表里不解者，桂枝人参汤主之。"本条为太阴虚寒、表邪未解之证，但以太阴里虚寒为主，故其心下痞硬当为中焦虚寒所致。此时，只有温中解表双管齐下，投以桂枝人参汤。本方由理中汤加桂枝而成。其中理中汤温中补虚、运转枢机；桂枝辛温散寒，以解表邪，并能助理中汤温中散寒，使表里双解，诸症自愈。

4. 水饮痞

不仅寒热之邪可以阻塞气机，水饮内停亦可阻塞气机而致痞，即所谓水停气亦滞。究其病机病位，又有在上和在下之不同。

（1）饮停下焦：第 161 条云："本以下之，故心下痞，与泻心汤；痞不解，其人渴而口燥烦，小便不利者，五苓散主之。"此证属表邪误下，外邪循经入里，膀胱气化不利，饮聚下焦之蓄水证。水蓄下焦，阻碍气机之升降，气逆于中焦而见心下痞。因病在下焦，故治亦在下焦。方用五苓散通阳化气行水，水去则气通，痞满乃消。

（2）饮停胸胁：第 157 条云："太阳中风，下利，呕逆，表解者，乃可攻之。其人漐漐汗出，发作有时，头痛，心下痞，硬满，引胁下痛，干呕，短气，汗出，不恶寒者，此表解里未和也，十枣汤主之。"此乃素有饮停胁下，阻碍气机升降，而致痞。因饮邪较盛，故常引胁下作痛，上逆而为干呕，下迫而为下利。因饮伏较深，法当峻逐水饮，故投以十枣汤辛烈峻猛之重剂，荡涤水饮从下而出，则痞满诸症自消。

5. 燥实积滞痞

第 170 条说："伤寒，发热，汗出不解，心中痞硬，呕吐而下利者，大柴胡汤主之。"此乃少阳、阳明并病。呕而发热属少阳，汗出不解属阳明。邪热入胃，与阳明燥实积滞相结，使气机不畅，痞塞于中而致心中痞硬。阳明燥实结滞，热结旁流，则下利清水。总之，既有少阳火郁，枢机不利，又有阳明里实，腑气壅滞。故以小柴胡汤与承气汤合方化裁，和解少阳，通下里实。阳明少阳同治，使腑气通燥热去而痞自消。

6. 痰气痞

气滞可使痰浊内生，痰湿也可阻碍气机。故痰与痞亦关系密切。第 166 条云："伤寒发汗，若吐若下，解后，心下痞硬，噫气不除者，旋覆代赭石汤主之。"此为痰气交阻，结于心下而致痞。太阳表证发汗吐下后，损伤脾胃，运化失职，水湿停聚而生痰浊，阻碍气机，而致心下痞。治疗当和胃降逆，化痰降气，方用旋覆代赭石汤。本方与生姜泻心汤颇有类似之处。二者均为伤寒误治，脾胃受损，而致心下痞硬，然又同中有异。这一点在《伤寒论译释》中论述详尽。其云："旋覆代赭汤方，于生姜泻心汤中，去干姜、芩、连三味，加旋覆代赭二味，如以方测证，则旋覆代赭汤证，无腹中雷鸣下利，而其逆上之气则较泻心为甚。唯于扶掖中气，宣化胃阳，如人参、半夏、草、枣、生姜二方皆同。是知生姜泻心汤证之心下痞硬，干噫食臭为由于寒热之互结；旋覆代赭汤证之心下痞硬，噫气不除，为胃虚夹饮上逆。无寒热，故不用干姜芩连，胃虚夹饮，故用旋覆、生姜、半夏、代赭以涤饮降逆。人参草枣以补益中虚。"

三、有关痞证其他问题

1. 痞证的预防

如前所述，外感热性病中的痞证，多由误下而成，故表证用下法为一大忌。第 169 条"伤寒大下后，复发汗，心下痞"，第 156 条"脉浮而紧，而复下之……则作痞"，第 163 条"伤寒中风，医反下之……心下痞硬而满"，第 166 条"伤寒发汗，若吐若下……心下痞硬"等条文，其意不仅在于说明痞证的成因，亦提示在临床上要慎用下法，不可妄汗。表证不解而见里证者，一定要本着先表后里，或表里同治的原则，不然极易导致痞证及其他坏病的发生。仲景所论坏病，包括痞在内，多在《辨太阳病病脉证并治》篇，足以说明表证阶段是极易发生痞证的。

2. 痞证与其类证的鉴别

临床上，结胸、脏结与痞证颇相似，应加以鉴别。痞证的形成多由表证误下伤及脾胃，外邪乘虚而入，为无形之邪阻滞气机，故以心下痞塞、按之柔软不痛为特点；结胸虽为邪陷于里，但由邪气与有形之痰水结于胸膈而成，属于实证，故以心下胸胁硬满疼痛为特点，并有热实结胸与寒实结胸之分；脏结多因脏气虚弱，阴寒内盛，复为邪结所致，为虚中夹实证。三者的病因病机及证候表现皆有不同，故治疗各异，临证当详辨之。

3. 痞证兼表

既有心下痞，又有表证未解，属表里同病，治当与其他表里合病一样，总的原则是先表后里，否则，不仅表邪不能外解，而且还会引其内陷。诚如第169条所云："心下痞，恶寒者，表未解也，不可攻痞，当先解表，表解乃可攻痞。"

4. 痞之预后

痞证多为表证误下伤及脾胃而致。若治疗正确及时，皆预后良好。若迁延失治、误治或治不得法，则可导致不良后果。第158条云："太阳病，医发汗，遂发热恶寒，因复下之，心下痞，表里俱虚，阴阳气并竭，无阳则阴独，复加烧针，因胸烦，面色青黄，肤瞤者，难治；今色微黄，手足温者，易愈。"此条论述了痞证的不良预后及向愈的临床表现。第165条云："伤寒吐下后，发汗，虚烦，脉甚微。八九日，心下痞硬，胁下痛，气上冲咽喉，眩冒。经脉动惕者，久而成痿。"再次论述了痞证日久转生痿证的情况。

总之，痞证的治疗当时时注意脾胃功能，若脾胃功能恢复，则痞证自消。

桂枝甘草汤在慢支治疗中的运用体会

桂枝甘草汤用于发汗太过、心阳受损之证，取桂枝辛温、甘草甘温，二药相伍，辛甘化阳，使心阳得复。笔者根据二药功用及配伍意义，将其用于慢性支气管炎（简称"慢支"）的治疗，发挥其辛能祛邪、温可扶阳、甘能补虚、走而不守、补而不滞的特性，取得较好疗效。兹分述之。

一、祛风邪，调营卫

慢支病人，肺卫多虚，腠理疏松，每易感受风寒之邪，多表现出营卫不和之象。临床除咳喘外，还可见恶风、发热、汗出、鼻塞、头痛、脉浮等症。此时应疏风解肌、调和营卫与宣肺并举。桂枝可入肺经，肺主皮毛，以其辛温之性可祛在表之邪；甘草亦入肺经，其祛痰止咳之功早在《神农本草经》即有论述，更得到现代研究的进一步证实，其甘缓之性又可制约桂枝，使其发散有度。故本方无论是表证兼有咳喘，还是咳喘复感外邪，均可使用。临床加芍药取桂枝汤之意；再予桔梗、白前、前胡、紫菀、款冬花等宣肺止咳之品；或酌加荆芥、防风，使营卫和而外邪去，肺气宣而咳喘止。若咳喘较重，倚息不得卧，咳泡沫样痰，量较多，可再加细辛、干姜（或生姜）、半夏等，取小青龙汤温肺化饮之意。另有热邪壅肺者，则可酌加生石膏、瓜蒌以宣泄肺热。

二、助气化，消水肿

慢支日久，肺损日重，子病及母，母病及子，脾肾阳气俱虚。肺失于通调，脾失于健运，肾失于蒸腾，膀胱气化不利，诸因相合，使水液代谢失常，水湿泛于肌肤而见浮肿、尿少、咳喘加重。此时治疗应顾及肺、脾、肾、膀胱各方。若以温肾阳论，当用肉桂，但肉桂性热，守而不走，温力强而通力弱，用治水湿力有不逮。桂枝则温通兼备，又入膀胱经，可助膀胱气化，故凡利水之剂多用桂枝而少用肉桂；甘草则又入脾经，甘温补中，培土生金。以本方配其他利水药，如茯苓、白术、泽泻、猪苓等，常可获效。如咳喘重之肺胀者，可酌用葶苈子、桑白皮、苏子等泻肺利水；若心悸不宁者，还可加龙骨、牡蛎以镇惊安神。

三、温心阳，通血脉

心肺同居上焦，一主血，一主气，二者相互为用。慢支日久，肺病及心，心气（阳）虚衰，无力推动血液，故在气虚的同时可见血瘀。临床上慢支患者常有口唇及爪甲青紫、舌质紫黯者，治疗中当心肺并重。桂枝入心经，以其辛温之性可温通，《金匮要略》之枳实薤白桂枝汤、桂枝生姜枳实汤皆取此功效；甘草甘温补虚，二者相合，振奋心阳，鼓舞心血运行，在宣肺止咳化痰平喘方中加入此方及丹参、桃红、当归等活血化瘀之品，可大大加强止咳平喘的功效，改善心肺功能。

桂枝甘草汤在慢支的治疗应用中应注意：①本方药仅两味，而慢支病情复杂，各阶段、各证型病机不一，证候各异。当根据辨证和症状的不同，灵活选配其他药物，并确定它在方中的主辅地位。以慢支见水肿为例，若浮肿较重而咳喘相对轻，就应以本方为主，配以其他利水及止咳平喘药，使水肿速消；若咳喘重而浮肿轻，则本方就应退居次要位置。②原方桂枝、甘草用量比例为2∶1，一般情况下应遵守这一比例。但也不可拘泥，如应以补为主时，也可适当加大甘草用量或减少桂枝用量。

学习运用小青龙汤的体会

小青龙汤出自张仲景的《伤寒杂病论》，是治疗咳嗽上气、溢饮的代表方剂，颇为后世所推崇。古今沿用，疗效甚佳，下面是笔者学习和运用此方的粗浅体会。

一、对小青龙汤原文的认识

《伤寒杂病论》中有关小青龙汤的条文共有5条，《金匮要略·

痰饮咳嗽病》中有"咳逆倚息不得卧，小青龙汤主之"和"病溢饮者，大青龙汤主之，小青龙汤亦主之"两条；《金匮要略·肺痿肺痈咳嗽上气病》有"肺胀咳而上气，烦躁而喘，脉浮者，心下有水，小青龙汤主之"；《伤寒论》中有"伤寒表不解，心下有水气，干呕发热而咳，或渴，或利，或噎，或小便不利，少腹满，或喘者，小青龙汤主之"和"伤寒，心下有水气，咳而微喘，发热不渴……小青龙汤主之"两条。从原文来看，小青龙汤主要用于咳嗽上气、支饮、溢饮等内伤杂病和外感风寒的咳喘证。这些病证临床证候表现虽不尽相同，但病因病机却基本相似。王叔和的《脉经》将《肺痿肺痈咳嗽上气病》和《痰饮咳嗽病》合为一篇，其理即在于此。

从病因病机而言，早在《黄帝内经》中就有较为详细的论述，《素问·咳论》云："皮毛者肺之合也，皮毛先受邪气，邪气以从其合也。其寒饮食入胃，从肺脉上至于肺，则肺寒，肺寒则外内合邪，因而客之，则为肺咳。"明确论述了咳嗽上气的发病机理，而仲景在此基础上提出了具体的治法和方药，拟定了疗效卓著的小青龙汤。其病因病机可析为以下几点：第一，痰饮的形成由人体水液代谢失常所致，与肺、脾、肾等脏密切相关。肺主通调水道，脾主运化水湿，肾主化气行水，若三脏发生病变，则水液代谢失常，痰饮内聚，停留于胸肺，即可出现咳逆倚息不得卧等症。可见这种咳嗽是由痰饮所引起的，可以说是痰饮病中（主要是指支饮）的一个主要症状，也说明"五脏六腑皆令人咳，非独肺也"。第二，临床上引起咳嗽上气病的原因很多，证候表现亦有虚实寒热之别，但《金匮要略》所言的咳嗽上气多属内饮外寒、邪实气闭的肺胀证。平素内有痰饮之人，外感风寒之邪，外寒内饮相合上迫于肺，使肺气不利，导致咳嗽上气的发生。第三，由上可见，咳嗽上气病与痰饮病的病因、病机、病位皆密切相关，且在疾病过程中常常相互影响。如咳嗽上气日久不已，伤及肺气，由肺病及脾及肾，而致水饮内停或饮停更甚；

反之，饮邪久留胸肺不去，肺气不利，则咳嗽上气不已，二者互为因果。《金匮要略心典》云："久咳数岁不已者，支饮渍肺而咳，饮久不已，则咳久不愈也。"明确阐述了其间的因果关系。

因上述联系及影响，因此在证候表现上亦有着共同的特点，皆表现出肺部的病理反应，以咳逆倚息不得卧、面浮肿或其形如肿为主证。如《素问·脏气法时论》云："肺病者，喘咳逆气。"除此之外，还应出现咳吐清稀痰涎、恶寒发热、舌苔白滑、脉浮等症。

总而言之，原文的意义是痰饮内停为咳逆的根蒂，外邪入而合之故咳。由于饮停胸膈致使外邪可内、下邪可上，即无外邪而支饮渍入肺中亦令人咳逆上气。此种内外合邪之证，唯小青龙汤有桴鼓相应之效。另一点，原文中既言"痰饮"，又言"水气"，如何认识两者的关系？笔者认为，无论痰饮或水气，皆为机体水液代谢失常的病理产物，其病邪性质皆属阴，只是有病势的轻重及病位变化不同，临床上不能严格区分，应该灵活理解和掌握。因而原文的"心下有水气"，可理解为"痰饮"停留于心下或胸膈部位。

二、方剂组成及配伍特点

1. 组成及方解

小青龙汤由麻黄、桂枝、芍药、细辛、干姜、五味子、半夏、甘草八味药组成。方中麻黄开宣肺气，辛温发表；桂枝辛温，温助阳气，振奋气血，与麻黄相伍，驱寒外出，增强了麻黄的解表作用。细辛辛香走窜，既治寒饮射肺，又入肾经以驱寒化饮；干姜温肺化饮，温运脾阳，杜绝生痰之源，以治其本；干姜、细辛、半夏内能温肺化饮降逆，外能辛散风寒；芍药配桂枝能调和营卫；五味子温肺化饮止咳，且散中有收，防肺气之耗散；炙甘草调和诸药。药虽八味，配伍严谨，共奏温肺化饮、解表散寒之功。

2. 配伍特点

（1）方剂配伍体现了阴阳并用、升降出入的特点。方中麻黄、桂枝、细辛辛热升散祛邪外出，桂枝配干姜升腾脾阳，半夏降逆气化痰饮，使方中有升有降，调畅气机；芍药之酸寒，配五味子之酸温，旨在缓和麻黄、桂枝辛热耗散之性，并收敛肺气，散中有收，使其不致耗散太过。如此配伍即《医宗金鉴》所言"刚柔相济以相和"之意。

（2）干姜、细辛、五味子三味相配尤为绝妙。有言"干姜、细辛、五味子为治痰饮咳嗽之良药"。细辛辛温，外散其寒，内化水饮；干姜辛温，温肺化饮；五味子酸温，敛肺止咳。三药合用，取细辛之散、干姜之温、五味子之敛，有散有收，使肺气能开能合，有出有入，从而恢复其宣降功能。临床运用时，三味缺一不可，否则有失制方原旨。如属肺寒停饮偏重，则细辛、干姜用量要大于五味子；如久咳肺虚明显，则五味子用量要大，甚则倍于干姜、细辛；如果两种情况均等，干姜、五味子的分量也要均等，一般在 6～10g 范围内，酌情而定，疗效较佳。

（3）临床上，无论病人有无恶寒发热等表证，只要出现咳逆倚息不得卧等证，使用本方即有卓效。不过要根据表证的轻重有无，增减麻黄、桂枝的用量，因麻黄、桂枝皆辛热耗散之品，用之不当或过量，势必耗伤正气，加重病情。因而表证轻或无表证者，麻黄用量要轻，以炙为佳，或去桂枝；表证重者，可适当加重麻黄、桂枝用量。

（4）病人的症候表现无论有无发热烦躁，皆可加入石膏一味，效果较好，但要注意石膏的用量。若无发热烦躁者，用量宜轻，一般以 15～20g 为宜；如发热烦躁重者，可用到 60g 左右。其理在于：石膏味辛，性大寒，与麻黄相伍，既能宣泻郁热除烦，又能肃肺发越水气。所以用量轻时，其寒性可被温药所制，取其辛散之性；用量重时，可同收宣泄郁热、发越水气之功。

（5）临床加减：咳嗽痰鸣喘甚者，加射干、款冬花、僵蚕、葶苈子以利肺祛痰；咳嗽重者，加紫菀、款冬花、前胡、桔梗以宣肺止咳；发热甚者，加生石膏、黄芩、桑白皮、金荞麦、鱼腥草等清肺泻热；痰多者可合三子养亲汤化痰降气；肿甚畏寒者，可加炮附子、茯苓等以温阳利水。

三、临床应用

小青龙汤常用于现代医学的慢性支气管炎、支气管哮喘、肺气肿、肺源性心脏病等合并感染的初期阶段，临床适应证为：咳嗽气喘，发热恶寒，胸憋，咳痰色白或微黄、量多稀薄、多泡沫，或浮肿，脉浮或数等。

1. 治疗慢阻肺

【验案1】

杨某，女，71岁。患慢性支气管炎及肺气肿多年，平素咳嗽吐痰，动则气喘，冬季益甚。近因感冒，病情加重，延余诊治。患者咳嗽喘憋，呼吸困难，昼夜不能平卧，痰白稀薄，量多有泡沫，并有发热恶寒、头痛、无汗等症，纳差，大便基本正常，体温38.1℃，喉中有痰鸣音，舌黯红，苔白而干，脉浮数。根据脉症，诊为外寒内饮证。由于体内素有痰饮，正气较虚，感受风寒之邪，外寒引动内饮上迫于肺，肺气不利，出现咳喘等症。寒邪束表，卫阳被郁，故见恶寒发热等表证。此属邪实气闭之证，治宜温肺化饮，解表散寒。方用小青龙汤加味，处方：炙麻黄9g，桂枝6g，细辛3g，干姜8g，五味子8g，半夏10g，白芍10g，甘草6g，生石膏50g，紫菀10g，款冬花10g。3剂。水煎服，日1剂，每剂煎汤日服3次。服后则寒热皆退，痰量大减，咳嗽亦随之转轻，夜里基本能平卧入睡。后改用二陈汤加味治疗，服5剂而恢复如前。此病人以后曾两次因感冒发病到我处就诊，皆用本方加减而愈。

2. 合瓜蒌薤白半夏汤治疗肺心病急发期咳喘

笔者临床将其与瓜蒌薤白半夏汤合用治疗肺心病急发期咳喘较重者，疗效较好，兹浅述于下。

（1）瓜蒌薤白半夏汤证的病因病机：瓜蒌薤白半夏汤主要用于胸痹、心痛证，其病因病机《金匮要略·胸痹心痛短气病》虽未直接指出，但从全篇相关论述来看，不外"阳微阴弦"，即阴邪上乘阳位，胸阳痹阻。至于阴邪为何，从方剂的药物组成可以看出，当是痰饮。胸阳不振，饮邪上乘，阻遏胸阳，气机不畅，故出现较严重的胸痹症候。

从临床症状来看，小青龙汤以"咳逆倚息不得卧"为主症，瓜蒌薤白半夏汤以喘息咳唾、短气，甚则"胸痹不得卧，心痛彻背"为主症，二者病情各有侧重，病机不尽相同，但都有喘息、咳唾不得卧的相同症状，缘于二者病都在胸膈，病位相同，痰饮留滞，影响了气血的运行。

（2）肺心病急发期的病因病机：肺心病是由于支气管、肺、胸廓或肺动脉血管慢性病变所引起的心脏病。按其临床表现属于中医学"肺胀""喘证""痰饮""咳嗽"等病证范畴。肺心病大部分患者来自于慢性支气管炎、肺气肿等阻塞性肺疾患，其病因病机复杂。中医学认为，此病的根源在肺，主因久咳损肺，伤及于心，使心气不足，血脉瘀滞；累及于脾，脾失健运，痰饮内生；累及于肾，肾失摄纳，动则气喘。因此肺心病是本虚之体，有标实之证。在急性发作期时，则"咳、痰、喘、肿"成为四大主症，表现出一派实象，究其原因，是"痰饮"起着主要作用。有人认为，痰瘀伏肺是其基本病机，由于"痰饮"伏于胸膈，平素即喘咳不休，咳痰不止，复感风寒之邪，咳喘明显加重，痰量骤增，肢末及唇发绀，不能平卧，并见肢肿尿少等症。本病绝大部分在寒冷季节或气温骤降时发病。

寒邪易伤阳气，使肺、脾、肾、心阳更虚，出现本虚标实之候。因肺素有痰瘀内伏，加之外邪束肺，使肺功能更加低下，肺的功能失常，不能进行正常的体内外气体交换，因而咳喘加重。肺失通调水道之功，发生水液停聚而成痰、成饮。肺气壅滞，助心行血功能无力，导致心脉瘀阻，血不利化为水，水邪留滞，渐至颜面及肢体浮肿和尿少。肺气为外邪郁闭和痰瘀壅塞，以致心血瘀阻，只有宣散外邪、涤除痰瘀，使肺气得宣、得降，则水道自通，瘀血之证也能缓解。

（3）治疗机理：由于痰瘀伏肺是肺心病的主要矛盾，外邪引动伏痰是肺心病急发期的主要机制，因此必须及时宣散外邪，涤痰化饮，而小青龙汤正具有这方面的功能。但其通阳化痰散结之力稍有不足，而瓜蒌薤白半夏汤可弥补其不足。瓜蒌开胸利气、涤痰散结；薤白通阳豁痰、下气散结；半夏燥湿化痰、逐饮降逆。与小青龙汤合用更增加了涤痰通阳散结的力量，使痰饮得化、气血得通。因此对于肺心病急发期以咳痰喘为主要临床表现的患者，用之最为适宜。

【验案2】

王某，男，70岁，2005年5月9日初诊。

患者慢支病史20年，每年秋至春季病情加重，多次住院治疗。诊断为"慢性支气管炎、肺气肿、肺心病"，一周前因外感出现发热，喘憋加重，自服退热药后发热已退，现仍咳嗽喘憋，胸盈仰息，痰白质黏量多，夜不能卧，倚桌而坐。心慌，嗜睡，纳食可，大便干，下肢水肿。血压：115/70mmHg，心率：96次/分，律齐。观患者面色紫暗，颜面浮肿，两眼球结膜水肿，口唇紫绀，呼吸喘促，听诊两肺呼吸音粗，散在湿啰音。两下肢重度水肿。舌黯红，苔白腻中间有剥脱，脉弦滑数。

西医诊断为肺心病继发感染。中医诊断为喘证，辨证为内饮外邪，痰浊壅肺，心肾阳虚，血瘀水泛。因咳痰喘症状较重，故以宣肺散寒、涤痰化饮、通阳散结为法，方用小青龙汤合瓜蒌薤白半夏汤加减。处方：炙麻黄6g，桂枝10g，细辛3g，五味子10g，干姜6g，瓜蒌15g，薤白10g，法半夏10g，苏子12g，莱菔子15g，葶苈子15g，桑白皮15g，款冬花12g，生石膏20g，太子参15g，甘草6g。7剂，水煎服。

复诊（2005年5月16日）：喘憋稍减，大便已畅，仍不能平卧，乏力、心慌，嗜睡，咳白黏痰，球结膜水肿、口唇紫绀、颜面及下肢水肿皆无明显改善，舌黯红，苔白中间有剥脱，脉弦滑数。治疗继遵前法。上方去细辛、款冬花，加炙黄芪20g，石菖蒲10g，益气化痰开窍。7剂，水煎服。

三诊（2005年5月23日）：喘憋明显减轻，夜间已能平卧3~4小时，心慌气短嗜睡好转，口唇紫绀、球结膜水肿、下肢水肿皆减轻，仍活动后心慌，大便不畅，每日1次。舌黯红，苔白腻中间剥脱，脉滑数。上方去生石膏、干姜、菖蒲，加当归15g活血通脉，改善血液循环，枳实10g行气导滞，白芍15g敛肺缓急。7剂水煎服。

四诊（2005年5月30日）：喘憋轻微，夜间已能平卧，口唇紫绀、球结膜水肿明显减轻，双下肢轻度水肿，活动后心慌憋气明显减轻，大便已畅。舌黯红，苔白腻中间剥脱，脉弦滑数。上方去枳实，加茯苓15g、石菖蒲10g，健脾益气，化痰行水。

按语：此患者"慢阻肺"病史20年，目前已至"肺心病"阶段，中医称为"肺胀"。《灵枢·胀论》篇曰："肺胀者，虚满而喘咳。"《灵枢·经脉》又曰："肺手太阴之脉……是动则病，肺胀满，膨膨而喘咳。"《金匮要略·肺痿肺痈咳嗽上气病脉证治》篇亦有论述："咳而上气，此为肺胀，其人喘，目如脱状"。肺胀的主要病机是肺病日久，痰瘀阻滞，迁延失治，肺气肺体损伤，久则导致脾肾心多脏皆虚，而见咳嗽喘憋，胸盈仰息，气不接续，夜不能卧，心慌，嗜睡，下肢水肿，面色紫暗，口唇紫绀，结膜水肿等严重证候。又因肺气虚卫外不固，故常因感冒而加重。本次发病亦因外感所致。外感风寒之邪引动伏痰，痰瘀交阻，壅塞于肺，使病情加重。辨证应为内饮外邪，痰瘀壅肺，心脾肾阳虚，血瘀水泛，兼有阴虚之象。治疗宜清热化饮，温阳利水，兼活血益阴之法。方用小青龙汤宣肺化饮通阳；瓜蒌薤白半夏汤化痰宽胸，通阳散结；加苏子、莱菔子等化痰；加太子参、黄芪、茯苓等健脾化痰，以绝生痰之源；当归、生地益阴活血。由于药证相符，故收到显著疗效。

半夏泻心汤内科治验 4 则

半夏泻心汤为仲景治疗痞证第一方。究痞证之病机在于脾胃虚弱，中州不运，升降失常，湿浊中阻。故本方治疗点在于调畅中焦气机。方中药物辛开、苦降、甘调并用，使清升浊降，气机调畅，阴阳气血脏腑功能恢复正常而痞证自消。然而不能仅以常规思维理解本方方证及药物的寒热配伍，对其应用亦不能仅限于痞证，如果这样就限制了此方的应用范围。应从中医的整体观，从人体气机升降出入的角度，运用辨证思维，高层次地认识本方，才能扩大本方的临床应用。应用的关键在于抓住本方的病机，只要符合"中州不运，升降失常，湿（痰）邪（热）阻滞"的发病机制，无论哪个系统的病证，尽管临床表现不同，都可用本方加减治疗。这正是中医学的"异病同治"思维。笔者临证使用本方治疗多种疾病，每获良效。兹举验案 4 则。

【验案 1】心悸案

姚某，女，56 岁，工人。2005 年 4 月 13 日初诊。

患者两个月前无明显诱因出现阵发性心慌，伴胸闷气短，无胸痛，持续时间数分钟至数小时不等。心电图示室性早搏。西医予倍他乐克等药治疗，症状无明显改善。刻下心悸时作，伴胸闷憋气，善太息，头晕，眠差，多梦易醒，口苦口黏，体倦乏力，脘腹胀满，纳食可，大便溏，每日两次。舌淡红，苔淡黄腻，脉沉细。心率76次/分，律齐。诊断：心悸，证属脾虚湿阻、上热下寒，予辛开苦降、健脾化湿之法。处方：黄连10g，黄芩10g，莲子心6g，法半夏10g，党参12g，干姜8g，薤白10g，枳壳10g，炒白术12g，茯苓15g，石菖蒲10g，远志10g，砂仁6g，炙甘草6g。7剂，水煎服。

复诊（2005年4月22日）：诉服药后心悸未作，胸闷、头晕明显减轻，睡眠好转，仍全身倦怠，腹胀，便溏，每日两次，时发心胸烦闷，汗出。舌淡红，苔淡黄腻，脉沉细。守上方加减：黄连10g，黄芩10g，法半夏10g，干姜6g，党参12g，焦栀子9g，淡豆豉10g，炒白术12g，茯苓15g，薤白10g，白豆蔻6g（后下），石菖蒲10g，远志10g，甘草6g。服药7剂，心悸未作，诸症基本消失，未连续服药。

三诊（2005年5月9日）：近日心慌又作，有空虚感，胸憋，脘腹胀闷，口干苦，纳食可，大便溏，每日两次。近日心电图示：ST-T改变，室早。舌淡红，苔白腻，脉滑数。脉证仍为上热下寒之象，治疗仍以辛开苦降、和中化湿之法。药用：黄连10g，黄芩10g，法半夏10g，干姜6g，莲子心6g，党参12g，茯神15g，石菖蒲10g，远志10g，白豆蔻6g（后下），生地15g，当归15g，炙甘草6g。服此方7剂，病情基本稳定。

按语：本案以"心悸"为主要症候表现，并伴有胸闷憋气，心胸烦热，头晕，失眠，体倦乏力，腹胀便溏等。其发病机理为脾气素虚，中州不运，升降失常，湿（痰）浊内生，阻于中焦，蕴而化热，湿（痰）热扰心，而致心悸，符合半夏泻心汤证的病机。另，张仲景在《金匮要略》中亦有痰饮导致心悸的论述。元代朱丹溪在此基础上亦提出心悸当"责之虚与痰"的理论。故治疗当辛开苦降、健脾化湿、宁心安神并举。方用半夏泻心汤加减，收到满意疗效。此与痞证症状不同，而病机相类，故治疗方法基本一致。

【验案 2】失眠、焦虑案

叶某，女，55 岁，大学教师。2005 年 11 月 10 日初诊。

患者于 4 年前（绝经期阶段）出现睡眠多梦，噩梦连连，睡梦中常出现面部剧烈抽动，随之即醒，醒后恐惧，难以入睡，伴情志抑郁、烦躁。某医院诊为"焦虑症"，予口服百忧解每晚 1 片，依舒佳林早、晚各 1 片，服药 1 年多来，症状无明显改善，仍睡眠差，噩梦多，心情郁闷，烦躁不安，睡中面部抽动，每夜 1~2 次，有时更多，纳食欠佳，脘腹胀满，大便黏滞，1~3 日一行，头晕昏沉，心慌，烘热汗出，咽干口燥。形体消瘦，面色晦暗，舌暗红，苔白、中根部淡黄略腻，脉弦细滑。诊为不寐，证属痰热阻滞、扰动心神，治以清化痰热、升清降浊、宁心安神。方用：黄连 10g，黄芩 12g，法半夏 10g，干姜 8g，太子参 15g，枳实 10g，炒白术 10g，石菖蒲 10g，远志 10g，夜交藤 20g，生龙骨、生牡蛎各 30g，茯神 20g，生地 12g，炙甘草 6g。7 剂，水煎服。

二诊（2005 年 11 月 18 日）：药后睡眠好转，未做噩梦，未出现面部抽搐等症状，诸症皆减。近日因家务劳累，复感头昏，腹胀，大便黏滞不畅，每日 1 行。舌暗红，苔淡黄略腻，脉细滑。治疗仍守上方加减：黄连 10g，黄芩 10g，炒栀子 10g，法半夏 10g，太子参 15g，干姜 8g，知母 10g，炒白术 10g，枳实 10g，石菖蒲 10g，远志 10g，夜交藤 15g，茯神 20g，生龙骨、生牡蛎各 30g，炙甘草 6g。7 剂，水煎服。

三诊（2005 年 11 月 25 日）：睡眠明显好转，未出现面部抽动，仍多梦，但无噩梦，头昏明显好转，仍有烘热、汗出，纳食可，大便基本正常。舌暗红，苔微黄，脉细滑。继以上法加滋阴敛汗之品。黄连 10g，黄芩 10g，法半夏 10g，干姜 6g，太子参 15g，炒栀子 9g，炒白术12g，枳实10g，知母10g，五味子10g，山茱萸15g，石菖蒲10g，远志10g，夜交藤15g，生龙骨、生牡蛎各30g，甘草6g。7剂，水煎服。

四诊（2005年12月2日）：近1周自行将百忧解减至隔日晚半片，依舒佳林减至早晚各1/4片。诸症减轻，出汗减少，仍睡眠有梦，但无噩梦，近3天头痛，枕部疼痛明显，恶心不吐，纳食可，大便正常。舌暗红，苔白略腻，脉细缓。治疗仍守前法，以上方加减，又进14剂而愈。

按语：本案主要表现为失眠、焦虑，并伴有中焦症状。析其机理乃为中州不运，升降失常，痰湿阻滞，扰动心神，加之绝经之时，肝肾阴虚，肝阳上亢，阳不入阴所致。中医认为，阳入于阴则寐。故治疗当针对病机，以升清降浊、清化痰热、平肝潜阳为法。方用半夏泻心汤加减，辛开苦降，调理枢机，以和阴阳而治其本。药后使中焦调畅，痰消热清，阴阳交通，心神自宁。

【验案3】汗证案

马某，男，27岁，外地来京工人。2006年11月2日初诊。

患者出汗三四年，并逐渐加重，日间自汗，动则益甚，夜间盗汗，烦躁失眠，口苦咽干，畏热喜凉，易疲倦，早泄，有时阳痿不举，脘腹胀，纳食可，大便黏滞不畅，3～4日1行。舌淡红，苔黄厚腻，脉滑。患者平素饮酒，喜食肥厚。辨为湿热内蕴，阴阳失调。治拟辛开苦降、健脾化浊之法，方用半夏泻心汤合黄连温胆汤化裁。黄连10g，黄柏10g，半夏10g，太子参15g，莲子心6g，竹茹10g，茯苓15g，石菖蒲10g，远志10g，夜交藤15g，炒枳实12g，苍术、白术各10g，刺猬皮9g，煅龙骨、煅牡蛎各30g。7剂，水煎服。

二诊（2006年11月9日）：盗汗消失，日间自汗不减，烦躁怕热减轻，睡眠好转，腹胀减，大便畅，日1行，他证同前。舌淡红，苔淡黄根部腻，脉滑。继遵前法治疗，守方加减。药用：黄连10g，黄柏 10g，半夏 10g，太子参 15g，莲子心 6g，竹茹 10g，茯苓 15g，石菖蒲 10g，远志 10g，夜交藤 15g，炒枳实 12g，陈皮 12g，川牛膝 10g，煅龙骨、煅牡蛎各 30g，刺猬皮 9g。7 剂，水煎服。

三诊（2006 年 11 月 17 日）：诉自汗、盗汗症状均已消失，烦躁怕热明显减轻，睡眠好，大便正常，早泄等症无明显改善。舌淡红，苔白、中根部稍腻，脉滑。虑其下焦湿热未尽，守上方加减。黄连 10g，黄柏 10g，知母 12g，太子参 20g，莲子心 6g，炒枳实 12g，半夏 10g，石菖蒲 10g，远志 10g，茯苓 15g，泽泻 15g，川牛膝 15g，泽兰 15g，刺猬皮 9g，蜂房 9g。10 剂，水煎服。

四诊（2006 年 12 月 11 日）：患者自服上方 20 剂后，上述症状基本消失，早泄阳痿明显好转。又以上方出入服药 10 剂而愈。

按语：汗证是阴阳失调，腠理不固，津液外泄的一种病证。本案主症是汗出，同时伴有上、中、下三焦的症候表现。上焦烦躁失眠，口苦咽干；中焦脘腹胀满；下焦早泄、阳痿，大便黏滞不畅。根据主症及平素饮酒，喜食肥甘的病因，进一步探究其病机，应为饮食伤及中焦，脾胃升降失调，运化失常，导致湿热内蕴。湿热蕴结，不仅蒸腾津液外泄，而且壅遏三焦，气机失畅，而出现三焦症状。故治疗当抓住主症及病机立法用药，以半夏泻心汤合温胆汤辛开苦降、健脾化湿，通过调理中焦来调畅上、下二焦，故诸症皆愈。

【验案 4】咳嗽案

张某，女，51 岁。2007 年 1 月 15 日初诊。

主诉：间断发作咳嗽 1 年，再发 3 月余。

患者于 2006 年初由外感引起咳嗽，咽痒，咳少量白痰，持续 2～3 个月，自服甘草片缓解，此后间断发作。2006 年 10 月，复因外感再次引发咳嗽，至今不愈，胸部 X 线片未见异常，血常规检查正常，服中、西药治疗未见好转。现症：咳嗽阵作，咽干痒，咳甚则干呕，咳少量稀白痰，晨起、夜间咳重，严重影响睡眠，喷嚏，流涕，对冷空气及异味敏感，口干口黏，食欲可，大便溏，日 1～2 次，睡眠差，多梦易醒。舌淡红，苔淡黄腻，脉细滑。辨证为风邪犯肺，脾肺两虚。治疗拟疏风宣肺，利咽止咳，健脾调中。方用半夏泻心汤加疏风宣肺利咽之品。清半夏 10g，干姜 10g，太子参 20g，黄连 10g，桔梗 12g，荆芥 12g，蝉蜕 9g，地龙 10g，僵蚕 12g，连翘 15g，牛蒡子 10g，五味子 10g，远志 10g，乌梅 10g，甘草 6g。7 剂，水煎服。

二诊（2007 年 1 月 22 日）：药后咳嗽明显减轻，喷嚏流涕明显减少，仍咽痒，纳食可，大便溏而不畅，日 1～2 次，眠差多梦。舌淡红，苔淡黄腻，脉细滑。治疗继守上方加减。清半夏 10g，干姜 10g，黄连 10g，党参 15g，远志 10g，莱菔子 15g，苏叶 10g，牛蒡子 10g，蝉蜕 9g，荆芥 12g，地龙 10g，僵蚕 12g，五味子 10g，乌梅 10g，辛夷 10g，白芷 10g。7 剂，水煎服。

三诊（2007 年 1 月 29 日）：药后咳嗽继续好转，日间基本不咳，偶有喷嚏流涕，咽痒轻，纳食可，大便溏，黏滞不畅，日 1～2 次，眠差多梦。舌淡红，苔淡黄腻，脉细滑。虑其咳嗽明显减轻，上焦之邪已去其大半，中焦脾虚湿阻之象仍无改善，故治疗以中焦为重点，兼治上焦。继用半夏泻心汤加入疏风缓急之品。黄连 10g，黄芩 10g，清半夏 10g，干姜 10g，太子参 15g，炒枳实 10g，石菖蒲 10g，远志 10g，蝉蜕 9g，僵蚕 12g，地龙 10g，辛夷 10g，白芷 10g，五味子 10g，炙甘草 6g。7 剂，水煎服。

四诊（2007 年 2 月 5 日）：患者药后咳嗽消失，无咽痒、喷嚏流涕等症，仅时有咽干，纳食可，大便基本正常。不愿再服汤药，遂予加味保和丸、养阴清肺丸巩固治疗。

按语：本患者中医诊为"咳嗽"，虽为临床常见病，但病情反复难愈。其病因病机为平素脾虚，运化失常，痰湿内生；化源不足，致肺气虚弱，卫外不固，易感风邪；久咳失治，肺气更虚，从而形成反复不愈的恶性循环。从标本来讲，脾肺虚为本，感受风邪而咳为标。治疗应以"疏风缓急，止咳利咽"治其标，"辛开苦降，调和中焦"治其本。方用半夏泻心汤加疏风宣肺止咳之品。全方寓疏风缓急、利咽止嗽、升清降浊之意。诊疗两次后，咳嗽基本消失，上焦之邪已去其大半，中焦脾虚湿阻之象仍无改善，故治疗转为以中焦为重点，兼治上焦，方用半夏泻心汤为主，加入疏风缓急之品。经过治疗，二焦之证皆愈。

李东垣升清降浊理论探讨

金代医家李东垣所著的《脾胃论》是其脾胃学说的代表作，其中"升清降浊"是本书的主要论点之一，直至今天这一理论对我们临床仍有着重要的指导意义，下面对此做一初步探讨。

一、升清降浊理论的内容

东垣认为，自然界的一切事物都是运动变化着的，而升降浮沉是其运动变化的主要表现形式。如：春生夏长，地气升浮；秋收冬藏，天气沉降。长夏土气居中央而为枢纽。联系到人体，脾胃居于中焦，是人体气机升降运动的枢纽，脾主升清，将水谷精微之气上输于心肺，布散于周身。胃主降浊，使糟粕秽浊之物从下而出。只有脾胃健运，升降正常，才能维持人体"清阳出上窍，浊阴出下窍；清阳发腠理，浊阴走五脏；清阳实四肢，浊阴归六腑"的正常生理功能。东垣说："盖胃为水谷之海，饮食入胃，而精气先输脾归肺，上行春夏之令，以滋养周身，乃清气为天者也；升已而下输膀胱，行秋冬之令，为传化糟粕，转味而出，乃浊阴为地者也。"详尽而形象地阐述了脾胃的生理功能及其重要性。

东垣认为，如果元气充足，生机旺盛，疾病无所由生。而元气充足与否，与脾胃的关系最为密切，如果脾胃受损就会导致元气不足，发生疾病。论中曰："元气之充足，皆由脾胃之气无所伤，而后能滋养元气。若胃气之本弱，饮食自倍，则脾胃之气既伤，而元气亦不能充，而诸病之所由生也。"又曰："至于经论天地之邪气，感则害人五脏六腑，即形气俱虚，乃受外邪，不因虚邪，贼邪不能独伤人，诸病从脾胃而生明矣。"并详细阐述了"肺之脾胃虚""肾之脾胃虚"等证候特点，即言若脾胃受损，则内而五脏六腑，外而四肢九窍皆会发生疾病。所以脾胃升降失常也就成为疾病发生的关键。

在治疗上，东垣主张健运脾胃，升清降浊。而在升降问题上，又强调升发的一面，只有脾气升清，谷气上升，元气才能充足。否则，脾气不升，谷气下流，元气虚弱，阴火上冲而为诸病。所以东垣非常重视升发脾阳，并创立了一系列以益气升阳为主的方剂。方中喜用柴胡、升麻以其生升之性配人参、黄芪而起到益气升阳作用。补中益气汤是体现这一治疗思想的代表方剂，还有升阳益胃汤、升阳除湿汤、升阳补气汤、补脾胃泻阴火升阳汤等。

二、升清降浊理论的渊源

《脾胃论》中升清降浊的理论源自《黄帝内经》，受启发于《伤寒论》。《黄帝内经》非常重视脾胃的作用，有许多关于脾胃功能的论述。《素问·经脉别论》云："饮入于胃，游溢精气，上输于脾，脾气散精，上归于肺，通调水道，下输膀胱。水精四布，五经并行。合于四时五脏阴阳，揆度以为常也。"又云："食气入胃，散精于肝，淫气于筋。食气入胃，浊气归心，淫精于脉。脉气流经，精气归于肺，肺朝百脉，输精于皮毛。"说明饮食入胃，经过脾胃的共同作用化生成精气，通过脾气的升发输布于全身。《素问·阴阳应象大论》曰："清阳出上窍，浊阴出下窍；清阳发腠理，浊阴走五脏；清阳实四肢，浊阴归六腑。"又曰："清气在下，则生飧泄；浊气在上，则生䐜胀。"此说明了清阳和浊阴在体内的不同分布及代谢形式，同时说明了脾胃气机升降所导致的病理变化。因阳气轻清，故水谷精微之气称为清阳，水谷消化后所剩余的糟粕秽浊之物等称为浊阴。清阳主升，浊阴主降。若清阳该升而不升，即可出现泄泻等疾病。浊阴该降而不降，即可出现痞满、腹胀等病症。另外东垣的用药也取法于《黄帝内经》，在制方时提出"不当与五脏中用药法治之，当从《脏气法时论》中升降浮沉补泻法用药耳"，创立了适应春夏秋冬四时发病规律的用药原则和方法。

东垣对汉代医家张仲景十分推崇，为畅其说而在《脾胃论·卷上》列有专篇"《内经》仲景所说脾胃"，其中引仲景所说："人受气于水谷以养神，水谷尽而神去。故云安谷则昌，绝谷则亡。水去则营散，谷消则卫亡，营散卫亡，神无所依。"又云："水入于经，其血乃成，谷入于胃，脉道乃行。"因仲景受《黄帝内经》中有关脾胃理论的影响，也非常重视脾胃的生理功能，不仅在其论著中引证了《黄帝内经》中大量有关内容，而且在外感病的治疗中也时时体现了对脾胃气机升降的重视。可见《黄帝内经》和《伤寒杂病论》为东垣脾胃学说的形成奠定了充实的理论基础。

东垣正是通过对《黄帝内经》和《伤寒杂病论》等经文中所有对脾胃的论述分析和整理，并结合临床实践加以创新和发展，创立了《脾胃论》，形成了理法方药完整的诊治体系。

三、东垣与仲景脾胃升降理论的区别

如前所述，东垣脾胃升降理论受仲景的影响很深，但由于与仲景所处时代及所接触的疾病不同，因而其内涵与仲景所论有很大区别，主要表现在以下几方面。

1. 病因病机

《伤寒论》所涉及的脾胃升降失常由外感病引起，是因失治误治外邪入里，伤及中焦而致的一种病理变化，其临床表现为心下痞满、噫气等，仲景称之为痞证，属外感病的变证，其病程较短。而《脾胃论》论及的脾胃升降失常则是疾病形成的原因，认为任何病证甚至外感病都由此引起，其病程较长。

2. 治疗原则

由于外感由外邪引起，脾胃升降失常后又可以产生某些病理产物，故《伤寒论》是以降浊驱邪为主，辅以健脾胃、升清阳、调升降；而内伤则以虚为主，特别是脾气虚，因此《脾胃论》偏重于升阳益气，认为升阳足以御外，益气足以强中，其治法突出升发脾阳。

3. 治疗用药

《伤寒论》以半夏、生姜、旋覆花、代赭石、黄芩、黄连等化痰降浊、清热降逆药为主，辅以人参、甘草、大枣等健脾益气，代表方剂如三泻心汤及旋覆代赭汤；《脾胃论》用药以柴胡、升麻等升提药物为主，配人参、黄芪而起到益气升阳作用，补中益气汤是其代表方剂。

四、评价及临床应用

李东垣是临床医学大家，《脾胃论》是其学术思想的总结，由于他所处的时代和所接触的病人的特点，决定了他的学术观点，即"内伤脾胃，百病由生"。诚然，脾胃虚弱，正气不足确实容易导致疾病的发生，尤其是内伤病，但并不是一切疾病都是由于脾胃受伤所致，因此东垣的说法未免以片概全。用之临床应注意以下几点。

1. 要注意区分虚实

区分正虚（脾气或脾阳）与邪实（浊邪）所占的比重，如侧重于脾胃虚弱，清阳不升者，其症候以腹泻便溏、头晕体倦、乏力气短等为主，治疗应以健脾胃、升清阳为主。若侧重于浊阴不降者，其症候表现以脘腹痞闷、胀满、纳呆、嗳气，或头晕等为主，治疗应以化浊降逆为主，辅以健脾升阳。若二者并重，治疗则应升发脾阳与化浊降逆并重。

2. 要根据浊邪部位分别施治

要根据浊邪所停留的部位不同分别施治，不必拘于中焦。如脾虚清阳不升，痰浊内停，上泛清窍，而出现头晕、目眩、头痛，或伴恶心呕吐等症，治疗以化浊（饮）降逆为主，健脾升阳为辅，常用半夏白术天麻汤加减。若痰饮停于胸膈，出现咳嗽喘满，或咳逆依息，短气不得卧等症，治疗宜温阳化饮、降逆平喘，方用小青龙汤加减。若痰饮停于心下胃脘，出现胸胁支满、心悸目眩、呕吐不渴等症，治疗应温阳化饮降逆，方用苓桂术甘汤加味。若饮停于下焦，出现口渴、小便不利等，即膀胱蓄水证，治疗宜温阳化气行水，用五苓散加减。

3. 要根据病情遣方用药

治疗时要根据具体病情，分清标本主次，遣方用药。脾胃气机升降失常，或痰饮浊邪内停，可影响其他脏腑功能而出现相应症状。如脾胃气虚，升降失常，痰浊内停，影响到肝胆的疏泄，出现胁肋胀满疼痛、口苦恶心，甚则黄疸等，治疗应以治标为主，疏肝利胆、调畅气机、清化湿浊，辅以健脾化湿以治本。方剂可选柴胡疏肝散、温胆汤、茵陈蒿汤、茵陈五苓散、苓桂术甘汤等。再如脾虚失运，湿浊停留于体表四肢而见水肿、小便不利等症，治疗时则应以化气行水、通利小便为主，同时健脾升阳，方剂可选用实脾饮、真武汤等。

程国彭《医学心悟》治咳撷要

咳嗽是内科常见病、多发病之一，它既可作为一种疾病单独发病，也可作为一个症状出现在其他疾病中。清代医家程国彭在其所著《医学心悟》中对此病的病因病机以及治疗等做了较为全面的论述，深入浅出，论述精详。本文仅就程氏对咳嗽的论述做一探析，以期有用于临床。

一、六淫皆可致咳，风寒为先

程氏认为，咳嗽一证从病因来讲，不外乎外感和内伤。他形象地比喻："肺体属金，譬若钟然，钟非叩不鸣。风、寒、暑、湿、燥、火，六淫之邪，自外击之则鸣，劳欲、情志、饮食、炙煿之火，自内攻之则亦鸣。"此段文字虽少，却简要地说明了外感内伤皆能致咳的病理机制。外感咳嗽皆由外邪袭肺引起，六淫之邪，或从口鼻而入，或客于肌表，使肺气被束，失于宣降而致咳。而外邪之中尤以风寒者居多。程氏言"咳嗽之原，多起于风寒"，又言"微寒咳嗽，咳嗽之因，属风寒者十居其九"。可见程氏非常重视外感咳嗽中风寒致咳这一重要因素。笔者多年临床体会，程氏所言实为正确。临床所见咳嗽之病因外感多于内伤，其发病也是寒冷季节（如秋、冬、早春）多于温暖季节，显然其病邪风寒者最多见，但亦有风热袭肺、暑气伤肺、湿气生痰、痰湿阻肺、燥气焚金等不同因素。

二、病位以肺为主，亦兼他脏

程氏认为，咳嗽的病位在肺，外感咳嗽日久不愈，可影响到五脏六腑；反过来脏腑功能失调亦可累及于肺，使肺的宣发肃降功能失常而致咳嗽。他说"外感之邪，初病在肺，肺咳不已，则移于五脏，脏咳不已，则移于六腑"，主要阐述了外感致咳的病机及演变。另一方面又有"七情郁结，郁火上冲……肾经阴虚，水衰不能制火……内伤饮食……脾气虚弱"等内伤因素影响肺的功能而致咳的论述。并在文中详尽阐述了五脏咳、六腑咳以及他脏有病致咳的证候特点及治法方药。此观点源于《黄帝内经》，早在《黄帝内经》中即设有咳嗽专篇，详细论述了咳嗽与肺密切相关以及五脏咳、六腑咳等。如"肺之令人咳""五脏六腑皆令人咳，非独肺也""五脏各以其时受病，非其时，各传以与之"等论述。结合临证确可见到咳嗽为主的同时，兼见他脏证候者，所以治疗时既要重视主证，又要照顾兼证，也就是既要治肺又要兼治他脏。

三、止嗽散为主方，随症加减

止嗽散是程氏"治诸般咳嗽"的代表方，此方系程氏"苦心揣摩而得"，药仅七味，"药极轻微，而取效甚广"。程氏认为："咳嗽之因，属风寒者十居其九。故初治必须发散，不散则邪不去，过散则肺气必虚，皆令缠绵难愈。""且肺为娇脏，攻击之剂既不任受，而外主皮毛，最易受邪，不行表散则邪气流连而不解……寒之感也，若小寇然，启门逐之即去也。"故自拟"温润和平，不寒不热"之止嗽散，温润散寒，宣肺止咳。该方桔梗宣肺止咳，载药上行；荆芥甘温，发散风寒"既无攻之过当之虞，又有启门驱邪之势"。并以本方贯穿咳嗽全篇，无论内伤、外感所致之咳，而且无论虚证实证，皆以本方为基础随症加药。可见本方是程氏治咳经验之精髓。笔者临证多年，治疗咳嗽常以此方为基本方，随症加减，疗效显著。

四、治疗咳嗽应注意的几个问题

程氏在论述了各种咳嗽的治法之后，又论述了治疗咳嗽应注意的几点问题：

（1）"凡治咳嗽，贵在初起得法为善""初治必须发散，而又不可以过散"。病之初起寒邪束肺，肺失宣降而咳，必以宣肺散寒之法启门逐寇，驱邪外出，则咳嗽自止。但又不可宣散太过，"过散则肺气必虚"。故要宣散适宜，用药辛而不燥，温而不热，使邪气得散，肺气得宁。

（2）"肺属辛金，生于己土，久咳不已，必须补脾土以生肺金"，程氏认为此乃"格致之言"。其临床常用五味异功散、六君子汤等方，反掌收功。至今"培土生金"亦为内伤咳嗽常用之法。

（3）"清火之药，不宜久服"。其用药强调以"温润和平，不寒不热"为原则，即使有脉洪大滑数之热象，清热药也仅用数剂，以免过寒伤肺，而用六味丸兼以白蜜、胡桃频服以润肺止咳。

（4）"治咳者，宜细加详审"。简单的一句话即扼要地说明了医者治咳要详审病情，外感内伤、寒热虚实、在表在里、何脏何腑，只有辨证准确，才能用药万无一失。这一思想不仅对咳嗽，对他病的治疗也同样有指导作用。

（5）"患咳者，宜戒口慎风"，此为咳嗽患者的养生方法。即咳者需注意饮食起居、养护中焦，躲避风寒，防止外邪从口鼻、皮毛而入。

学习《景岳全书·杂证谟·咳嗽》的体会

咳嗽是内科常见病、多发病之一，是由外邪袭肺，或脏腑功能失调累及于肺，使肺失宣降所致。历代医家立论繁杂，不得其要，使后学者莫知所从。明代张景岳《景岳全书·杂证谟·咳嗽》对咳嗽论述精详，纲目清晰，引证经义，述古论证，首立外感、内伤，使咳嗽的辨证分类日臻完善，为咳嗽的辨证治疗创立了规矩，为后世所推崇。下面仅就本篇谈一下学习体会。

一、引证经义，溯本求源

张景岳引证《黄帝内经》多篇中的相关论述作为理论基础。《素问·咳论》对咳嗽的病因病机、证候分类及治疗等作了较系统的论述。提出咳嗽由肺所主，强调了肺受外邪及脏腑功能失调累及于肺皆可致咳嗽的发生。认为"皮毛者肺之合也，皮毛先受邪气，邪气以从其合也""五脏各以其时受病，非其时各传以与之"，此即外邪袭肺而致咳；"五脏六腑皆令人咳，非独肺也"又论述了脏腑内伤及肺亦可致咳。对咳嗽的证候分类以脏腑命名，分为肺咳、心咳、脾咳等五脏咳，胃咳、胆咳、大肠咳等六腑咳。《黄帝内经》的论述为后世奠定了理论基础，亦是景岳将咳嗽分为外感、内伤两大类的理论根源。

二、证分内外，提纲挈领

景岳认为，咳嗽一证，应首分外感与内伤。故曰："咳嗽之要，止惟二证……一曰外感，一曰内伤而尽之矣。夫外感之咳，比由皮毛而入，盖皮毛为肺之合，而凡外邪袭之，则必先入于肺，久而不愈，则必自肺而传于五脏也；内伤之嗽，必起于阴分，盖肺属燥金，为水之母，阴损于下，则阳孤于上，水涸金枯，肺苦于燥，肺燥则痒，痒则咳不能已也。"故曰"咳证虽多，无非肺病"，而肺病亦无非外感与内伤而已。但是景岳在提出咳为肺病，应辨外感、内伤的同时，并未忽视八纲辨证、脏腑辨证的内容，提出"于二者之中，当辨阴阳，当分虚实耳""五脏之咳，由肺所传，则肺为主脏，而五脏其兼者也。故五脏六腑，各有其证，正以辨其兼证耳"。

三、辨证治疗，标本分明

治疗的根据来源于辨证，张氏虽将咳嗽证候分为两大类，但在辨证论治的过程中，始终贯穿着八纲辨证及脏腑辨证。如"盖外感之咳，阳邪也，阳邪自外而入，故治宜辛温，邪得温而自散也；内伤之咳，阴病也，阴气受伤于内，故治宜甘平养阴，阴气复而嗽自愈也。""外感之咳与内伤之咳，其所本不同，而所治亦异。盖外感之咳，其来在肺，故必由肺以及脏，此肺为本，而脏为标也；内伤之咳，先因伤脏，故必由脏以及肺，此脏为本而肺为标也。"假若不知标本缓急，治内伤者，不知治脏而单治肺，则真阴无以复；治外感者，不知治阳而妄治其阴，则邪气无以解。以此二者治咳皆不能愈。必须根据病因病机、证候特点、标本缓急等灵活辨治，才能获效。

外感与内伤咳嗽辨治，"外感之嗽，无论四时，必皆因于寒邪，盖寒随时气入客肺中，所以治嗽但治以辛温，其邪自散"，方用六安煎加生姜。若肺脏燥涩，痰气不利，或年老血衰，咳而费力者，加当归；若寒气太盛，或中寒肺气不温，邪不能解者，加北细辛；若冬季寒盛邪闭不易散者，加麻黄、桂枝或用小青龙汤；若咳嗽不止，伴寒热往来者，宜柴陈煎主之；若年老体弱，血气虚少，或肾气不足，咳嗽不愈者，宜金水六君煎加减；兼热者加凉药，微热加黄芩，热甚加知母、栀子之属。另外治疗外感咳嗽，还应根据四时之气的特性选择用药。如春气升浮，治宜兼降；夏多炎热，治宜兼凉；秋多阴湿，治宜兼燥；冬多风寒，治宜兼散。同时要注意"当其时而非其病"的特殊情况，各脏兼证亦当随宜兼治。"内伤之嗽，必皆本于阴分"，而"肾为元精之本，肺为元气之主"，肺为清虚之脏；肾为藏精之脏。金被火刑则为咳，金寒水冷亦为咳。金被火刑则因水亏于下，火炎于上，火烁肺金，宜一阴煎、左归饮等加减；金寒水冷则因元阳下亏，生气不布，致脾困于中，肺困于上，治宜右归饮、右归丸加减。总之外感咳嗽多为实证，内伤咳嗽多属虚证；外感多风寒，治宜辛温，内伤多阴虚，治宜甘润。

谈吴鞠通对下法的运用

通下法是中医学治疗八法之一，具有通腹泻热、荡涤积滞、逐瘀破结等作用。吴鞠通继承了《黄帝内经》《伤寒论》的学术思想，吸取了各家之长，把通下法灵活地运用于温病的辨证治疗当中。他的《温病条辨》（简称《条辨》）对通下法运用颇多，具体全面，大大丰富了通下法的内容，今日重温，受益匪浅，兹试述于下。

一、病情不同，下法有异

吴氏根据病人的临床表现不同，立法各异，加减变通，大致可归纳为如下几类：

1. 苦寒泻下法

苦寒泻下法为《伤寒论》治疗阳明腑实证的基本方法，代表方剂为三个承气汤，而这三个方剂根据热邪轻重的不同运用有别。若热结液干的大实证，或阳明痞满燥实坚数症具备者，则用峻下热结之大承气汤；偏于热结而液不干，或热结旁流者，则用缓下热结之调胃承气汤；若热结较轻，腹满较甚者，则用行气通下之小承气汤和之。《条辨》中对此法论述较多，原文共 7 条，其症候概括如下：面目俱赤，语声重浊，呼吸俱粗，但恶热，不恶寒，日晡益甚，大便闭或热结旁流，小便涩，胸腹坚满拒按，肢厥，神昏谵语，苔老黄，甚则有芒刺，脉滑疾、沉伏，或沉数有力等。本证乃气分邪热与大肠积滞相结合而形成的阳明腑实证候，病之关键在于燥屎内结。若见其热炽津亏而投以清热养阴之品，无异于"扬汤止沸"，必以"釜底抽薪"之法，用攻下热结之药，使燥屎去而热不独存，可收急下存阴之功。对此吴氏选用了三承气方，但由于温病与伤寒病因病机不同，温热之邪易化燥伤阴，故吴氏引用其方，而减枳实、厚朴之量，其立意是减其燥烈之弊。因而《条辨》中用调胃承气汤加减较多，而用大、小承气汤较少。

2. 增液通下法

增液通下法是吴氏专为温热病邪侵入人体，耗伤阴津，出现液竭津亏的无水舟停证而设。阳明温病数日不大便，又其人阴素虚，不可用承气者，或热邪伤阴、热结液干所致的大便闭结，用一般下药下之不通者，或阳明腑实证下后数日，下证复现者。吴氏拟增液汤，并在方论中指出："温病之不大便，不出热结液干二者之外。其偏于阳邪炽甚，热结之实证，则从承气法矣；其偏于阴亏液涸之半虚半实证，则不可混施承气，故以此法代之……三者合用，做增水行舟之计，故汤名增液，但非重用不为功。""此方妙在寓泻于补，以补药之体，作泻药之用，既可攻实，又可防虚。"若用此方润之仍不下者，是属燥结较甚的虚实夹杂证，以增液承气汤或增液汤合调胃承气汤攻补兼施法治之。此外，用于阳明病，下后数日，发热不退或热退不尽，口燥咽干，舌苔干黑或金黄色，脉沉而弱之证的护胃承气汤，亦属滋阴通下之例。

3. 扶正泻下法

扶正泻下法适用于阳明腑实证应下失下，以致邪气流连，或温病后期，邪实正虚而又见当下之证。如果邪实不去，任其发展，势必消烁肾水，正气更衰；若单用攻下之品，往往下之不通，且更加重病情，唯采用扶正逐邪之法。为此吴氏创新加黄龙汤，并在自注中云："其因正虚不运药者，正气既虚，邪气复实，勉拟黄龙法，以人参补正，以大黄逐邪，以冬、地增液，邪退正存一线，即可以大队补阴而生，以邪正合治法也。"

4. 苦温泻下法

苦温泻下法是吴氏为未从热化的阳明燥证而设的。《条辨》云："阳明燥证，里实而坚，未从热化，下之以苦温；已从热化，下之以苦寒。"吴氏在原文中只言其法，未言其方，但在自注中叙述非常明确："燥证阳明里实而坚满，经统言以苦下之，以苦泻之。今人用下法，多以苦寒。不知此证当别已化未化，用温下寒下两法，随证施治，方为的确。未从热化之脉，必仍短涩，涩即兼紧也；面必青黄。"指出了此法的适用脉症。

5. 破瘀攻下法

破瘀攻下本为《伤寒论》治疗下焦蓄血证而设，代表方剂为桃仁承气汤。吴氏将其用于温病下焦蓄血之证。《条辨》云："少腹坚满，小便白利，夜热昼凉，大便闭，脉沉实者，蓄血也，桃仁承气汤主之。"此大便闭者，血分结也，故吴氏用桃仁承气汤通血分之闭结，是对该法的转用。

6. 开窍攻下法

开窍攻下法适用于邪闭心包、腑实热结之证。见神昏舌謇，身热肢厥，内窍不通，饮不解渴等。病势急重，须急用安宫牛黄丸二丸化开，调服生大黄末，或可挽救万一。吴氏说："邪闭心包，神昏舌短，内窍不通，饮不解渴者，牛黄承气汤主之。"

二、观其脉证，灵活运用

《条辨》对下法的运用十分讲究，何时使用掌握得十分到位，分析起来大致有如下几方面。

1. 虚实夹杂，攻补兼施

对虚实夹杂证，吴氏在分析虚实的具体情况下，灵活运用攻补兼施之法。

例如对热结兼阴液不足者，设计了增液承气汤（或增液合调胃承气汤）。此类患者素体阴虚，阴液内乏，若阳明热结于腑，使津愈亏而热愈炽，肠愈燥而阴愈耗，致成虚实夹杂证。此时若补阴则邪不去，若攻邪则阴愈伤。对此吴氏在《中焦篇》第11条指出："若其人阴素虚，不可行承气者，增液汤主之……若大便不下者，合调胃承气汤微和之。"既可攻实，又可防虚。再如对热结兼气阴两虚者，阳明腑实证当下而失下，水为热灼，气阴俱伤，致成腑实兼气阴两伤证。攻之则伤正，补之则碍邪，攻补兼施，扶正祛邪，使邪去而正不伤。吴氏则治以新加黄龙汤。再如对下后余邪复聚者，吴氏用"护胃承气汤微和之"，并告诫"下证复现，脉不甚沉，或沉而无力，止可与增液，不可与承气"，以免重伤气阴。

2. 阴亏便闭，增水行舟

增水行舟法是吴氏对温病便闭治疗的一大贡献，无论是立法依据还是临床运用都十分完美。阳明温病大便闭结，有邪热燥结所致者，亦有阴亏液干所致者。前者属于燥屎热结拥堵于肠道，必须以承气法催动通腑方可泄热；后者则为阴亏液干，无水舟停，只可用增液通便，增水行舟，如果治疗有误，妄施承气攻伐，每易导致津气外脱。因此对后者，吴氏设增液汤，寓泄于补，既可导实，又能防虚。增液润下一法，临床颇有实用价值，除可用于温病便闭，老年性肠燥血虚便秘用之效果亦颇佳。

3. 兼有他证，联合施法

对于阳明温病燥结下之不通者，吴氏认为"其为危险可知"，分析其原因有五：

（1）正虚极虚，不能运药：此乃阳明温病有当下之证而未下，热灼津伤，正气极虚，此时独用下法，则正虚不胜其攻，只有采用扶正祛邪法，主以新加黄龙汤，才能保证邪去正存，此法为"邪正合治法"。

（2）痰热壅滞，肺气不降：若阳明热结，大便不通，又见肺热痰壅，喘促不宁，脉右寸实大。此为脏腑俱病，唯肺肠合治，用宣白承气汤（或承气合小陷胸汤）宣上通下，方能奏效，此法为"脏腑合治法"。

（3）小肠热结，下注膀胱：心与小肠相表里，脏病及腑，移热小肠。若阳明热结，又见小便赤痛，脉左尺坚牢，为二肠同病。不清其源，独泻阳明，势必徒伤其阴，只有采用导赤承气汤，泻小肠之热，通大肠之结，热去便通，此法为"二肠同治法"。

（4）邪闭心包，内窍不通：阳明热结，上灼心包，内窍不通；下灼肾阴，津亏水耗。大便不通，又见神昏舌短，饮不解渴等两少阴热灼津亏证，对此"更急而又急，立刻有闭脱之虞"之危证，吴氏用牛黄承气汤，开窍泄实，以救肾阴消亡，此为"两少阴合治法"。

（5）阴液亏损，无水舟停：阳明太热，津液枯燥，以致水不足以行舟，结粪不下。先服增液，法当自下，若仍不下，是燥结已甚。单用攻下，阴愈亏而燥愈干，唯以增液承气汤方可滋阴荡结，通便决闭，此为"一腑中气血合治法"。

三、煎煮有法，服用有方

吴氏在下法的使用上，不仅体现在对用药之证的把握上，还体现在方药的具体煎服法上。他在《条辨》凡例中说："古人治病，胸有定见，目无全牛，故于攻伐之剂，每用多备少服法。"以大承气汤的服法为例，《伤寒论》为"煮取二升，分温再服。得下，余勿服。"而《条辨》为"煮取三杯，先服一杯，约二时许，得利止后服，不知，再服一杯，再不知，再服。"为何如此服法？全因温病的性质所决定，温热之邪最易耗伤津液，因此固护津液为治疗之首务，吴氏说"大抵滋阴不厌频繁，攻下切须谨慎"。大承气汤为攻下峻剂，用之不当极易损伤阴津，故须少量频服。

在煎煮方法上，吴氏也根据临床症状和药物性能采用不同的方法。比如新加黄龙汤，人参另煎取汁，姜亦用汁，人参另煎可使有效成分最大程度保留，生姜取汁而不与他药同煮，吴氏说"为宣气分之用"。余药煎煮取汁3杯，"先用一杯冲参汁、姜汁，顿服"。如果便通，则止后服。酌服益胃汤养胃生津。如果"候一二时不便，再如前法服一杯，候二十四刻，不便，再服第三杯"。这是对正虚不能运药大便不通的服药方法，处处谨慎小心，时时固护正气。又如牛黄承气汤，吴氏用安宫牛黄丸二丸，化开，调生大黄末三钱，先服一半，不知再服。生大黄不煮而是用沸水调服，其攻下之力较煎煮为大，与安宫牛黄丸同用，于症情险恶的两少阴闭脱之证尤为适宜。

中篇 勤临床

临床是医生直接服务于患者的平台，也是提高诊疗技能的途径。繁忙的临床工作不仅开拓诊疗思路，锻炼基本功，对方药的使用也会更加得心应手。此篇详细阐述作者对临床善治病种及重点病种的系统认识和诊治经验以及验案。

中焦气机运动与肺系疾病

中医理论认为，气是构成人体的精微物质，又是生命活动的外在表现。气的基本运动形式是升降出入，《黄帝内经》云"升降出入，无器不有"，指出了升降出入是人体各脏腑组织器官都具有的气机运动形式。气的升降出入正常，人体就安康，反之就疾病丛生。"出入废则神机化灭，升降息则气立孤危，故非出入则无以生长壮老已，非升降则无以生长化收藏。"（《素问·六微旨大论》）因此通过各种手段调畅气机，恢复人体气机正常的升降出入，就成为治疗疾病的目的之一。

在人体内，起承上启下、转输开合作用的部位非中焦莫属，中焦气机升降正常与否直接影响到全身的气机能否正常运行。脾胃与肝同居中焦，脾胃的升降与肝气的条达在很大程度上决定了整个人体气机的运行质量，特别是对肺脏的宣降功能产生直接影响，可以说，肺脏的宣降功能正常与否，与中焦的气机是否调畅息息相关。下面就中焦与肺脏的关系以及如何在临床中运用这一关系治疗肺系疾病做一探讨。

一、脾胃升降与肺系疾病

1. 脾胃与肺的正常关系

中焦是人体气机升降的枢纽，其中脾胃的升降直接影响到人体气机的上下活动，而肺的宣发与肃降更与脾胃的气机升降息息相关。

（1）从解剖上说，肺居上焦，在人体脏腑中位置最高，为华盖之脏，《灵枢·九针论》云："肺者，五脏六腑之盖也。"《医贯·内经十二官·形景图说》云："喉下为肺，两叶白莹，谓之华盖，以覆诸脏，虚如蜂巢，下无透窍，故吸之则满，呼之则虚。"脾胃位居中焦,《医贯·内经十二官·形景图说》云:"膈膜之下有胃,盛受饮食而腐熟之。其左有脾,与胃同膜而附其上。"由于脾胃位于人体中央,通上彻下,斡旋阴阳,升清降浊。故古贤认为其乃升降之枢纽,出入之要道。如《医学求是》曰:"土位于中,而火上、水下、左木、右金。左主乎升,右主乎降。五行之升降,以气不以质也。而升降之权,又在中气,中气在脾之上,胃之下,左木、右金之际。水火之上下交济者,升则赖脾之左旋,降则赖胃土之右旋也。故中气旺,则脾升而胃降,四象得以轮转。"

脾胃与肺虽分属上中二焦,但仅有一膈相隔,位置紧密,且有经络相连。"肺手太阴之脉,起于中焦,下络大肠,环循胃口……上膈属肺。"(《灵枢·经脉》)因此,脾胃与肺关系极其密切。

(2)从功能活动上说,肺是人体内、外气体交换的场所,《医贯》云"乃清浊之交运,人身之橐籥",主气,司呼吸。肺之所以能够主气、司呼吸,完全依赖于肺气的运动形式,肺气的主要运动形式就是升降出入。脾胃是机体消化、吸收水谷,化生、输布精微的主要脏器。脾的运动特点是升清,胃的运动特点是降浊,脾胃的升降运动正常,对人体的各脏腑生理功能都有资助作用。所以说脾胃为后天之本,为各种精微物质的生化之源,"饮入于胃,游溢精气,上输于脾,脾气散精,上归于肺,通调水道,下输膀胱。水精四布,五经并行。"(《素问·经脉别论》)

脾胃与肺的密切关系主要表现在气的生成和津液的输布代谢两个方面。机体气的生成,主要依赖于肺的呼吸功能和脾的运化功能,肺所吸入的清气和脾胃所运化的水谷精气,是组成气的主要物质基础。因此,肺的呼吸功能和脾的运化功能是否健旺,与气的盛衰密切相关。在津液的输布代谢方面,主要是由肺的宣发肃降、通调水道和脾的运化水液、输布津液所完成的。脾的转输津液,散精于肺,不仅是肺通调水道的前提,实际上也为肺的生理活动提供了必要的营养物质。五行学说将脾与肺的这种关系形象地称为"土生金"。在脾胃的升降与肺的宣肃共同作用下，完成了人体水谷精微与水湿的运化，也为全身各脏腑组织器官提供了必要的营养物质。

由上可知，肺与脾胃关系密切，生理上密切相连，在病理上自然也要相互影响。

2. 脾胃升降失常与肺系疾病

由于脾胃与肺关系紧密，因此脾胃的升降功能失常会直接影响肺的宣发与肃降。《素问·咳论》说"五脏六腑皆令人咳，非独肺也"，指出了各脏腑与咳嗽的发生均有关系。其中又特别指出"五脏之久咳，乃移于六腑……此皆聚于胃，关于肺，使人多涕唾而面浮肿气逆也"，则着重强调了肺与胃（中焦）的密切关系。由于肺之经脉"起于中焦，下络大肠，环循胃口"，肺胃同有主降之特性，所以胃受外邪或接受其他脏腑内传而聚于胃之邪气，均可使胃失和降，并可通过肺脉使邪气上传于肺，使肺失宣降而发为咳嗽。另外脾胃为气血生化之源，若脾胃运化失司，气血化生乏源。一方面可导致土不生金，使肺之气阴不足，宣降失常而病咳；另一方面，由于营卫之气不充，卫外御邪能力减弱，易使外邪侵犯皮毛，内舍于肺而发为咳嗽。《医学三字经》说："气上呛，咳嗽生，肺最重，胃非轻。"如果脾失健运，津液代谢障碍，水液停滞，则聚而生痰成饮，影响肺的宣发和肃降，可出现喘咳痰多等临床表现，故有"脾为生痰之源，肺为贮痰之器"之说。李东垣《脾胃论·脾胃盛衰论》对此做了精辟论述："肺金受邪，有脾胃虚弱，不能生肺，乃所生受病也，故咳嗽气短、气上，皮毛不能御寒，精神少而渴，情惨惨而不乐，皆阳气不足，阴气有余，是体有余而用不足也。"

临床上因中焦气机升降失常而致的肺系疾患很多，以下几种更为常见。

（1）咳喘：因中焦气机升降失常而致的咳喘临床比较常见，较具代表性的是小青龙汤证。《伤寒论·辨太阳病脉证并治》云："伤寒表不解，心下有水气，干呕发热而咳，或渴，或利，或噎，或小便不利、少腹满，或喘者，小青龙汤主之。"小青龙汤证以咳喘为主症，然此咳喘外因"伤寒表不解"，内因"心下有水气"，外内合邪，感而发病。若无水停心下（中焦），气机升降失常，虽感外寒，必不致出现"咳逆倚息不得卧"（《金匮要略·痰饮咳嗽病脉证并治》）之临床表现。相同病机的还有厚朴麻黄汤证、泽漆汤证等，《金匮要略·肺痿肺痈咳嗽上气病脉证并治》曰"咳而脉浮者，厚朴麻黄汤主之；脉沉者，泽漆汤主之"，以上三证，均为饮邪作祟，究饮邪形成之因，当责之中焦升降失常，水湿运化失职，致饮停心下，上以干肺，使肺失宣肃，发为咳喘。

（2）哮证：因寒饮内停，气机上逆，饮气搏击于气道，气道阻塞，致肺之肃降无权而见哮证发作，如射干麻黄汤证。《金匮要略·肺痿肺痈咳嗽上气病脉证并治》曰："咳而上气，喉中水鸡声，射干麻黄汤主之。"论述虽简单，但以药测证，亦当有胸膈满闷，不能平卧之临床表现。

（3）胸胁支满：中焦气机不畅亦可影响上焦的气机调畅，出现胸胁支满的临床表现，如苓桂术甘汤证。《金匮要略·痰饮咳嗽病脉证并治》云"心下有痰饮，胸胁支满，目眩，苓桂术甘汤主之"，又云"夫短气有微饮，当从小便去之，苓桂术甘汤主之"。本证为饮停心下，阻碍气机，波及胸胁，故见胸胁支满，短气。不仅如此，还可使清阳不升，浊阴不降而见头目眩晕。他如厚朴大黄汤证、葶苈大枣泻肺汤证、十枣汤证等，都是饮停心下，气机不畅所致。

（4）咽喉不利：咽喉不利亦为肺系疾病，有的亦由中焦气机升降失常所致，如麦门冬汤证。《金匮要略·肺痿肺痈咳嗽上气病脉证并治》云："火逆上气，咽喉不利，止逆下气者，麦门冬汤主之。"此证由肺胃津伤，虚火上炎所致。胃本以降为顺，但有火热则不降反升，火热循胃经上炎则见齿痛颐肿，夹肺热上行则咽喉不利、肿痛。再如麻黄升麻汤证，《伤寒论·辨厥阴病脉证并治》云："伤寒六七日，大下后，寸脉沉而迟，手足厥逆，下部脉不至，咽喉不利，唾脓血，泄利不止者，为难治，麻黄升麻汤主之。"此咽喉不利、唾脓血亦为肺系疾病。伤寒误治，大下后伤及中焦，中焦气机升降失常，形成上热下寒之格局，在上见咽喉不利、唾脓血，在下见泄利不止。阳气闭郁，又见手足厥逆，欲治其阴则伤其阳，欲治其阳则碍其阴，故仲景称"难治"。

（5）咳痰：由于中焦健运失司，水湿停聚成痰，痰浊上泛于肺，肺之宣降失常，可见咳痰量多。临床常用二陈汤加减治疗。二陈汤出自《太平惠民和剂局方》，为治疗痰湿为患的主方，有"治痰之总剂"之称。分析其方药组成可以窥见其重视中焦气机的立方思路。方中半夏辛温性燥，可燥湿化痰、和胃降逆；陈皮温燥，理气化痰，使气顺则痰降，气化则痰亦化，此合乎"治痰先治气"之法。二药配合，能加强祛痰和胃止呕的作用。配用茯苓健脾渗湿，甘草和中补脾，使脾健而湿化痰消。故本方立方之意与其说为燥湿化痰，倒不如说是通过健脾理气以绝生痰之源。

3. 调理脾胃与肺病治疗

既然肺系疾病的发生与脾胃的升降失常有千丝万缕的联系，因此通过调理脾胃，使气机升降恢复正常就成为治疗肺系疾病的一个途径。如何对因脾胃气机升降失常而导致的肺系疾病进行治疗呢？笔者认为，要根据脾胃与肺在肺系疾病病因病机中所占地位的主次关系以及发病过程中标本缓急的态势区别对待。一般来说，因脾胃功能失常而致肺系疾病往往是一个慢性过程，其中脾胃功能失常应当是主因，或者说是本，这样就需要通过调理脾胃而恢复肺之宣降功能，治疗重点在脾胃。然而临床又常见因外感引动伏邪出现肺的急症，此时就应急则治标，先缓解肺系症状，然后再肺脾同治以图其本。在缓解期，则重点应放在中焦。下面试通过两个临床案例对这一问题加以说明。

【验案1】

石某，男，60岁，工人。2005年1月19日就诊。

主诉：咳嗽、喘憋两个月。

患者自诉两个月前因外感致咳嗽，咳白痰，喘憋，自服感冒药效果不好，症状逐渐加重，每于夜间1～2点发作喘促、憋气，胸盈仰息不能卧。于2004年12月9日入住我院呼吸科，诊为"过敏性哮喘"，经治疗缓解。出院后一直服用氨茶碱缓释片、贝芬、沐舒坦、必可酮喷剂等药。12月下旬又因感冒引发咳嗽喘憋加重，无痰，有时喉中痰鸣，纳食可，大便不成形，日3～4次，腹胀，睡眠不实，多梦。唇舌暗红，苔白腻，脉沉数。患者平素反复感冒，有过敏性鼻炎病史。

根据脉证，诊断为中医之哮病。患者年已花甲，阳气已虚，卫外不固，故平素反复感冒。久之伤及脾胃，中焦失健，升降失常，水湿不运，痰饮内停，遇外邪即引发上泛，致肺失肃降，痰阻气道，气道挛急，喘鸣发作。辨证为脾失健运，痰饮内停，复感外邪，肺失宣降。法当宣肺平喘，化饮健脾。方用小青龙汤加减：炙麻黄6g，白芍20g，细辛6g，干姜9g，五味子10g，法半夏10g，桂枝6g，僵蚕12g，蝉蜕9g，紫菀12g，款冬花12g，党参15g，炙黄芪15g，黄连6g，甘草6g。

小青龙汤为外散风寒、内化水饮之方，对于外寒内饮所致呼吸喘促急迫者用之尤宜。此患每于夜间喘憋发作，胸盈仰息不能卧，属较重之症，急需降逆平喘以缓其急，故以小青龙汤为主方。加僵蚕、蝉蜕祛风解痉，缓解气道痉挛；紫菀、款冬花肃肺止咳，使急迫之症得到缓解。另用党参、炙黄芪意在培土生金，健运中焦，反佐黄连以防诸药过于辛热。

服上方 7 剂后，咳嗽喘憋较前减轻，夜间已能平卧，但大便仍不成形，眠差。舌暗红，苔白腻，脉数。上方去桂枝、黄连，加厚朴 9g、白果 9g，炙黄芪加至 20g。又服 7 剂后喘憋基本缓解。

2005 年 2 月 21 日又因外感引发咳喘前来就诊，患者咳嗽加重，自诉闻刺激性气味即喷嚏、咳嗽、喘憋，咳泡沫样白痰，鼻塞，无嗅觉，大便已成形，日两次，仍睡眠欠佳。舌暗红，苔淡黄稍腻，脉沉。上方去党参、厚朴，加陈皮 12g、川贝母 10g。7 剂。

2005 年 3 月 3 日来诊时喘憋明显好转，仅活动后咳嗽、憋气，咳白痰，大便正常，睡眠可。舌暗红，苔白，脉沉。因症状明显缓解，故以调理中焦为主，方用：炙黄芪 30g，太子参 15g，炙麻黄 6g，法半夏 10g，干姜 9g，五味子 12g，紫菀 12g，款冬花 12g，辛夷 10g，蝉蜕 9g，僵蚕 12g，川贝母 10g，白芍 20g，白果 9g，苏子 10g，甘草 6g。7 剂。服药后病情稳定。

此患者西医明确诊为过敏性哮喘，其以往有过敏性鼻炎病史。根据病机分析，从散寒化饮和调理中焦两方面着手，因病情较急，哮喘症状明显，故以小青龙汤为主进行加减，治疗 4 次而病情稳定。笔者临床常用小青龙汤治哮喘，无论有无外感均可使用，对脾虚、日久不愈者加党参、黄芪等，并可加乌梅等舒缓气道，均收到较好的效果。

【验案 2】

张某，女，51 岁，工人。2007 年 1 月 15 日就诊。

主诉：咳嗽 3 月余。

患者 2006 年初因外感引发咳嗽，咳少量白痰，咽痒，持续两个月有余，自服甘草片缓解，此后间断发作。2006 年 10 月因外感再次引发咳嗽至今不愈，查胸部 X 线片未见异常，血常规检查正常，服抗生素、冬凌草片等未见好转。刻下症见咳嗽阵作，咽干痒，咽痒即咳，咳少量稀白痰，咳甚则干呕，晨起及夜间咳重，严重影响睡眠，喷嚏、流涕，对冷空气、烟等异味敏感，口干口黏，纳食可，大便溏，日1~2次，睡眠差，入睡困难，多梦易醒。舌淡红，苔淡黄腻，脉细滑。既往过敏性鼻炎、慢性咽炎史20余年，慢性萎缩性胃炎病史多年，高血压病史2~3年，服降压药血压基本稳定。

中医诊断为咳嗽。患者平素脾胃虚弱，健运失常，痰湿内生，上贮于肺；又因化源不足，致肺气虚弱，卫外不固，因而极易外感。感则出现咳嗽咳痰，虽用甘草片等治疗可以一时缓解，但终究因肺脾两虚，不能治本，故而形成反复感冒、久咳不愈的恶性循环，虽再用中成药亦罔效。因证属风邪犯肺，脾肺两虚。故治以疏风宣肺，利咽止咳，兼调中焦之法。方用半夏泻心汤加减，药用：清半夏10g，干姜10g，太子参20g，黄连10g，连翘15g，牛蒡子10g，桔梗12g，蝉蜕9g，荆芥12g，地龙10g，僵蚕12g，五味子10g，远志10g，乌梅10g，山茱萸15g，甘草6g。7剂，水煎服。嘱其忌食辛辣、油腻等食物，避免接触刺激性气味。

半夏泻心汤为辛开苦降、调理中焦之方，仲景用其治疗伤寒误下寒热错杂于中焦的痞证。笔者以此为基本方出于以下两方面考虑，一方面患者临床症状不似上一案例急迫，虽也影响睡眠，但未有胸盈仰息不能卧等症，故可以标本同治。另一方面在于针对病本，试图通过调理中焦来恢复上焦肺的宣发肃降功能，故在此方中加入一些疏风止嗽之品，意在上、中焦同治。

二诊（2007年1月22日）：药后咳嗽明显减轻，日间咳2~3次，夜间咳2~3次，仅咳数声，仍咽痒，但程度明显减轻，喷嚏流涕明显减少，纳食可，大便溏，日1~2次，欠畅，仍眠差多梦。舌淡红，苔淡黄腻，脉细滑。治疗继守上方加减，处方：清半夏10g，干姜10g，黄连10g，党参15g，苏叶10g（后下），牛蒡子10g，蝉蜕9g，荆芥12g，地龙10g，僵蚕12g，五味子10g，乌梅10g，辛夷10g，白芷10g，远志10g，莱菔子15g。7剂，水煎服。

三诊（2007 年 1 月 29 日）：药后咳嗽继续好转，日间基本不咳，夜间咳嗽数声，偶有喷嚏流涕，咽痒轻，纳食可，大便偏溏，黏滞不畅，日 1~2 次，眠差多梦。舌淡红，苔淡黄腻，脉细滑。咳嗽明显减轻，上焦之邪已去其大半，中焦脾虚湿阻之象改善不著，故治疗改为以中焦为重点，兼治上焦，疏风缓急。方用半夏泻心汤加减，再加入疏风缓急之品。处方：清半夏 10g，黄连 10g，黄芩 10g，干姜 10g，太子参 15g，炒枳实 10g，石菖蒲 10g，远志 10g，蝉蜕 9g，僵蚕 12g，地龙 10g，辛夷 10g，白芷 10g，五味子 10g，炙甘草 6g。7 剂，水煎服。

四诊（2007 年 2 月 5 日）：患者药后咳嗽消失，无咽痒、喷嚏流涕等症，仅时有咽干，纳食可，大便基本正常，仍睡眠欠佳，但较前好转。不愿再服汤药，遂予养阴清肺丸、加味保和丸巩固治疗。

通过此案可知，从标本来讲，脾肺虚为本，咳嗽为标。治疗应以"疏风宣肺，止咳利咽"治其标，以"辛开苦降，调和中焦"治其本。

二、肝的疏泄与肺系疾病

1. 肝与肺的正常关系

肝主疏泄，具有主升、主动、主散的生理特点，肝的疏泄功能正常，则气的运动疏散通畅。肝与肺的关系主要表现在气机的升降上，肺主降而肝主升，二者相互协调，是全身气机调畅的一个重要环节。

（1）从解剖上说，《难经·四十二难》云："肺重三斤三两，六叶两耳。""肝重二斤四两，左三叶右四叶，凡七叶。"《脏腑指掌图书》中记载："五脏者……肺最居上，为脏之华盖，六叶两耳，二布叶，象如悬磬，附着于脊之第三椎……胃旁有肝，左三叶右四叶，肝居膈下，其系上着于脊之第九椎。"虽然古籍记载与现代解剖学相符，但中医理论并没有按已知的解剖位置来阐述肝肺，而是说"左肝右肺"。《素问·天元纪大论》曰："然天地者，万物之上下也。左右者，阴阳之道路也。"可见中医的"左肝右肺"之说，是源于"气交"过程中阴左行、阳右行之意。肝居下为阴中之阳脏，阴中之阳从左上行交与阳；肺居上为阳中之阴脏，阳中之阴从右下行交与阴。左升右降阴阳"气交"，如此周转运行，方可气血畅通、脏腑安康。正如叶天士所说："人身气机合乎天地自然，肝从左而升，肺从右而降，升降得宜，则气机舒展。"另外，从经络联系来看，"肝足厥阴之脉……上贯膈，布胁肋，循喉咙之后……其支者，复从肝，别贯膈，上注肺。"这样紧密的联系，注定二脏会相互影响。

（2）从功能上说，肝为刚脏主疏泄，以升为常，木性升散条达，"肝和则气生，发育万物，为诸脏之化生"（《沈氏尊生书·杂病源流犀烛》）；肺为娇脏主宣肃，以降为顺，"肺之令主行制节，以其居高，清肃下行，天道下而光明，故五脏六腑，皆润利而气不亢，莫不守其制节也"（《血证论·脏腑病机论》）。肺主降而肝主升，二者互相协调，对于全身气机的调畅是一个重要的环节，而且肝经之别支由下而上贯膈注肺，循经而疏启肺气，使肺气宣降有序，故肝气郁结或升发太过，都会导致肺气宣肃失常。从五行学说来看，肺与肝之间有着生克制化的密切关系。金生水，水生木，指出了肺气清肃下行，通调水道以助肾水；肾精充足则可滋养肝血。金克木则指出了肺气清肃下行可以抑制肝气的过分升发。如果这种生克制化的关系被打破，或者说失去了协调，则疾病由生。

2. 肝之疏泄失常与肺系疾病

正因为肝与肺在人体气机的升降上关系密切，因此一损俱损，一荣俱荣。下面主要讨论一下肝之疏泄失常对肺脏的影响。

肝的疏泄失常主要表现为肝气郁结和肝气上逆两种状态，这两种状态都可对肺产生不利影响，从而发生肺系疾病，下面分别述之。

（1）肝郁及肺：肝喜调达而恶抑郁，情志不遂，所愿不得，则会导致肝气郁滞。肝郁会影响到全身气血的流通，亦可致津液输布失常，所谓气行则水行，气滞则水停，水停则为痰，肺为贮痰之器，痰液停聚，则影响肺的宣发，咳喘由作。另外，肝气不舒还可导致咽部不利，出现喉中不适。

（2）肝火犯肺：若肝郁不解，久而化火；或恚愤恼怒，形成肝火。肝升太过多致气火上炎，熏灼肺金，即可出现咳嗽上气，甚则咳血等临床表现，五行学说称之为"木反侮金"，而临床常用"木火刑金"来形象地说明这一病理变化。

由于肝有其独特生理特性及病理变化，因此其疏泄失常而影响到肺所产生的临床表现亦有其特点，归纳起来有如下几点。

首先，患者一般都处于情志方面的亚健康状态，也往往以情志问题作为发病的诱因。由于神由血养，人的情志活动依赖于气血的正常运行。肝藏血，主疏泄，肝的疏泄功能正常，则气机调畅，气血和调，心情亦开朗舒畅。肝失疏泄，气机不畅，在情志上就表现为郁郁寡欢，情绪低落。而肝郁之人往往不耐激惹，因此肺系疾病也每因情志而发。

其次，临床症状多伴有气郁不舒或肝气上逆的表现，如咳嗽呈呛咳状，同时伴有两胁下作痛、月经不调、头晕头痛等。这是由于咳喘等肺系疾病是肝的气机失调所引发，因此其临床表现必然带有肝气不舒或逆乱的特点。

第三，临床上有时可伴有瘀血或出血的临床表现，如出现唇舌瘀斑、咳痰带血丝或咳血等。这是由于气为血帅，气行则血行，气滞则血瘀，肝气郁结常导致血脉瘀阻；另一方面，气机逆乱又能使血不归经，肝火上炎还有可能灼伤脉络，因此出现以上症状并不奇怪。

3. 调理肝气与肺病治疗

由于肝肺两脏在气机升降上息息相关，在病理上可相互影响，故从肝论治就成为肺系疾病治疗的一个重要方面。

关于从肝论治肺系疾病，上海名家邵长荣先生有自己的独到见解[1]。邵氏深入探讨肝肺两脏的关系，积多年临床经验，提出了"止咳不独治肺，重在治肝"的理论，并付诸实践，形成了自己独特的学术观点，今择其大要而味之。

邵氏认为，咳嗽一证，尤其是久咳者，虽然病因各异，兼证有别，择其要，无不由于肝木郁滞，以致气血流通受阻，津液输布失常，痰液停聚，影响到肺的宣肃，咳嗽由是而起。为治之道，贵在疏肝解郁。邵氏所立止咳六法有四法与治肝有关，计为疏肝祛风法、疏肝化痰法、平肝清肺法、疏肝通腑法（另两法为通利化饮法和通脉祛痰法）。疏肝祛风法用于素有七情内伤、肝郁气结之体，复感外邪，肺气壅遏不宣，宣肃不利所致咳嗽，用荆防败毒散合四逆散；疏肝化痰法用于肝郁之体，痰凝气结，表现为经常咽喉痰阻不适，咳之不爽，时轻时重，用金铃子散合半夏厚朴汤；平肝清肺法用于肺热内蕴、肝郁化火者，木火刑金，则用釜底抽薪之法，平肝火，清肺热，用自拟柴胡清肺饮；疏肝通腑法用于气郁痰壅伴有腑气不通者，通过疏肝导痰，腑气一通，全身气机也随之而畅，痰浊亦随气而下，用大柴胡汤。

邵氏将以上四法运用于临床，每收奇效，发人深思，兹举一案观之。

【验案3】

方某，女，43岁。1998年4月4日初诊。

患者咳嗽1月余，加重1周。自诉经常反复咽痒干咳，且每遇工作紧张、思虑过度或烦躁不悦时发作频繁。本次发病也因疲劳后起病，服用过多种抗生素和止咳中成药欠效。1周前咳嗽加剧，主要是干咳，有气冲咽喉感觉，咽干声嘶，头痛头胀，胸闷纳呆，舌偏红，苔薄少津，脉细弦。

辨证为肝郁气逆，肺失肃降。拟疏肝宣肺止咳，佐以祛风活血和胃法。方用金铃子散加味：川楝子12g，炒延胡索9g，西青果9g，郁金9g，柴胡9g，赤芍18g，白芍18g，平地木30g，功劳叶12g，葛根9g，川芎9g，白芷9g，焦神曲9g，焦谷芽9g，焦麦芽9g，荆芥9g，防风9g，石菖蒲9g。

1周后咳嗽明显好转，再以原方加味进两周巩固疗效。门诊随访半年，效果持续。

分析：该患者从事营销职业，由于工作紧张和思虑过度经常咳嗽，根据临床症状和体征考虑为慢性咽炎合并慢性支气管炎。咳嗽一证，辨证首要，见咳止咳，难以中綮。此类咳嗽大多由于气郁津凝所致。思则气结，郁则气滞，思虑过度和情志不畅日久必然导致肝失条达，气机疏泄不利，肝郁之气循经上逆于咽喉，故而咽喉作梗，气郁于胸则胸胁胀闷；气不载津则口干舌燥；气逆于上则头胀头痛；肝气横逆则胃胀纳呆。经曰"木郁达之"，所以疏肝理气，使肝气条达，气机疏泄通畅，是治疗本病的关键。金铃子散既能行郁结之气，又能解郁结之热；西青果清肝利咽，以消咽喉之郁热；柴胡、前胡，一升一降，使气机通畅；赤芍、白芍，一走血一走气，调和营卫气血；平地木、功劳叶平肝清肺，化痰止咳；葛根、川芎、白芷、荆芥、防风祛风活血，解肌止痛；焦神曲、焦谷芽、焦麦芽、石菖蒲和胃醒神。诸药合用，使肝气得平，肺气得降，营卫调和，气机通畅。

另外焦树德教授治疗此证用宣郁理气法[2]，适用于情志不遂，肝气郁滞，胸中气机不得宣畅影响到肺气失宣所致的咳嗽。症见咳嗽，胸闷，胁肋痛胀，生气则加重，喜长吁，性急躁，脉弦等。常用方如加减疏气饮子（厚朴、紫苏梗、青皮、陈皮、大腹皮、瓜蒌皮、桔梗、枳壳、半夏、茯苓、香附、炙甘草）、加减七气汤（厚朴、半夏、茯苓、白芍、紫苏、橘皮、杏仁、桔梗、地骨皮、桑白皮、浙贝母、黄芩等）。

何任先生对从肝治咳亦有体会[3]，其根据肺者至清之脏，纤芥不容，有气有火则咳，有痰有气则嗽之机理，临证时，遇有此类咳嗽，则按肝气、肝火涉及肺脏之由辨治，收效令人满意。兹举一验案如下。

【验案 4】

朱某，咳嗽、低热、咳血、右胸侧刺痛伴纳差 4 月余。支气管镜检右下肺中叶外侧有白色芽肿。经静脉点滴红霉素、肌肉注射青霉素治疗 1 月后来诊，症见低热、咳嗽、痰稠、胸痛，时而鼻衄、口干、纳少、嗳气、脉弦数、苔薄黄。有木火刑金之象，拟方：香附、炒山栀、旱莲草、天花粉、石斛、金铃子、白芍、杏仁、青蛤散、茅芦根、枇杷叶、地骨皮、菜子缨等。服 12 剂后，患者咳嗽、咳血均减，纳食胜前，续以滋水清肝之法于上方中加百合、生地、白及、贝母等浓蒸加蜜收膏，服毕，诸症得除。

笔者临床也常以疏肝理气法治疗肺系疾病，多取良效。试举一例。

【验案 5】

李某，女，48 岁。2004 年 3 月 22 日初诊。

患者 1 年余前因发怒吵闹后，出现咳嗽、咽痒、咽中不适，有痰堵感，吞之不下，吐之不出，咳极少量黏痰，口干苦，头晕头胀，伴两胁及胃脘胀满，纳谷不香，大便溏，日两行，睡眠欠佳。舌暗红，苔薄黄腻，脉弦细滑，

辨证为肝气郁结，痰气交阻。用舒肝解郁、理气化痰法。方用四逆散合二陈汤加减：柴胡 9g，枳壳 10g，白芍 15g，法半夏 10g，陈皮 10g，茯苓 15g，蝉蜕 9g，僵蚕 10g，黄芩 12g，石菖蒲 10g，远

志 10g，桔梗 10g，浙贝母 15g，牛蒡子 10g，甘草 6g。

服药 7 剂，咳嗽基本缓解，咽痒明显好转，口苦、头胀均减，纳食可，大便调，睡眠好转。舌暗红，苔淡黄少津，脉弦细。原方去柴胡、枳壳、石菖蒲，加连翘 15g、麦冬 15g，再进 10 剂而诸症俱消。

《黄帝内经》言"百病生于气也"，又言"怒则气上"。暴怒伤肝，可致肝气郁结，郁而化火，肝火上炎，或肝气郁结而横逆，都会导致肺气宣肃失常、脾气运化障碍，同时影响津液的输布代谢，聚津为痰，而发为咳嗽。另，患者除咳嗽外，还见有口干苦、头晕头胀、胁脘胀满、纳差便溏等肝气郁结之证。治以疏肝理气、化痰安神之法，故收良效。

三、结语

气机升降是人体生命活动最基本的形式，五脏六腑各有自己不同的气机运动形式，了解和掌握脏腑气机运动形式以及它们之间的关系，对于开阔诊治思路，提高临床疗效大有裨益。

肺脏为脏腑之华盖，主气，其气机运动形式是宣发与肃降。肺脏的宣发与肃降不是孤立存在的，而是与其他脏腑的功能活动密切相关。其中与中焦脏腑的功能活动关系尤为密切。脾胃与肝都位于中焦，脾胃的气机升降和肝气的疏泄条达直接影响到肺脏的宣发与肃降功能。脾胃失调导致肺系疾病的主要病机有两方面，一是化源不足，土不生金；二是健运失常，聚湿生痰。故治疗当从这两方面入手。但由于往往病由外邪引发，症状颇急，故治疗又有轻重缓急之分，标本多少之异。要在临证分清主次，急则治其标，缓则治其本，然始终不忘调理中焦气机，俾脾气得升、胃气得降，气机调顺则肺疾可愈。肝气异常导致肺系疾病的主要病机亦有二，一是肝郁气滞，水湿不化；二是肝火上炎，木火刑金。故治疗亦当从这两方面着手，或疏肝解郁，宣降肺气；或清肝泻火，柔木养金，总以恢复肝肺正常的协调关系为首务。

总之，整体观念乃中医之特色，辨证论治乃中医之精华。"五脏六腑皆令人咳"的论述说明了脏腑之间的联系，"此皆聚于胃关与肺"的论述则更进一步阐述了中焦在肺系疾病发病中的重要地位。因此以整体观念审视两者的关系，开拓肺系疾病的诊疗新思路，用以指导临床辨证论治，不断提高诊治水平，这不仅有利于患者，而且也使我们不断臻于上工之境地。

参考文献

[1] 邵长荣工作室. 邵长荣学术经验撷英 [M]. 上海：上海中医药大学出版社，2004，187

[2] 阎晓萍. 焦树德学术思想临床经验综论 [M]. 北京：中国医药科技出版社，2005，52

[3] 詹文涛. 长江医话 [M]. 北京：北京科学技术出版社，1989，174

从部位论治咳嗽的体会

咳嗽是肺部疾病的主要症状，一般治疗或从病因论治，如从寒、从热、从燥，或从脏腑病机论治，如痰湿蕴肺、肝火犯肺、肺肾阴虚等。笔者在长期的临床实践中发现，由于病邪侵犯的部位不同，因而咳嗽具有不同的特点，根据这些特点采取相应的治法，选用相应的药物可取得较好的疗效。下面谈谈点滴体会。

一、咳在咽喉

此种咳嗽系由咽部疾患所引起，病在声门以上，以往不被重视，虽古籍中有呛咳、干咳、痒咳等论述，但以喉源性咳嗽命名却是近年的事。其临床特点是，咳嗽同时伴有咽干、咽喉作痒或不适，患者常诉咽部有蚁行感或有异物感，干咳少痰，虽有痰亦为咽喉部的分泌物，量少质黏，咳而不爽，夜间咳甚。轻者时或一咳，重者咽部奇痒，咳嗽不止，彻夜不能眠，非饮水不能缓解。咳嗽可持续较长时间，甚或经年累月不易治愈。临床发现，此病多发生在外感之后，特别是在气候干燥的秋、冬、春季更易发病。其病机为素体阴津不足致咽喉失润，局部抵抗力下降。外邪侵袭易稽留于此，刺激咽喉部的咳嗽反射器而引发咳嗽。故此咳嗽并不涉及肺与支气管，而是属于现代医学的喉科疾病。治疗当以利咽为法，通过清利咽喉来止咳。用药当选作用于咽喉部者，如银花、连翘、牛蒡子、板蓝根、桔梗、玄参等清热利咽之品。由于大多数患者因咽痒而咳，根据"无风不做痒"的理论，利咽剂中又应加入祛风止痒之品，如蝉蜕、僵蚕、荆芥、薄荷等。再根据病因及兼症的不同选配其他药物，如咽干欲饮可配芦根、天花粉、麦冬、沙参、乌梅；咽有异物感配浙贝母、海浮石、半夏、射干、陈皮、茯苓；久咳不止配诃子、五味子；伴有鼻塞、流涕等表证者，加防风、苏叶等。

【验案1】

刘某，男，46岁，司机。1999年1月20日初诊。

患者咳嗽半年不愈，时轻时重，近1个月因外感而加重。患者咽干痒而咳，无痰，声嘶，夜不能寐，需靠沙发而眠，时时饮水，饮后咳稍缓。喉科曾诊为慢性咽喉炎，经用抗生素及中成药治疗无效。查咽部轻度充血，舌红，苔薄黄少津，脉弦。证属肺燥津伤，咽喉失润，复感外邪。治宜润燥祛风，利咽止咳。玄参15g，麦冬10g，乌梅10g，诃子10g，牛蒡子10g，连翘10g，薄荷6g（后下），蝉蜕6g，荆芥10g，僵蚕10g，桔梗10g，甘草10g。服药3剂后，咳嗽明显减轻，咽痒明显缓解，夜已能入寐。原方再服3剂，白天咳嗽消失，夜间偶咳。嘱继服上方9剂巩固疗效，至今未发。后患者曾去西北干燥地区出差亦未发作。

二、咳在气管

此种咳嗽的特点是患者自觉咳嗽在声门以下至胸骨后部,相当于气管大支气管的部位,咳嗽时常伴有此部位的不适,或痒或痛或发紧感,咳声较重且深,但咳而不喘,可为干咳、呛咳,也可有痰,痰量较喉源性咳嗽为多,咳嗽时间短则数日,长可数月。此即现代医学之急、慢性气管炎,或支气管炎。其病机为外邪犯肺,尚未深入,或素有痰、热等伏邪,或平素正气不足,局部抗病能力差,外邪入侵内外合邪,侵及大支气管,邪不得宣散,作困于此而致咳。治疗以宣肺止咳为法,用药多选桔梗、杏仁、前胡、桑叶、白前、紫菀、百部、杷叶等宣肺止咳之品,使肺气宣畅,外邪宣散则咳嗽自止。此阶段绝不能用泻肺疗法,因为泻肺非但不能止咳,反而会引邪深入,使咳嗽缠绵难愈。临证时还可根据不同病因配伍不同药物,兼有痰热者,可用瓜蒌、贝母、黄芩、鱼腥草、竹沥等;肺津不足者,可配沙参、麦冬、天花粉、百合等;胸骨后痒痛甚者,配僵蚕、蝉蜕、荆芥等。

【验案2】

史某,女,34岁,1998年11月10日初诊。

患者咳嗽月余,服西药及中成药治疗不愈,咳时伴胸骨后痒痛和发紧感,痰少色白,咳之不爽、口干、大便正常,舌尖红,苔薄黄,脉滑。X线检查肺部未见异常。证属外邪犯肺,肺津不足。治当宣肺止咳,兼以润肺化痰。桑叶10g,桔梗10g,前胡10g,杏仁10g,百部10g,陈皮10g,蝉蜕6g,荆芥10g,紫菀10g,麦冬10g,沙参10g,甘草6g。服药3剂,咳嗽明显减轻,咳痰较爽,胸骨后仍有轻度不适。继服上方9剂,诸症消失。

三、咳在肺及小支气管

此种咳嗽临床特点是咳嗽阵作，同时伴有胸憋、喘促气急，多以晚上入睡前及晨起变换体位时咳嗽加重，咳痰量多，痰咳出后咳嗽减轻。两肺可闻干、湿性啰音或哮鸣音，且病程较长，难以治愈。相当于现代医学的慢性支气管炎、慢性阻塞性肺疾病、哮喘、肺炎、支气管扩张、肺间质纤维化等疾病。其病机多因肺内素有伏邪，或脏腑功能失调，他脏之邪犯肺，或复感外邪，内外之邪相合，肺失宣肃。所以此阶段的特点为病情重，病位深，病程长，难治愈。治疗当以宣降肺气、止咳化痰为主，常用药物为麻黄、桑白皮、紫菀、款冬花、瓜蒌、贝母、苏子、白芥子、杏仁、白果等。临证时再根据寒热虚实的不同加减用药，若痰浊较重，合用二陈汤等；若痰热重，有腥臭味时，加鱼腥草、苇茎、黄芩、生石膏、栀子等；若素有内饮，咳唾喘促者，加细辛、半夏、干姜等。若兼有心脉瘀阻，症见口唇紫绀，胸闷如窒，呼吸困难，咳粉红色痰者，可加桂枝、薤白、桃仁、红花、赤芍、丹参等。另久病多虚，肺病日久常可影响他脏。此阶段常出现肺、脾、肾等脏的不足，如肺肾阴虚、肺脾气虚等，此时治疗还应虚实兼顾，全面考虑。

【验案3】

张某，男，66岁，1999年4月30日初诊。

患者慢支病史，最近感冒，咳喘10余天，咳白痰有泡沫，胸憋气促，夜间为重，口干，大便稍干，两肺听诊有痰鸣音，舌红苔黄，脉滑。证属内有痰饮，复感外邪，外邪引动内饮。治当止咳平喘，温肺化饮，兼以清热。以小青龙加石膏汤加减：炙麻黄6g，桂枝6g，白芍10g，细辛6g，半夏10g，五味子10g，生石膏30g，杏仁15g，桑白皮15g，黄芩15g，苏子15g，炙甘草6g。服药3剂后，咳喘明显减轻，出汗较多（出汗症状已有半年），大便已畅。继服上方，五味子加至 15g，桂枝 10g，白芍 15g，生石膏减为 15g。服药 3 剂，出汗明显减轻，咳喘明显好转，上方加减继服 18 剂而愈。

宣肺五法疗咳喘

慢性支气管炎（简称慢支）属中医"咳嗽""哮喘""痰饮"等病范畴，与肺脏关系最为密切。肺居上焦，主宣发与肃降，其中宣发尤为重要，无论人体内外气体的交换，还是水谷精微的散布，无不依赖肺的宣发功能。人体卫外机能强弱，也与这一功能正常与否有关。慢支发作期，虽起病原因各不相同，但病理基础都是肺的宣降失常，特别是宣发功能障碍。因此，治疗的关键是使这一功能恢复正常。反言之，只有这一功能正常，慢支才能得愈。无论采取何法，都应以宣肺为要。根据慢支发作期的不同阶段及临床表现，大致有以下五种治疗方法。

一、宣肺解表法

本法适用于初感外邪，表证重而咳喘轻者。肺合皮毛，"皮毛先受邪气，邪气以从其合"，易致肺气郁闭而发咳喘。若此时及时治疗，宣散解表。截断外邪内传之路，则咳喘不致发作，即使轻微发作，也不致加重或迁延。此法在慢支发作期占有相当重要地位，适时使用可减少慢支发作次数。根据外邪之风寒、风热、风燥的不同，临床分别选用三拗汤、桑菊饮、桑杏汤等化裁。

【验案 1】

邓某，女，62 岁。1990 年 10 月 8 日初诊。

患者慢支病史多年，近两日来发热、恶寒、头痛，咽痒痛，鼻塞流涕、咳嗽，胸闷，舌尖红，苔薄黄，脉浮滑。证属风热袭表，肺气失宣，慢支将发未发，未发将发。治以宣肺解表，清热止咳。

药用：桑叶 10g（后下），菊花 12g，桔梗 10g 连翘 12g，杏仁 10g，芦根 12g，前胡 12g，荆芥 6g，甘草 6g。3 剂，水煎服，日 1 剂。

二诊（1990 年 10 月 11 日）：诸症悉减，偶有咳嗽、咽痒，上方加蝉蜕 6g。3 剂，水煎服，日 1 剂。药尽而愈。

二、宣肺止咳法

本法适用于表证不著而咳嗽咳痰较重者，属慢支单纯型。外邪入内，引动伏邪，肺气失宣则咳嗽频作，此时治疗关键在宣肺止咳，常以止嗽散加减。

【验案 2】

李某，男，62 岁。1991 年 1 月 3 日初诊。

患者素有咳嗽史，此次感冒后咳嗽半月余，经中、西药治疗多次无效。现咳嗽不断，咳白痰，咽痒、胸闷，舌淡红，苔薄白，脉滑。证属外邪郁肺，肺气失宣。宜宣肺止咳，兼以化痰。药用：荆芥 9g，白前 12g，紫菀 15g，陈皮 10g，百部 12g，半夏 10g，前胡 12g，杏仁 12g，桔梗 10g，黄芩 10g。3 剂，水煎服，日 1 剂。服上方后咳嗽大减，痰量少，略口干。守上方加麦冬 12g，继服 3 剂而愈。

三、宣肺平喘法

本法适用于表证不著而喘促较甚者，属慢支喘息型。肺气郁闭较甚或痰湿内阻，气道不畅则发为喘息，此时急当宣肺平喘，根据证型的不同，常以麻杏石甘汤、射干麻黄汤、小青龙汤加减。

【验案 3】

韩某，男，65 岁，1991 年 2 月 5 日初诊。

患者咳喘病史多年，此次咳喘 20 余天，喉中痰鸣。白痰黏稠难出，胸闷口渴，夜不能卧，舌红，苔黄厚而干，脉弦滑。证属外感引动伏痰，肺气郁闭。治宜宣肺化痰平喘。药用：麻黄 6g，杏仁 12g，生石膏 30g（碎，先煎），桑白皮 12g，黄芩 l2g，瓜蒌皮 l5g，紫菀 15g，前胡 12g，芦根 15g，百部 12g。3 剂，水煎服，日 1 剂。服药后咳喘减轻，夜已能卧，咳痰较爽，口不渴。效不更方，守原方继服 3 剂。咳喘明显好转，仅活动后气短，仍有少量白痰，上方去芦根加浙贝母以清热化痰。3 剂，基本痊愈。

四、宣肺利水法

本法适用于咳喘日久而见颜面或四肢浮肿者，属慢支合并肺气肿、肺心病。此时虽肺、脾、肾三脏均受损，但仍以肺系症状为主，况肺为水之上源，上源不清则水湿不去，喘咳不止。故仍当宣肺以利水，临床常用越婢汤或越婢加术汤。

【验案 4】

杨某，男，66 岁。1991 年 1 月 11 日初诊。

患者慢支史 30 余年，近日感寒咳喘加重，咳白痰量多，颜面及下肢浮肿，胸闷纳差，苔薄白稍腻，脉弦。证属肺失宣降，水津不布。治宜宣肺利水，化痰止咳。药用：麻黄 10g，生石膏 15g，生姜 10g，陈皮 10g，半夏 10g，杏仁 12g，茯苓 15g，葶苈子 15g，黄芩 12g，桑白皮 15g，甘草 9g。3 剂，水煎服，日 1 剂。药后咳喘减轻，浮肿大减，守上方继服 3 剂。浮肿已退，仍有轻咳，痰少，上方去葶苈子、桑白皮，加紫菀 12g、前胡 12g。3 剂，基本治愈。

五、滋阴宣肺法

本法主要用于咳喘日久，而见肺肾阴虚者。咳喘日久，肺气固然受损，但肺阴损伤更重，盖肺为娇脏，肺叶最易受戕，故肺气虚者，日久不愈，必然损及肺阴，连及肾阴。故逢此多拟滋阴宣肺法治之，方用增液汤加宣肺之品。

【验案5】

马某，男，53 岁，1991 年 1 月 29 日初诊。

患者慢支有年，此次咳嗽近 1 年，时轻时重，近两个月来咳嗽加剧，夜间咳甚，不能入眠，少痰，咽痒而干，口唇干燥，舌红，苔薄黄少津，脉弦细，证属久咳津伤，肺气失宣，予滋阴润燥，宣肺止咳之法。药用：麦冬 15g，玄参 15g，生地 15g，荆芥 10g，桑叶 10g，连翘 15g，浙贝母 12g，前胡 12g，杏仁 12g，紫菀 12g，桔梗 10g，蝉蜕 10g，甘草 9g，6 剂，水煎服，日 1 剂。2 月 4 日二诊，咳减，已能入眠，咽干口燥减轻，再以上方加芦根 30g，6 剂，水煎服，日 1 剂。2 月 11 日三诊，偶有咳嗽，无痰，咽不干痒，口不燥，舌淡红，苔薄白而润，以上方制丸药继服 1 月，临床痊愈。

以上五法是仅就典型病案而言，临床上往往各证杂见，治疗时也不可偏执一法，当根据临床辨证灵活运用。

慢性咳嗽治验

咳嗽是肺系疾患的常见症状之一，又是一个以症状为名的病证，其成因不外外感、内伤两端，外感为六淫之邪犯肺，内伤则由他脏之病气传于肺，均可引起肺失宣降，上逆作咳。正如《素问·咳论》所言，外感咳嗽系由"皮毛先受邪气，邪气以从其合也"。又言"五脏六腑皆令人咳，非独肺也"，此为内伤咳嗽。外感咳嗽多为实证，内伤咳嗽或实，或虚，或虚实夹杂。无论外感或内伤，若失治误治皆可使咳嗽迁延不愈，久则正气必伤，形成虚实夹杂之证。治疗当分清虚实主次，补虚祛邪，标本兼顾。

【验案1】

高某，女，44 岁。2010 年 2 月 5 日就诊。

主诉：咳嗽 4 月余。

患者诉近年来每年秋季患感冒咳嗽，迁延难愈。2009 年 9 月中旬感冒后咳嗽至今，咳白色泡沫痰，量较多，咽及气道痒感，晨起及夜间咳甚。查胸片未见明显异常，血常规检查正常，呼吸科予服抗生素等西药治疗不效。现乏力气短，纳食欠佳，脘腹胀满，睡眠不安，大便溏薄，日两次，舌淡红，苔白腻，脉弦细缓。分析其病机，脾虚则乏力腹胀便溏，肺虚则易患感冒，咳嗽气短，日久不愈。诊为咳嗽，为脾肺素虚，外感风寒，肺失宣降，迁延不愈之本虚标实证。治疗先以疏风解痉、宣肺止咳法治其标，再调补脾肺、扶助正气治其本。方药：炙麻黄 6g，炒杏仁 10g，荆芥 10g，防风 10g，前胡 12g，炙紫菀 12g，桔梗 10g，炒僵蚕 15g，蝉蜕 10g，法半夏 12g，五味子 10g，甘草 6g。7 剂，水煎服，日 1 剂。嘱禁食生冷油腻辛辣。

二诊（2010 年 2 月 12 日）：咳嗽、咽及气道痒感明显减轻，日间基本不咳，夜间咳亦减，痰量稍减，口燥咽干，口黏腻，纳食差，大便溏，日两次，睡眠不安，舌淡红，苔白腻少津，脉弦细缓。考虑患者脾气素虚，运化失常，痰湿内生，上阻于肺，加之复感外邪，内外之邪相合，故久咳不愈，痰量较多。目前咳嗽明显好转，是外邪渐去之兆，但口黏腻、纳差、便溏等脾虚之证未减，故治疗应疏风宣肺止咳，兼调中健脾，原方加太子参 15g、炒白术 15g、茯苓 15g、炙远志 10g。

三诊（2010 年 2 月 24 日）：进药 10 剂，咳嗽咽痒基本消失，偶有白痰，仍咽黏咽干，纳食可，大便偏黏，日 1 行，仍眠差，有时需服安定才能成眠，舌淡红，苔淡黄中腻，脉弦细缓。治疗改为调补中焦、补益脾肺为主，兼疏风宣肺解痉。太子参 15g、黄连 10g、黄芩 15g、法半夏 12g、干姜 6g、五味子 10g、枳实 15g、炒白术 15g、茯苓 20g、白芍 15g、僵蚕 12g、蝉蜕 10g、炒杏仁 10g、石菖蒲 10g、炙远志 10g、夜交藤 30g、甘草 6g。

四诊（2010年3月8日）：患者药后咳嗽、咳痰消失，睡眠好转，大便基本正常。守方化裁，再进10剂，诸症告愈。

按语：《医学三字经》言："肺为脏腑之华盖，呼之则虚，吸之则满，只受得本脏之正气，受不得外来之客气，客气干之则呛而咳矣；亦只受得脏腑之清气，受不得脏腑之病气，病气干之，亦呛而咳矣。"《黄帝内经》言："五脏六腑皆令人咳，非独肺也。"虽然咳为肺之本病，咳嗽首先责之于肺，但他脏之疾皆可累及于肺，本案即属脾病及肺，为脾虚不运，痰湿内生，上阻于肺；并土不生金，肺气不足，易感外邪，肺失宣降所致之证。故治疗不但要治肺，更要治脾，初以宣肺止咳为先，后以调中健脾为主。如是证有主次，治分先后，谨守病机，标本兼顾，才能获得显著疗效。

【验案2】

徐某，男，48岁。2005年12月5日初诊。

主诉：间断咳嗽两年余，持续咳嗽两个月余。

患者于2003年春感冒后出现发热、咽痛、咳嗽、胸闷等症，西医抗炎止咳治疗后，发热退，仍遗有咳嗽、咽痒、气道不适，经中、西药治疗月余而愈。此后间断咳嗽，缠绵难愈，多在秋、冬、春寒冷季节发病。今年入秋以来感冒咳嗽3次，本次已持续咳嗽两月余。查胸片无明显异常，血常规无异常。刻下症：咳嗽阵作，咽及气道痒而不适，随后咳嗽不止，咳少量稀白痰，咳剧则汗出胸痛，两手抱胸，夜间咳甚，每日发作10余次，胸闷，对冷空气、油烟、烟等异味敏感。伴畏寒喜暖，四末不温，口干，眠差，腹胀，大便溏，黏滞不畅，日1~3次，舌淡红，苔淡黄腻，脉濡缓。既往颈部神经性皮炎多年；腰部（系皮带处）起荨麻疹4月余，时起时消，日轻夜重，常服息斯敏控制，停药后即发；慢性肠炎病史。此为久咳，属脾肺两虚、卫外不固、风邪犯肺、肺失宣降之证。治当疏风宣肺，止咳利咽，兼温中健脾。方用小青龙汤加减：炙麻黄8g，桂枝9g，法半夏10g，干姜6g，五味子10g，白芍15g，荆芥10g，蝉蜕9g，僵蚕12g，前胡12g，紫菀12g，太子参20g，百部12g，甘草6g。

二诊（2005年12月12日）：进药7剂，患者咳嗽明显减轻，发作次数减少，仍感咽及气道痒，对异味敏感，畏寒肢冷减轻，腹胀、便溏不畅如前，舌淡红，苔淡黄腻，脉濡滑。治疗继遵上法，上方加入枳术丸以导滞健脾，加黄连清湿热，并伍干姜而成辛开苦降之势。处方：炙麻黄6g，桂枝6g，法半夏10g，干姜8g，五味子10g，白芍15g，荆芥10g，蝉蜕9g，僵蚕12g，紫菀12g，前胡12g，百部12g，太子参15g，黄连10g，枳实10g，炒白术12g，再服7剂。

三诊（2005年12月19日）：咳嗽明显减轻，偶有阵咳，程度轻，仍有咽痒及气道不适，咳嗽数声即可缓解，睡眠改善，畏寒肢冷减，腹胀消失，大便调畅，腰部荨麻疹未再出现，患者自觉心情畅，精神爽。舌淡红苔薄白略腻，脉濡缓。治以健脾益气、疏风宣肺之法缓急止咳。以上方合玉屏风散加减治疗。

服药两月余，患者诸症消失，病情平稳，未再感冒。更可喜的是患者腰部的荨麻疹至今未发；多年的颈部神经性皮炎也随之自愈，未留任何痕迹。患者初诊叙述病情时并未提及此病，愈后才告知多年顽疾已愈，格外高兴。

按语： 本患虽身患多种疾病，证候复杂，但究其病机，均与脾肺有关。平素脾虚，运化失常，痰湿内生；化源不足，致肺气虚弱，卫外不固，且感冒后久咳失治，肺气益损，卫表更虚，因而形成反复感冒、久咳不愈的恶性循环。另外，患者腰部荨麻疹、颈部神经性皮炎亦日久未愈，病机应为脾虚湿阻，肺脾两虚，气血不足，营卫失和，加之精神紧张更使病情缠绵不愈。从标本来讲，脾肺虚为本，咳嗽为标。治疗应先以疏风宣肺、止咳利咽法治其标，而后以健脾益气、调和营卫、疏风缓急法治其本。前者方用小青龙汤加减，小青龙汤能疏风宣肺，止咳化痰，敛肺缓急；加荆芥、蝉蜕、僵蚕祛风解痉；太子参、甘草健脾益气，培土生金；前胡、紫菀、百部为宣肺止咳之要药，以本方加减治疗两次病情即明显缓解。而后治疗重点转为健脾益气，调和营卫，疏风缓急。方以小青龙汤合枳术丸、玉屏风散加减，且小青龙方含桂枝汤，全方寓有健脾祛湿、升清降浊、调和营卫、缓急疏风之功。故经治疗，咳嗽、荨麻疹、皮炎三病皆愈。说明三病之病因病机相同，这是中医学"异病同治"思想的体现。

【验案3】

杨某，女，48岁，教师。2011年3月23日初诊。

主诉：咳嗽、胸闷8个月。

患者平素性格内向，2010年8月下旬与其夫大吵生气后出现咳嗽、胸闷，迁延至今，呼吸科查胸片未见明显异常，中、西药治疗未效，前来就诊。刻下症：咳嗽较重，胸闷憋气，咳甚则胸痛，咳少量黄痰，月经前症状加重，情志不畅，心烦易怒，偏头痛，眠差多梦，口苦咽干，大便偏干，日1行，月经周期基本正常，经量偏少，带经3天，经色暗红，舌暗红，苔薄黄少津，脉细滑。诊断为咳嗽，乃肝郁化火、木火刑金之证。治以泻肺平肝，方用四逆散合小陷胸汤加味：柴胡9g，白芍15g，枳实15g，瓜蒌15g，法半夏12g，黄连10g，黄芩15g，知母15g，炒僵蚕15g，五味子10g，炒杏仁10g，前胡10g，炙紫菀12g，地龙10g，甘草6g。7剂，水煎早、晚分服，日1剂。

二诊（2011年3月30日）：咳嗽、胸闷、心烦、头痛均减轻，睡眠好转，大便正常，舌暗红，苔薄淡黄，脉细滑。守前方再进7剂。

三诊（2011年4月7日）：咳嗽明显减轻，咳少量白痰，胸闷、心烦、口苦、头痛消失，仍睡眠多梦，口干，大便正常，舌暗红，苔淡黄少津，脉细滑。根据脉证，知热之大势已去，仍有余热未清、阴津不足、心神不宁之象。治拟清心肝之余热，滋阴以宁心神。处方：黄连10g，知母15g，生地15g，麦冬15g，五味子10g，法半夏10g，炒酸枣仁15g，白芍15g，女贞子15g，炒僵蚕15g，炙紫菀12g，款冬花10g，炙远志10g，首乌藤15g，甘草6g。服药10剂，诸症消失，睡眠安，大便调，予养阴清肺丸两盒巩固治疗。

按语：肝肺两脏以经络相连，肝经"其支者，复从肝别贯膈，上注肺"（《灵枢·经脉》）。肝主升发，肺主肃降，二者一升一降，相互制约，相互协调，人体气机才能升降调畅正常。若肝气郁结，升发失职，影响肺之肃降，即可致咳。本案即属此类，患者平素性格内向，因夫妻反目，嗔恚愤怒，情绪失控，导致肝气郁结，郁久化火，气火循经上行犯肺，肺失清肃而作咳。观前医所开中药，一派疏风宣散之品，时值春日，服之不但无效，反助肝火上升之势。此时宜疏肝理气，清泻郁热，故方选四逆散；再合小陷胸汤辛开苦降，清热化痰，开结顺气；更加黄芩、知母以助清热之力；杏仁、前胡、紫菀、款冬花等宣肃肺气而止咳；五味子有敛肺缓急止咳之效；僵蚕、地龙疏风解痉，化痰止咳。诸药配伍，有疏肝降气、清肝泻肺之功。法随证变，后又以滋阴清热、宁心安神法调治，诸症告愈。

哮喘治验

哮喘是内科常见病，《黄帝内经》中称之为"喘鸣"，《金匮要略》称之为"上气"，后世论述颇多，尤其元代的朱丹溪不但创立了"哮喘"病名，阐明病机主于痰，更重要的是提出了"未发以扶正气为主，既发以攻邪气为急"的标本兼顾治疗原则，对后世治疗本病做出了很大贡献。哮喘属本虚标实之证，发作时多以邪实为主，亦见虚实夹杂；缓解期多以正虚为主。故临证当分清标本主次，证候虚实，病程新久，邪之寒热，所在脏腑等，遵循发作时治标、缓解时治本，及标本兼顾的治疗原则。正如《景岳全书·喘促》所言："扶正气者，须辨阴阳，阴虚者补其阴，阳虚者补其阳。攻邪气者，须分微甚，或散其风，或温其寒，或清其痰火。然发久者，气无不虚……若攻之太过，未有不致日甚而危者。"笔者临证诊治，常标本兼顾，主次分明，兹述验案于下。

【验案1】

魏某，女，47岁，工人。2004年8月16日初诊。

主诉：咳喘月余。

患者患慢性咳喘20余年，每年秋季发病。上月初因外感引发咳嗽，喘憋，外院予静脉点滴抗生素及口服中成药（具体不详）治疗不效，来我科就诊。刻下：喘憋严重，喉中痰鸣，张口抬肩，可见三凹征，咳嗽，咳白色泡沫痰，夜间加重，不能平卧，倚墙而坐，纳食欠佳，大便干，口唇紫暗，舌暗红，苔白稍厚，脉沉数。听诊两肺可闻干啰音。根据四诊诊为哮喘，乃素有内饮，郁而化热，外感风寒，内外合邪之证。治宜宣肺化饮平喘，兼清郁热。方用小青龙加石膏汤加减：炙麻黄6g，细辛5g，法半夏10g，五味子10g，干姜6g，白芍15g，紫菀12g，款冬花12g，白果9g，陈皮12g，生石膏30g，甘草6g。7剂，水煎早、晚分服，日1剂。

二诊（2004年8月23日）：咳嗽、痰鸣减轻，仍喘憋，咳白沫痰，不能平卧，活动时喘憋加重，纳食好转，大便正常，两肺干鸣音，口唇紫绀，舌暗红，苔淡黄腻，脉沉数。继服上方去大寒之石膏，加黄芩、桑白皮以清热泻肺平喘。

三诊（2004年9月14日）：喘咳基本消失，夜里已能平卧，但眠差，难入睡，夜间时感憋气，时烘热，汗出，月经3个月未来潮，纳食可，二便调，舌红，苔白腻，脉沉。患者年近五十，天癸将绝，肾气已虚，此时凸显出肺肾不足、心肾不交之证，治当以滋补肺肾，交通心肾，宁心安神，兼健脾化痰为法。处方：太子参15g，麦冬15g，五味子10g，法半夏10g，陈皮12g，石菖蒲10g，远志10g，夜交藤15g，山茱萸12g，女贞子15g，当归12g，白芍15g，莲子心6g，黄连6g，甘草6g。患者服药月余，喘咳止，睡眠安，诸症悉除。

按语： 此患病程长，体质差，脾肺气虚，痰饮内停，外感风寒之邪最易引动伏饮，故每到秋冬季节因外感而发病。痰气交阻，壅塞气道，肺气宣降失常而作喘咳。本次发病亦不例外，证属内饮外寒，郁而化热，正为《伤寒论》中的小青龙加石膏汤证，遂予本方化裁。由于药证相符，故收效显著，病情缓解。哮喘虽然缓解，由于患者正值绝经之年，有月经失调、烘热、汗出、失眠等症，本着急则治标、缓则治本的原则，法随证变，改以补肺益肾、交通心肾、兼健脾化痰之法以治其本，调治而愈。

【验案2】

张某，女，53岁。2005年4月23日初诊。

主诉： 哮喘36年，发作并加重两年6个月。

患者36年前（17岁时）因接触农药诱发哮喘，经治疗后缓解，2002年10月搬入新居引起喘憋，夜间加重，经本市某三甲中医院中、西药治疗至今未效，来我科就诊。刻下：喘憋气促，夜晚加重，不能平卧，喉中痰鸣，痰白量少，不咳，咽中不适，有异物感，眠差，口苦，便溏，日1行，舌淡红，苔淡黄腻，脉沉细。诊为哮病，乃素禀体虚，脾肺气虚，痰饮内停，遇异味毒气而触发，致肺失宣降，痰阻气道，气道挛急，痰鸣气喘发作。治当宣肺定喘，健脾化饮。方用小青龙汤化裁：炙麻黄6g，法半夏10g，干姜6g，五味子10g，白芍15g，白果9g，蝉蜕9g，僵蚕12g，细辛3g，款冬花12g，浙贝母15g，炙黄芪20g，太子参15g，甘草6g。小青龙汤功能宣肺化饮、缓急平喘；加蝉蜕、僵蚕祛风解痉；白果敛肺降气平喘；款冬花肃肺止咳；《景岳全书·喘促》云"然发久者，气无不虚"，故用太子参、黄芪健脾益气，培土生金，以治生痰之源；浙贝母化痰利咽。诸药合用，有宣肺健脾、化饮平喘之功。

二诊（2005 年 4 月 30 日）：服药 7 剂，喘憋明显减轻，夜间已能平卧，喉中痰鸣、咽堵、胸憋诸症均减，仍口苦，便溏，日两次，舌红苔黄腻，脉沉细。继遵前法，上方去细辛，加黄连 10g、射干 6g 清热利咽，加厚朴 10g 温中化湿、降逆平喘。服药后患者喘憋基本消失，继服上方治疗 3 周后病情稳定。

按语：本案与验案 1 诱因不同，但皆用小青龙汤治之取效，乃因二者病机有相同之处，皆为痰饮内停、气道挛急、肺失宣降。因二者兼症各异，故前者兼清，后者兼补。笔者临床常用小青龙汤加减治疗哮喘，屡用屡验，无论有无外感均可使用，并据兼症之不同，随症加减，配伍制方。如痰热重者加石膏、瓜蒌、黄芩，咳甚者加紫菀、款冬花、炙百部，日久不愈者加太子参、黄芪，并可加乌梅等舒缓气道，均可取得较好的疗效。

【验案 3】

赵某，女，39 岁，教师。2010 年 9 月 7 日初诊。

主诉：哮喘病史 30 余年，发热伴喘憋 4 天。

患者幼年即患哮喘，多年来常于秋冬季发作，亦每因外感而诱发。4 天前受凉后出现发热，体温高达 38.6℃，自服退热药后体温降而复升，今晨体温 37.8℃，咳嗽喘憋，喉中哮鸣，夜间加重，不能平卧，咳少量黄白痰，咽干口燥，口苦纳差，头身疼痛，胸胁胀满，大便不畅，两日未行，舌红，苔黄厚腻，脉细数。四诊合参诊为哮病，属太少二阳合病。治法透解少阳，清宣肺热。方用小柴胡汤合麻杏石甘汤加减：柴胡 15g、黄芩 15g、清半夏 12g、太子参 15g、炙麻黄 8g、生石膏 60g、炒杏仁 10g、白僵蚕 15g、地龙 12g、五味子 10g、前胡 12g、炙紫菀 12g、芦根 30g、甘草 6g。

二诊（2010 年 9 月 10 日）：服药 1 剂，发热即退，3 剂后咳喘减轻，夜已能平卧，大便通畅，口苦、胸胁胀满消失，仍喘咳，喉中痰鸣，咳黄痰，舌红，苔淡黄腻，脉细稍数。外邪已解，治宜清宣肺热、化痰降气之法。处方：炙麻黄6g，炒杏仁10g，生石膏30g，射干10g，清半夏12g，白僵蚕15g，地龙12g，五味子10g，紫苏子15g，炙紫菀12g，款冬花12g，枳壳10g，太子参15g，甘草6g。7剂，水煎服，日1剂。

三诊（2010年9月17日）：咳喘明显减轻，咳少量白痰，夜间不咳，食欲欠佳，时作腹胀，大便偏软，日1行，舌淡红，苔白腻，脉细滑。痰热已清，治疗改以健脾和胃、升清降浊治其本，兼化痰止咳之法。上方去石膏、杏仁、射干，加干姜5g、生白术15g、豆蔻6g、黄连10g。10剂。

四诊（2010年9月28日）：再进药10剂，咳喘缓解，诸症消失，纳食好，大便正常，舌淡红，苔薄白稍腻，脉细滑。守方化裁再进10剂调理善后。

按语： 患者本有哮喘宿疾，因外感风寒而诱发，宿疾为本，外感为标。肺主卫而合皮毛，风寒之邪侵袭肺卫，卫气郁闭，肺气失宣，患者自服退热发汗药后，使邪热内传，肺热壅盛，则咳嗽喘剧，咳黄痰，此为太阳之变证；发热、口苦、咽干、胸胁苦满乃少阳之证，故辨为太少二阳合病。当务之急是解表宣肺，清肺化痰以治其标，故以小柴胡汤透解外邪，麻杏石甘汤宣肺平喘，因药证相符，故服后热退喘平；而后显露出脾气虚弱，脾胃不和之本证，遂改以调理脾胃，杜生痰之源以治其本，诸症缓解。提示我们，临诊常见新感兼故疾之证，治疗定要分清轻重缓急，做到先后有序，标本兼顾，灵活思辨，随证立法，方随法变，不可拘泥，方能获效。

综合医院呼吸科危重症患者
中医会诊的问题思考

国家中医药管理局、原卫生部、中国人民解放军总后勤部卫生部联合制定的《关于切实加强综合医院中医药工作的意见》（国中医药医政发〔2011〕14号）指出："中医临床科室要主动参与医院常见病和重点病种的治疗，发挥中医药在优势病种和优势环节上的作用。"参与西医科室危重症患者的会诊是发挥综合医院中医科优势的一个重要方面。我院是一所三级综合医院，中医科常会接到其他科室病房的会诊邀请，特别是呼吸科病房危重患者的会诊。本文就会诊过程中发现的问题进行讨论。

一、治疗存在的问题

1. 缺乏整体观

由于现代医学分析、还原的方法论特点[1]，多重视局部；同时由于现代医学分科较细，许多医生对本专业的知识掌握较好，而其他专业知识则相对薄弱。因此，当遇到病情复杂，或同时出现多脏器或多系统疾病时，较易发生注重本系统疾病而忽视其他系统疾病，或是对其他系统疾病的治疗经验不足的问题。且西药都有一定的靶向性，往往一种药物针对一个症状，或几种药针对同一个症状，虽然用药针对性强，但也易形成头痛医头，足痛医足，以及用药过多过滥的弊端。在会诊中常见一个患者患多种疾病，多个系统受累，用药达十余种甚至数十种之多。其结果一是患者产生耐药性，二是出现菌群失调，三是发生更为严重的肝肾功能损害，甚至导致多脏器衰竭，加重病情。曾会诊一男性发热患者，以"上感发热"收入院，经抗炎退热治疗两周余，体温短暂下降后即快速上升，造成发热不退（37.5℃~38.0℃）。由于多种药物联合使用，患者出现了肝功能异常，并有乏力、口苦、恶心、纳差等症，形成"药物性肝损伤"。

2. 不愿中医参与治疗

中医在数千年的实践中积累了丰富的危急重症治疗经验[2]，并且在许多危重症的治疗中也有较好的疗效[3-5]，但囿于学科成见或定势思维，部分西医不愿意中医参与治疗，因而错过了中医治疗的最佳时机。例如支气管哮喘，早期中药治疗效果很好，不仅能很快缓解症状，控制病情发展，而且能预防感染，防止反复发作。会诊中可见部分患者，长期使用西药疗效不理想，病情不能得到有效控制并逐渐加重，最后导致激素依赖或者耐药，失去了中医治疗的最佳时机。

3. 不能合理使用中药

部分西医对中医有所认识，也愿意使用中药治疗，但由于未系统学习过中医和中药理论，不谙药性与配伍，所以只是用中成药对症治疗；又由于不懂中医辨证，因而只是对照药品说明书使用，药不对证在所难免，以寒治寒、以热治热、实补虚泻的情况时有发生。例如常见有老年肠燥血虚的便秘患者，长期使用含有大黄、番泻叶之类的峻猛泄下之品，导致腹泻不止，并出现严重的电解质紊乱。

二、常见临床症状及应对方法

1. 严重咳喘

咳喘是呼吸科最常见的症状，但对于一些严重咳喘长期用药者，往往联合使用多种西药治疗仍疗效欠佳。主要原因有：一是激素依赖。部分患者长期使用激素，仍不能有效控制病情，且一旦停用则病情加重，并容易反复感染。此类患者多属肺肾不足、痰热壅盛的本虚标实之证。可伴见心烦易怒、失眠多梦、满月面容等。二是呼吸衰竭。多属肺气不足、痰瘀阻滞、气道不利、肺失宣降，致喘满甚重。可见面唇紫暗、胸盈仰息、喉中痰鸣等。三是肺心病心衰严重，顽固水肿。多属心肺肾皆虚，水饮上凌心肺。可见颜面及全身水肿，反复用西药利尿剂效果不理想，同时并见咳逆倚息不得卧、心悸怔忡、纳少神疲等一派少阴病证候。

治疗对策：一是滋补肺肾，清热化痰。适用于激素依赖者，在原有药物治疗的基础上加用中药，病情稳定后激素逐渐减量，直至症状缓解。二是宣肺降逆，化饮祛瘀。用于痰瘀阻滞型患者，常用小青龙汤合枳实薤白桂枝汤加减。三是化痰宽胸，通阳利水。用于肺心病心衰患者，常用麻黄附子细辛汤合真武汤、苓桂术甘汤、葶苈大枣泻肺汤等方加减。

2. 持续发热

持续发热是中医会诊中的常见问题，呼吸科尤为多见。患者多经各种抗生素、解热镇痛药、激素类药物等轮番或同时使用，发热依然不退，令西医束手无策。重症监护病房常见此类患者，主要原因有：一是年高体弱，正虚邪恋。常见于年龄偏大，且有慢性病（如慢阻肺、糖尿病等）者，此类患者体质较弱，正气不足，复感外邪，难以驱邪外出，故虽用大量抗生素而热仍不退。二是痰热壅盛，正气已虚。属于正虚邪实证，常见于慢阻肺患者，平素体虚痰盛，复感外邪，内外邪相合，痰热壅盛阻滞于肺，以致发热不退，喘息痰鸣。更有肺性脑病患者出现神志不清，需要呼吸机辅助呼吸，此类患者西药抗生素联合应用并反复更换效果不显，药敏试验显示细菌耐药。三是邪气过盛，正气不虚。此类患者多见于年轻人，体内素有郁热，复感温热、风热之邪，内外邪相合，壅滞肺胃，以致高热不退，并见咳嗽胸痛、咳黄痰。

治疗对策：一是扶正祛邪。针对年高体弱、发热不退患者，通过扶正来祛邪，或者扶正兼以祛邪，且祛邪必须扶正。临床实践发现，不用扶正之品，此类患者难以向愈。常用扶正药物多为益气养阴之品，方如生脉饮等，再酌加祛邪退热药物。如外邪未解者，加解表祛邪药；有痰热者，加清热化痰药；有湿热者，加清热化湿药；邪留阴分者，用益阴清热药等。二是祛邪为主，兼顾正气。针对痰热壅盛、正气已虚患者，常用方剂为白虎加人参汤、小青龙加石膏汤，或合小柴胡汤、生脉饮等加减。三是祛邪退热。用于邪气过盛、正气不虚患者。常用方剂为白虎汤、麻杏石甘汤、清金化痰汤等加减。

曾会诊两例年轻女性患者，皆为本院职工，因外感出现高热，继之咳嗽胸痛，X光片示大面积肺炎。抗生素治疗1周余仍高热不退，邀笔者会诊。根据四诊，此乃肺胃素有郁热，复感外邪，内外合邪，壅闭于肺，邪正相搏，高热不退。治宜辛凉宣泄、清泻肺胃之法，方选白虎汤合麻杏石甘汤加味，用药不过一两剂发热即退，其他症状亦很快缓解，即以祛邪为主。

3. 胃肠症状

重症会诊最常见的胃肠症状有顽固性腹泻、便秘和腹胀。其中腹泻与便秘多伴有腹胀。顽固性腹泻多见于菌群失调者，也可见于因病情危重不能进食，给予肠内营养又不能耐受吸收者。此多由脾胃受伤，运化失常，水湿不化，下注于肠而致；亦有湿浊蕴久化热，成寒热错杂，虚实相兼之证。便秘常见有三种情况：一是平素脾虚不运，积滞内停，气机不畅，腑气不通；二是老年阴血不足，导致肠燥便秘，加之使用抗生素等西药，致使大便更加秘结；三是热结阳明，腑气不通。腑气不通，三焦壅滞，浊气不降，可进一步加重呼吸道症状，使喘憋更重，"肺与大肠相表里"之理论于此体现十分充分。

治疗对策：

（1）腹泻：属脾虚失运者，治当健运脾胃化湿止泻，以香砂六君子汤、参苓白术散等方加减；寒热错杂者，当辛开苦降清热化湿，以半夏泻心汤化裁。

（2）便秘：属运化失职者，予运脾导滞之法，用枳术丸等方加减；阴液亏虚者，予增液行舟法，四物汤合增液承气汤化裁；阳明热结者，三承气汤主之。

（3）腹胀：有虚实之分，多并见于腹泻便秘之中，治疗当根据证候虚实，审因论治，使腹泻止、大便通，腹胀自然缓解。

4. 排尿不畅

常见于老年前列腺增生患者，肾气虚衰，脾气不运，肺失通调，气化失常，开合不利，平素即小便不畅，入院后因使用某些药物致使症状加重，甚至点滴难出而成癃闭。治疗对策当温肾健脾，宣发肺气，调畅气机以助气化。

曾治一王姓患者，男，78 岁，因慢阻肺继发感染住院，经抗炎、止咳化痰等治疗后，呼吸道症状虽减轻，但出现恶心不食，邀笔者会诊。患者神衰气弱，身体消瘦，恶心，食则呕吐，1 周未能进食，静脉补液及肠外营养液维持，低热，体温 37.4℃，轻咳，咳少量黄白痰，大便 1 周未行，因小便不畅，行尿管导尿。舌红绛，前部无苔，中根部苔黄干燥，脉细数无力。患者既有呼吸系统疾病，又有消化系统、泌尿系统症状。症候复杂，分析其病机，涉及心、肺、脾胃、肾等多个脏腑。四诊合参，乃气阴两虚、余热未清、腑气不通、肺失宣肃、胃失和降之证。根据标本缓急的治疗原则，先宜益气养阴以扶正，通腑泄热以降逆和胃，予生脉饮合竹叶石膏汤、小承气汤加减。服药 5 剂，患者纳食正常，精神明显好转，已能下床在房间内走动，不日带尿管出院；再拟宣肺气以提壶揭盖助水下行，补肺温肾助气化以司开合，方选生脉饮、三拗汤合桑螵蛸散加减，服药当天即能自行排尿，拔掉导尿管，小便恢复正常。

5. 顽固性水肿

常见于肺心病心衰者，长期用强心利尿药却效果不理想。此属心肺脾肾皆虚，阳气虚衰，气化失常，水湿停滞。治疗对策当扶助正气，温阳利水，兼活血通脉，选用补肺汤、生脉饮、苓桂术甘汤、真武汤或葶苈大枣泻肺汤等方化裁。

曾治一女性患者，61岁，本院退休职工。素有慢性心衰，此次因上呼吸道感染住院1周。症见：喘憋较重，端坐呼吸，咳白沫痰，颜面及全身重度水肿，心悸气短，脘腹胀满，纳差，大便不畅，两日1行，小便量少。舌黯滞，苔白略腻，脉沉细促。脉证相参，此乃心脾肾皆虚，阳气虚衰，水凌心肺之证。治宜温阳化气，行水降逆，用真武汤、麻黄附子细辛汤合葶苈大枣泻肺汤化裁。服药1剂，小便增多，喘憋稍减。服药7剂后，水肿基本消退，喘憋缓解，大便通畅。守方加减，带药10剂出院。此后在门诊以温阳益气、健脾降浊、活血通脉等法调理，病情稳定。

三、中医会诊要点

在会诊中，既有成功的案例，用药后往往能力挽狂澜；也有不成功的病例，总结分析这些案例发现，想要取得好的疗效，必须做到以下几点。

1. 以中医理论为本，坚持中医的治疗特色

（1）整体观：需中医会诊的病例大多病情复杂，除了呼吸系统疾病外，常常合并有其他系统的疾病，各系统症状较多，且常伴有假象。越是这样，越要从整体考虑问题，通过局部看整体，透过现象看本质，抓住疾病的本质即病机，才能有的放矢。

（2）衡动观：中医理论的另一个特点是用动态的观点看待疾病，这种衡动观不仅重视疾病的演变进程，更重视疾病的载体，即病人的体质、生理等情况对疾病发展的影响。因此，既要考虑眼前的疗效，即急则治标，要结合患者当时各方面的具体情况辨证施治，也要重视远期疗效及身体状况的持续改善，即缓则治本。

（3）正气观：西医的治疗思路与方法多以"祛邪"为主，而中医则更强调"扶正"，特别是危重症患者，大多正气已衰，治疗必须固护正气，才能有邪去向愈的可能。这就牵涉标本缓急的问题，危重症患者的治疗原则通常是标本兼顾，扶正与祛邪同施，甚至扶正重于祛邪。如，对病情危重伴发热者的治疗，要首先固护正气，在补气、扶阳、益阴等扶助正气的同时，兼用退热之品，即鼓动正气以驱邪外出；对病情缓解的患者，扶正可使病情进一步缓解，增强患者的机体抵抗力，明显减少反复感染住院的次数。

2. 中西医结合，坚持辨证论治的原则

中医会诊中既要参考西医的诊断、各种检验指标以及治疗原则，以了解病情的危重程度，但又不能被西医的诊断和各种检查指标牵着走，不能用西医的思维和方法干扰中医的辨证思路。辨证论治关键在辨"证"，中医的"证"是一个含义很广的病因病机学概念。证是指在疾病的发生、发展过程中一组具有内在联系的、能够反映疾病过程在某一阶段的病理病机，是机体对致病因素做出反应的一种功能状态[6]。证能够反映患者机体内外寒热、正邪虚实、阴阳气血的变化等复杂情况，是确定中医治法遣方的根据。尤其是危重患者，病情复杂多变，一定要抓住疾病主证，才能准确地遣方用药。如果辨证不准或者只是对症用药，不可能取得理想的疗效。例如，如前所述，年高体弱持续发热的患者，有的血常规检查白细胞升高，确为感染所致，如果按照"消炎"的观点对号入座，中医治疗选用清热解毒之品，未必能取得理想效果；再如有的患者四肢冰凉，血压下降，如果按照西医的观点，则应大量补液和升压，中医则不能循此思路用滋阴增液的方药，而应以回阳救逆法治之。也就是说西医的输液不等于中医的增液，西医的营养支持不能代替中医的扶正，西医的"消炎"不等于中医的清热解毒，更不等于中医的祛邪，西医的灌肠通便不能代替中医的通腑泄热等。

总之，会诊危重患者，首先要做到仔细观察，全面分析，四诊合参，灵活思辨，抓住主证，有的放矢，才能收到桴鼓之效。另外，要与西医多沟通、多交流，让西医了解中医的疗效，这样才能多给病人一些救治的途径。

参考文献

［1］杨铮铮．中西医学相关问题之比较研究［J］．中医药导报，2007，13（2）：18－20

［2］詹青，詹文涛．论中医急症科技的提高与发展［J］．中国中医药信息杂志，1998，5（5）：5－6

［3］李建国．喻嘉言治疗危急重症特点［J］．江西中医药，2004，35（10）：5－6

［4］顾树华．运用仲景经方治疗危急重症医案5则［J］．云南中医药杂志，2008，29（12）：18－20

［5］王祚邦，周晓荣．李可老中医治疗急危重症学术思想初探［J］．中华中医药学刊，2007，25（2）：250－251

［6］沈自尹．系统生物学和中医证的研究［J］．中国中西医结合杂志，2005，25（3）：255－258

化痰通脉治胸痹

胸痹之名称，首见于《黄帝内经》，《金匮要略》立专篇阐述了其病因病机、脉证治法，认为其病机乃"阳微阴弦"，并随证立有瓜蒌薤白半夏汤，瓜蒌薤白白酒汤、人参汤等方，为后世治疗本病奠定了基础。笔者临证多年，体会到痰浊瘀阻之证最为常见，常以化痰通脉之法治之取效，兹述验案于下。

【验案1】

管某，女，70岁，本院退休职工。2006年9月25日初诊。

主诉：胸闷憋气两年余。

患者两年多前，因家中突发意外事件而致胸闷憋气、咽部堵闷、心慌气短，失眠多梦，西医诊为"冠心病、高脂血症"，经外院专家治疗不效，症状进一步加重。现胸闷憋气严重，善太息，咽部有痰堵感，声音嘶哑，身体倦怠，心慌气短，动则尤甚，心烦眠差，易惊醒，口苦而黏，口气秽臭，纳差，脘腹胀满，大便黏滞，1～2日1行，舌尖麻木，两手及膝关节肿痛变形，舌暗红，苔黄厚腻，脉沉缓。既往有类风湿性关节炎病史。心电图：V5～V6 ST段轻度降低，V3～V5 T波低平。血脂：总胆固醇8.61mmol/L，甘油三酯1.97mmol/L，低密度脂蛋白5.51mmol/L。四诊合参，符合胸痹、小结胸证的证候特点，其机理为肝郁脾虚，气血阻滞，中州不运，痰湿内生，郁而化热，而成气血痰热交阻、三焦壅滞、闭阻胸阳之证。治宜通阳化痰散结、理气活血通脉之法，用瓜蒌薤白半夏汤、枳实薤白桂枝汤、小陷胸汤合方加减：瓜蒌15g，薤白10g，法半夏10g，枳实10g，桂枝10g，黄连10g，黄芩10g，太子参20g，莲子心6g，当归15g，石菖蒲12g，远志12g，夜交藤15g，炙甘草6g。3剂，水煎服，日1剂。嘱禁食油腻、辛辣食物，调畅情志。

二诊（2006年9月28日）：服药后胸闷憋气、心悸失眠、脘腹胀满诸症皆减，口苦、口黏、口臭不减，大便黏滞，舌暗红，苔黄厚腻，脉沉缓。既见佳效，守方治疗。三诊同此。

四诊（2006年10月26日）：服药21剂，胸闷、憋气、咽堵诸症减轻，仍体倦乏力，动则气短，口气秽臭，口苦口黏，舌尖麻，脘胀纳差，便溏不畅，日1～2次，两手及膝关节痛，舌暗红，苔黄腻，脉沉缓。患者气血瘀滞之象减轻，痰热之证不减，治疗宜增强清化痰湿之力。瓜蒌30g，薤白10g，法半夏10g，枳实15g，桂枝10g，黄连10g，黄芩15g，太子参20g，厚朴10g，莱菔子15g，当归15g，石菖蒲12g，竹茹10g，焦三仙30g，茯苓15g。7剂，水煎服，日1剂。

五诊（2006 年 11 月 2 日）：胸憋、憋气、咽堵、乏力、脘胀、舌麻诸症均明显减轻，心慌缓解，纳食可，便溏不畅，日 1～2 次，口干而黏，口气秽浊，手及膝关节痛，舌暗红，苔黄腻，脉沉。复查心电图：V5～V6 ST 段恢复正常，V3～V5 T 波恢复正常。血脂：总胆固醇 6.51mmol/L，甘油三酯 1.64mmol/L，低密度脂蛋白 4.16mmol/L，较治疗前明显降低，患者惊喜不已。但仍有湿热阻滞之证，上方加槟榔 10g、苍术 10g、白术 10g。患者服药 3 个月，症状基本消失，精神体力恢复，特来告知。

按语：患者"胸痹"及"小陷胸证"并存。病理特点是，上、中、下三焦同病，证候既有气血痰瘀阻滞的表现，又有脾胃虚弱的症状，属虚实夹杂之证。治疗理应虚实兼顾，上下同治，方用《金匮要略》瓜蒌薤白半夏汤、枳实薤白桂枝汤合《伤寒论》小陷胸汤加减，功能温通胸阳、辛开苦降、化痰消痞、活血通脉，并随症加入了化痰开窍安神、理气导滞活血、补肝肾强筋骨之品。服药 3 个月，诸症消失。

【验案 2】

李某，女，67 岁，干部。2004 年 10 月 25 日初诊。

主诉：阵发性胸憋胸痛 21 年，加重 1 月余。

患者诉于 1983 年始出现阵发胸憋胸痛、心悸、头晕等症，未系统治疗，1996 年 8 月患急性下壁、后壁心梗，此后坚持服中、西药治疗，效果欠佳。1 月前症状加重，胸痛胸憋频作，引及左肩背部，伴心悸汗出，每日发作 2～3 次，持续时间 1～10 分钟不等，含服硝酸甘油后缓解，活动时或饭后易发作。纳食可，大便调，睡眠差，有失眠病史多年，每夜仅睡 2～3 小时，多梦不实，身体消瘦，面色萎黄，舌暗红，苔黄稍腻，脉沉弦滑。既往有心动过速史 20 年，口服心得安治疗。心电图：陈旧下壁、正后壁心肌梗死，左心室肥厚，ST-T 改变（ST：Ⅱ、Ⅲ、aVF 抬高 0～0.5mV，Ⅰ、aVL、V4～V6

下降 0~0.5mV。T：Ⅰ、aVL 双向倒置）。此乃胸痹心痛，属胸阳不振、痰瘀阻滞、兼气阴两虚之证。治宜温通胸阳，化痰散结，活血通脉，兼益气阴，方用瓜蒌薤白半夏汤合枳实薤白桂枝汤、生脉散加减：瓜蒌 15g，薤白 10g，法半夏 10g，桂枝 10g，枳壳 10g，石菖蒲 10g，郁金 10g，降香 6g，丹参 15g，当归 15g，太子参 15g，麦冬 15g，五味子 10g，炙甘草 6g。

二诊（2004 年 11 月 1 日）：服药 7 剂，胸痛发作次数减少，本周内发作 3 次，胸痛程度同前，纳食可，大便溏，日两次，仍眠差，舌暗红，苔白稍腻，脉滑。上方去瓜蒌、麦冬之寒凉润肠，加砂仁 6g（后下）、甘松 6g 健脾化湿、行气止痛，远志 10g 祛痰开窍、养心安神。三诊同此。

四诊（2004 年 11 月 22 日）：服药 14 剂，胸痛未作，胸憋胸闷基本消失，自觉胸部轻松，仍眠差，每夜睡 4~5 小时，二便调，舌淡红，苔白稍腻，脉弦滑。由此可知痰瘀之证减轻，故上方去辛温之桂枝、降香、郁金，加黄连 10g、知母 10g、莲子心 6g、首乌藤 15g、炒酸枣仁 20g 等，以清热养心安神。

上方加减，继续调治 4 月余，诸症消失，病情稳定，予复方丹参丸等中成药巩固疗效。

按语： 本案属典型的胸痹心痛，由胸阳不振、痰瘀阻滞、气血不畅、心脉痹阻而致。证候既有痰瘀阻滞的表现，又有气阴不足的症状，虚实夹杂，治当虚实兼顾，方用《金匮要略》瓜蒌薤白半夏汤合枳实薤白桂枝汤以温阳化痰、散结通脉；合生脉散益气阴、安心神；石菖蒲、郁金、远志化痰开窍安神；加入降香、当归、三七等理气活血药通利血脉。诸药共奏温阳散结、活血通脉、养心安神之功。患者服药 1 月余，病情明显缓解，胸痛未作，但仍失眠多梦，思其原因，药后痰瘀之邪已去其大半，然方中辛温之品过多，久用必伤之阴血，心神失养，遂减方中之降香、郁金、桂枝、甘松等辛温之品，加知母、黄连、生地、炒酸枣仁、首乌藤等以滋阴清热、养心安神，果然药后而愈。此案提示我们，临证要根据病情变化，调整处方用药，紧扣病机，方证相符，才能达到预期目的。

【验案3】

刘某，男，60岁。1999年4月30日初诊。

主诉：阵发性胸憋胸痛两年，加重3个月。

患者两年前出现阵发性胸憋胸痛、心悸气短，曾住院治疗，诊为"冠心病，劳力加自发型心绞痛"，服消心痛、丹参片等中、西药治疗，病情无改善，近3个月症状加重，某专科医院诊为：肥厚型心肌病，并预言生存期3年。求治于多位中、西医专家未效，来我科就诊。初诊时患者由家人搀扶，胸痛时作，胸闷憋气，呼吸急促，心慌气短，汗出淋漓，头晕乏力，心烦失眠，纳食欠佳，二便调，面色少华，双下肢无水肿，舌质暗，苔淡黄腻，脉数无力。既往高血压病史，长期服合心爽、卡托普利、氨酰心安、氨苯喋啶等药。心脏超声示：①左室肥厚，左室流出道狭窄；②左房扩大；③左室松弛，功能减低；④二尖瓣少量反流。心电图示：左室高电压，ST改变。四诊合参，诊为胸痹心痛，属心气虚衰、胸阳不振、痰瘀阻滞之证，治宜益气通阳、化痰通脉之法。方用生脉饮合桂枝甘草汤加化痰活血药：党参20g，麦冬15g，五味子12g，桂枝10g，炙甘草10g，黄芪30g，丹参20g，石菖蒲10g，郁金12g，泽兰15g，桃仁10g，川芎10g，茯苓30g，泽泻15g，生龙骨15g，生牡蛎15g。

二诊（1999年5月7日）：服药7剂，症状无改善，仍胸憋胸痛，心烦较重，气短汗多，苔黄腻，脉数无力。分析其证候，患者不但有气虚血瘀之证，亦有痰热阻滞之候，故上方去桃仁、川芎，加黄连10g、瓜蒌15g、薤白10g清热化痰，生龙骨、生牡蛎改为煅龙骨、煅牡蛎以增强敛汗之力。

三诊（1999年5月19日）：服药10剂，胸憋胸痛等症减轻，仍汗出，苔黄稍腻，脉弦数。药已见效，守方加减。治疗近 3 个月，患者 1999 年 7 月 26 日来诊，告知诸症明显缓解，已能自行骑车，纳食可，二便调，苔稍黄腻，脉弦。继服上方加减。

患者间断服药 3 年，病情平稳，生活完全自理，能骑车外出。停药 5 年后，于 2008 年又出现心律不齐，胸憋胸痛加重，再服中药调治，直至 2014 年春去世。

按语：本案患者西医明确诊为"肥厚型心肌病"，认为病情较重，很难控制其发展，预后不良。中医根据患者的临床特点，认为患者年事已高，心气不足，心阳不振，血脉痹阻不通，加之痰浊阻痹心脉，发为胸痹心痛。即《金匮要略》所言"阳微阴弦，即胸痹而痛"。心气不足，心阳不振可见心慌气短，头晕乏力，动则汗出；痰瘀痹阻心脉可见胸憋胸痛、心中烦闷等。治疗应遵《黄帝内经》"形不足者，温之以气；精不足者，补之以味""血实宜决之，气虚宜掣引之"的治疗原则，予益气通阳、化痰通脉之法。药用生脉散、黄芪等益气阴而生脉，桂枝、甘草汤温通心阳，瓜蒌、薤白、石菖蒲、郁金等化痰宽胸散结，丹参、桃仁、川芎、泽兰活血化瘀通脉，茯苓、泽泻健脾利湿。诸药共奏益气通阳散结、化痰活血通脉之功。

不寐治验

不寐，即失眠，《黄帝内经》中称为"目不瞑""不得眠""不得卧"。论及其病因病机主要有"邪气之客人也，或令人目不瞑""阴虚，故目不瞑""胃不和则卧不安"。后世亦多有阐发，概括起来不外虚实两端，实者多因心火炽盛、肝郁化火、痰热内扰，致神明不宁；虚者多因心脾两虚、心胆气虚、肝肾阴虚等致神不守舍。具体的治法，"补其不足，泻其有余，调其虚实，以通其道而去其邪"。然临床上常见虚实相伴、寒热错杂之证，有心胆气虚兼有痰热内蕴者，有心肾不交兼有脾虚湿热者，有脾胃虚弱兼痰热内扰者。笔者每灵活变通，随证治之。

一、清热化痰法

【验案1】

秦某，男，53岁，教师。2004年6月21日初诊。

主诉：心烦失眠5个月。

患者5个月前无明显诱因出现心烦失眠，入睡困难，睡眠不实，每夜服用安定方能睡2~3小时，心悸不安，伴口苦、纳差，腹胀、便溏，每日1次，排之不畅，舌红苔黄腻，脉细弦。患者平素喜食肥甘厚味，伤及脾胃，酿生痰湿，日久化热，痰热上扰心神，心神不宁而致心烦失眠、心悸不安；湿热阻滞，升降失常，导致腹胀纳差、大便黏滞不爽等。此乃痰热内蕴，上扰神明而致不寐。治疗予清热化痰、清心安神之法。方拟黄连温胆汤加减：黄连10g，黄芩12g，竹茹10g，清半夏10g，枳实12g，莲子心6g，茯苓20g，石菖蒲10g，远志10g，夜交藤30g，竹叶10g，甘草6g。3剂，水煎服。方中用黄连、黄芩、莲子心、竹叶等清热燥湿并泻心火；枳实、半夏、竹茹、石菖蒲、远志化痰开窍安神；茯苓健脾化湿宁心安神。诸药合用共奏清热化痰、清心安神之效。

二诊（2004年6月24日）：诉睡眠好转，口苦减轻，纳食有增，仍大便溏，日1行，舌红，苔黄腻，脉细弦。效不更方，上方加珍珠母30g，生龙骨、生牡蛎各30g以重镇安神；白芍15g敛阴止泻，且不滋腻。6剂，水煎服。

三诊（2004年6月30日）：睡眠明显好转，未服西药每夜能睡5~6小时，纳食好，仍便溏，日1次，舌红，苔淡黄腻，脉细弦。药后睡眠得到改善，脾虚之候不减，于上方加重茯苓用量，加炒白术12g、豆蔻6g健脾化湿。7剂，水煎服。服药后患者睡眠明显改善，每夜可睡 7 个小时，未再就诊。2004 年 12 月，因工作紧张再次出现失眠等上述症状前来求治，仍以上法上方加减治疗而愈。

按语：由于生活水平的提高、饮食结构的改变、工作节奏的加快等因素的影响，使痰热内蕴而致失眠者较为常见，用清热化痰、清心安神之法疗效甚佳。本案即是其例，疗程短，疗效著，说明只要抓准病机，随证用药，即能收到桴鼓之效。

【验案 2】

范某，男，59 岁，工人。2006 年 8 月 11 日初诊。

主诉：不寐 3 个月。

患者于 3 个月前无明显诱因出现睡眠差，入睡困难，眠中易醒，并逐渐加重，现每晚服忆梦返 1 片或舒乐安定两片，能睡 7 个小时，若不服药基本不能入睡。因不愿长期服西药，遂就诊于中医。刻下症：失眠严重，噩梦惊恐，伴头晕，心烦，心慌，憋气，脘腹胀满，纳食可，大便溏，黏滞不尽，日 5～6 行，便中带血，舌红，苔微黄腻，脉沉促略弦。患者平素喜食肥甘厚味，既往有高血压、冠心病、房颤病史。根据四诊，此乃嗜食肥甘，伤及脾气，健运失司，痰湿内生，久而化热，上扰心神所致。治宜清化痰热，调中安神。方选黄连温胆汤合安神定志丸加减：黄连 10g，黄芩 10g，炒枳实 10g，竹茹 10g，法半夏 10g，茯神 15g，石菖蒲 12g，远志 12g，夜交藤 30g，知母 12g，珍珠母 30g，生龙骨、生牡蛎各 30g，当归 15g，太子参 15g。3 剂，水煎服。方中温胆汤化痰降逆，健运脾气；黄连、黄芩、知母清心泄热除烦；安神定志丸偏于健脾化痰，开窍宁神；加当归活血养血；珍珠母、生龙骨、生牡蛎重镇安神。

二诊（2006 年 8 月 14 日）：头晕、心慌、憋气稍减，仍失眠，服安眠药入睡，脘腹胀满，大便如前，舌红，苔微黄稍腻，脉沉促略弦。服药 3 天，症状改善，既见佳兆，守方加减：黄连 10g，黄芩 12g，法半夏 12g，炒枳实 15g，竹茹 10g，太子参 15g，茯神 15g，石菖蒲 12g，远志 12g，夜交藤 30g，珍珠母 30g，生龙骨、生牡蛎各 30g，知母 12g，炒酸枣仁 15g，合欢皮 15g。7 剂，水煎服。

三诊（2006 年 8 月 21 日）：药后失眠、头晕、心烦、心慌、憋气、腹胀诸症均减轻，大便较前畅利，次数减少，已无便血，舌红，苔白腻，脉沉促。守上方 7 剂，水煎服。

四诊（2006 年 8 月 29 日）：头晕缓解，睡眠明显好转，不服安眠药每夜睡 5~6 小时，心慌、憋气明显减轻，大便畅利，日 2~3 次，无腹胀，舌红，苔微黄稍腻，脉沉律不齐。黄连 10g，黄芩 12g，法半夏 12g，太子参 15g，竹茹 10g，炒枳实 15g，知母 15g，炒白术 12g，石菖蒲 12g，远志 12g，夜交藤 30g，珍珠母 30g，生龙骨、生牡蛎各 30g，合欢皮 15g。7 剂，水煎服。

患者迭经五诊，睡眠基本正常，他症消失，不愿继服汤药，遂予心神宁片巩固治疗。

按语：本案患者素喜肥甘厚味，饮食不节，中州不运，致痰热内生。痰热扰心，心血不静，心神不宁，而发不寐、心烦、心慌等症，诚如《古今医统大全·不寐候》所言："痰火扰乱，心神不宁，思虑过伤，火炽痰郁，而致不眠者多矣。"痰热闭阻清窍，而致头晕。痰热阻滞，三焦不畅，升降失常，而见憋气、脘腹胀满、大便黏滞不畅等。治疗当以清化痰热、调中安神为法，黄连温胆汤合安神定志丸为最宜之方。药后使痰消热清，中州健运，阴阳协调，心神自宁。

【验案 3】

杨某，男，82 岁，退休工人。2005 年 2 月 25 日初诊。

主诉：烦躁失眠 3 个月。

患者于 2004 年 11 月出现语言不利，右侧肢体活动不利，烦躁失眠，我院头颅 CT 示：脑梗死，遂收入神经内科住院治疗。出院后仍烦躁失眠严重，午后烦躁明显，夜间不能入睡，服多虑平 1~1.5 片能睡 4~5 小时。右侧肢体活动不利，行动不便，轮椅代步，四肢酸疼，时头晕，纳食可，大便日 1 行，舌暗红，苔黄厚干燥有芒刺，脉弦滑数。既往有高血压病史，平素性情急躁。肝失条达，肝阳上亢；且肝郁气滞，血行瘀阻，肝郁化火，烁津成痰，痰瘀互结，阻闭脑窍而成中风。风阳夹痰上扰清窍，并扰动心神，心神不宁，而出现烦躁失眠，头晕，语言不利等症。脉证相参，此乃中风后之痰火扰心证。治宜清热化痰，清心宁神。处方：黄连 10g，黄芩 10g，莲子心 6g，法半夏 10g，竹叶 10g，远志 10g，石菖蒲 10g，夜交藤 15g，茯神 15g，生地 12g，当归 15g，麦冬 15g，珍珠母 30g，生龙骨、生牡蛎各 15g，甘草 6g。7 剂，水煎服。

二诊（2004 年 3 月 4 日）：烦躁减轻，头晕消失，睡眠改善，仍每日服多虑平，四肢酸痛无力，纳食可，大便调，舌暗红，苔黄中部厚腻少津，已无芒刺，脉弦滑。根据脉证，痰热明显减轻，于原方加入太子参、炙黄芪以增补气之功。

服药 7 剂，烦躁消失，已能睡眠，家属代取药 7 剂巩固治疗。

按语：脑为元神之府，神明不宁，则影响睡眠，而中医学又将神明归之于心，正如《素问·灵兰秘典论》所言："心者，君主之官也，神明出焉。"本案中风后出现烦躁失眠等精神症状，为神明之乱、心神不宁之证，理应以清热化痰、清心开窍宁神之法治之。药用黄连、黄芩、莲子心、竹叶等清泻心肝之火；法半夏、石菖蒲、远志、茯神等化痰开窍安神；生地、麦冬养阴清心；生龙骨、生牡蛎、珍珠母平肝潜阳，重镇安神。由于药证相符，患者共服药 21 剂而愈。

二、交通心肾法

【验案 4】

王某，女，64 岁，退休工人。2004 年 2 月 9 日初诊。

主诉：失眠两个月。

患者于两个月前无明显诱因出现失眠，睡而不实，健忘，两目干涩，时有手足心热，大腿灼热，时发心慌气短，胸脘胀闷，大便不成形，日3~4次。舌红，苔薄白，脉弦滑。既往有慢性结肠炎病史7年。查心电图：ST-T改变。患者年逾六旬，肝肾阴虚，不能涵阳，水火不济，心火独亢，扰动神明，致夜寐不宁。两目干涩、心悸健忘、手足心热、大腿灼热等亦为阴虚内热之象。另，患者同时伴有胸脘胀闷、气短、便溏等脾虚之象。四诊合参，诊为不寐，证属心肾不交、阴虚火旺、兼脾虚失运。治以交通心肾，宁心安神，健脾化湿。方用交泰丸加味：黄连10g，肉桂5g，莲子心6g，山茱萸12g，五味子10g，法半夏10g，茯苓15g，炒山药15g，白豆蔻6g，补骨脂10g，石菖蒲10g，远志10g，夜交藤15g，甘草6g。14剂，水煎服。黄连清泻心火、肉桂引火归原，寒温并用，交通心肾；山茱萸肉、五味子滋补肾阴；莲子心助黄连清泻心火；石菖蒲、远志、夜交藤开窍安神，亦有交通心肾之效；茯苓、山药、豆蔻、法半夏、补骨脂健脾益肾化湿和中。全方共奏滋阴清热、交通心肾、宁心安神、健脾化湿之功。

二诊（2004年2月23日）：睡眠明显好转，手足心热及大腿灼热、心悸等症皆明显减轻，仍大便溏，日3次，舌红，苔薄白，脉沉。可知药后虚热渐退，心肾交通，故睡眠转安；但脾虚之证如前。治法转为以健脾化湿为主，滋阴清热为辅。六君子汤加减：党参15g，炒白术10g，茯苓15g，清半夏10g，炒山药15g，白豆蔻6g（后下），远志10g，石菖蒲10g，夜交藤15g，白芍15g，山茱萸12g，黄连10g，竹叶6g，炙甘草6g。服药7剂，睡眠转安，诸症悉除。

按语：心肾不交是不寐常见之证型，本案阴虚内热、心肾不交与脾虚湿阻之证并存，治疗较为棘手，健脾之药多辛燥易伤阴液，益阴之品多滋腻有碍脾气。治疗根据二者的轻重，先以滋阴清热、交通心肾为主，兼健脾气；待阴复热退睡眠好转后，再以健脾为主，兼清热安神。法随证变，灵活化裁，故能奏效。

三、升清降浊法

【验案5】

胡某，男，37岁，工人。2005年1月4日初诊。

主诉：失眠5个月。

患者5个月前因工作不顺心导致失眠，心烦，焦虑，西医诊为"焦虑症"，服中、西药治疗未效。现症：入睡困难，睡中易醒，服西药罗拉后每夜仅能睡3～4小时，日间感头昏不清，伴胸闷腹胀，气短，口苦口臭，无食欲，大便溏，日4次，舌淡红，苔白腻少津，脉细滑。综观四诊，患者因忧虑过度，伤及脾气，致肝郁脾虚，湿邪停聚，蕴生湿热，上扰心神而致心烦不眠。《黄帝内经》云"清气在下，则生飧泄；浊气在上，则生䐜胀"，气机阻滞，升降失常，则见胸腹胀满，大便稀溏。诊为不寐，辨为肝郁脾虚、湿热蕴结、上扰心神之证。治疗先予辛开苦降、清热化湿，辅以健脾理气。方药以半夏泻心汤加减：黄连10g，黄芩12g，法半夏12g，干姜6g，党参12g，白豆蔻9g（后下），石菖蒲10g，远志10g，夜交藤15g，茯神20g，枳壳10g，白芍15g，炙甘草6g。7剂，水煎服。

二诊（2005年1月11日）：停服西药后，每日仅能睡2～3小时，心烦，大便质黏不畅，日1～2次，纳差，口臭，舌红，苔黄腻，脉细滑。治以清热化湿，健脾导滞，解郁安神。黄连10g，黄芩12g，莲子心9g，法半夏12g，茯神20g，党参12g，知母12g，石菖蒲10g，远志10g，夜交藤30g，合欢皮15g，生龙骨、生牡蛎各15g（先煎），枳实10g，竹茹10g，焦三仙30g，甘草6g。7剂，水煎服。

三诊（2005年1月19日）：睡眠好转，不服安眠药可睡4个小时，大便溏，日两行，质黏不爽，仍纳差，口气秽，舌红，苔黄腻，脉细滑。效不更方，守方加减，再进 7 剂，患者每夜睡眠能达 6~7 小时，遂以朱砂安神丸巩固治疗。

按语： 此案的证候特点是，既有肝郁脾虚、湿热扰神之证，又有寒热错杂、升降失常的痞证之候。故治疗初用半夏泻心汤，后合入温胆汤清上温下、升清降浊、清心安神；石菖蒲、远志、首乌藤化浊宁神，白芍、合欢皮、枳壳柔肝理气解郁安神。诸药相伍，标本兼治，补泻兼施，因药证相符，故收效甚速。

四、活血化瘀法

【验案 6】

李某，男，61 岁。2009 年 6 月 15 日初诊。

主诉：失眠 4 个月。

患者诉 4 个月前凌晨突发眩晕，头痛，右侧肢体不利，语言謇涩，头部 CT 示：脑梗死，遂住院治疗。出院后遗有右侧肢体麻木不利，倚杖行走，头晕头痛时作，失眠严重，入眠困难，眠浅易醒，每夜服安定仅睡 3~4 小时，心情郁闷，口干纳差，大便偏干，日 1 行，舌黯滞，苔薄淡黄，脉细弦。四诊合参，此乃瘀血阻滞脉络，心神失养，并因突然发病，心情不畅，肝郁气滞之证。治宜活血通络、理气舒肝。方予血府逐瘀汤加减：当归 15g，生地 15g，桃仁 10g，红花 6g，牛膝 15g，赤芍 15g，川芎 10g，枳壳 10g，柴胡 9g，黄连 10g，合欢花 10g，白僵蚕 15g，首乌藤 15g，钩藤 15g，甘草 6g。7 剂，水煎服。

二诊（2009 年 6 月 22 日）：服药 7 剂，头晕、头痛明显减轻，睡眠好转，纳食可，大便调，右侧肢体麻木不利如前，舌黯红，苔薄黄，脉细弦。既见佳兆，守原方加地龙 10g，再进 7 剂。

三诊（2009 年 6 月 29 日）：睡眠明显好转，每夜睡 5~6 小时，头晕、头痛消失，肢体麻木稍有改善，心情舒畅，大便偏干，舌黯红，苔薄黄，脉细弦。原方去合欢花、钩藤、枳壳，加枳实12g、黄芩12g。

上方化裁治疗3月余，患者睡眠安，精神爽，右侧肢体麻木消失，活动接近正常，可扔掉拐杖自己行走。

按语：血府逐瘀汤是清代医家王清任的名方，《医林改错·血府逐瘀汤所治之症目》载本方治头痛、瞀闷、急躁、夜睡梦多、不眠、心跳心忙、夜不安、俗言肝气病等。笔者以此方治疗多例失眠兼血瘀证患者，尤其是脑梗死患者，疗效显著。因此类病人的失眠多因瘀血阻滞、心神失养所致，本案患者亦不例外。方中桃红四物汤活血祛瘀；四逆散疏肝解郁；加钩藤平肝清热，黄连清心肝之火热，合欢花、首乌藤解郁养心安神。诸药相伍，具有活血化瘀、疏肝理气、养心安神之效。《医林改错》云："夜不能睡，用安神养血药治之不效者，此方若神。"是言不虚。

辛开苦降疗胃痛

胃痛为临床常见病，病因有外感、内伤之分，外感多由寒邪客胃；内伤多因饮食伤胃、肝气犯胃、湿热内蕴、脾胃虚弱等。证候有寒热虚实之别，亦常见寒热错杂、虚实夹杂之证。临证当明辨而治之。

【验案】

王某，女，63岁，工人。2006年8月11日初诊。

主诉：胃脘疼痛3个月。

据述3月前因饮食不慎致胃脘部疼痛不适，灼热，胃镜检查示：慢性萎缩性胃炎伴糜烂。西药治疗效果不佳。仍胃脘疼痛，闷胀，烧灼，纳差，大便不畅，数日1行，乏力，消瘦，3个月内体重下降6kg，舌黯红，苔白中间淡黄腻，脉沉弦滑。2006年7月21日胃镜示：慢性萎缩性胃炎，Hp（－），胃窦可见散在疣状隆起、放射状充血、表面黏膜糜烂，十二指肠球后及降段可见条形充血、糜烂。

病理：中度慢性萎缩性胃炎伴活动期改变，腺上皮轻度非典型增生。诊断胃脘痛，证属胃蕴湿热。西医诊断为慢性萎缩性胃炎伴糜烂。治法当清热导滞，和胃止痛。方用枳术丸合半夏泻心汤加减：黄连10g，黄芩12g，法半夏10g，太子参20g，吴茱萸4g，炒枳实10g，炒白术10g，莱菔子15g，白芷12g，浙贝母15g，蜂房6g，佛手9g，连翘15g，甘草6g。3剂，水煎服。

二诊（2006年8月14日）：胃脘部疼痛、灼热、胀满均明显减轻，纳食好转，大便干，3～4日1行，舌暗淡，苔白厚腻，脉沉弦滑。继以上方加润肠通便之品。黄连10g，黄芩12g，法半夏10g，太子参20g，吴茱萸4g，炒枳实12g，莱菔子15g，浙贝母15g，蜂房6g，白芷12g，火麻仁30g，瓜蒌仁15g，甘草6g。7剂，水煎服。药后胃痛、灼热、胀满消失，纳食好，大便正常，不愿继续服药。

按语：患者有慢性萎缩性胃炎，脾胃虚弱，由饮食不慎进一步损伤脾胃，使胃失和降，脾失运化，饮食积滞，湿邪内生，蕴久化热，阻塞气机，升降失调而致胃疼。故治以清热导滞、和胃止痛为法，用半夏泻心汤辛开苦降、调理中焦，合枳术丸运脾导滞、通腑畅中，收到理想效果。笔者临床体会到，半夏泻心汤不仅用于外感病误治伤及脾胃、脾胃不和而形成的痞证，还用于多种内伤杂病，关键在于抓住病机。只要符合"中州不运，升降失常，湿邪（热）阻滞"的发病机制，尽管临床病证各不相同，都可用半夏泻心汤加减治疗。这也体现了中医"异病同治"的思想。

顽固嗳气治验

嗳气又称噫气，是胃中浊气上逆，冲咽而出，发出沉缓而长的声音的一种病证。《素问·宣明五气》云"五气所病，心为噫"。《灵枢·口问》云"寒气客于胃，厥逆从下上散，复出于胃，故为噫"。汉代张仲景的《伤寒论·辨太阳病脉证并治》亦云"伤寒发汗，若吐若下，解后，心下痞硬，噫气不除者，旋覆代赭汤主之"。《金匮要略·五脏风寒积聚病脉证并治》谓"上焦受中焦气未和，不能消谷，故能噫耳"。历代医家多从食滞、痰热、肝胃不和、脾胃虚寒等论治。

【验案】

梁某，女，52 岁，工人。2007 年 1 月 5 日初诊。

主诉：嗳气病史 10 年，加重伴恶心、腹泻 4 天。

患者述 10 年前无明显诱因出现嗳气，自觉胃脘部不适，有气上行，嗳气则舒，病情时轻时重，服中、西药治疗不效，迁延至今。4 天前因受凉出现发热，体温 38.1℃，伴恶心，呕吐 1 次，大便稀溏如水样，日两次，腹痛轻。急诊科诊为"急性胃肠炎"，予静脉点滴抗生素治疗，1 天后发热即退，仍恶心欲吐，嗳气频作，不欲饮食，脘腹胀满，口干口苦，大便仍如水样，日两次，无腹痛，小便黄，舌红，苔黄腻，脉滑。既往腹胀便溏多年，未系统检查，否认其他病史。诊为嗳气，属内有湿热，复感寒邪，湿热阻滞，清气不升，浊气不降，胃气上逆。治以清热化湿，升清降浊。方用葛根黄芩黄连汤加味：葛根 20g，黄芩 12g，黄连 10g，甘草 6g，藿香 10g，佩兰 10g，厚朴 10g，法半夏 10g，陈皮 12g，白芍 15g，白茅根 30g。4 剂，水煎温服。

患者服药后诸症消失，未再复诊。2007 年 3 月中旬携其母前来就诊，告知多年嗳气顽疾已愈，未再发作。

按语：本案患者脾胃素虚，运化失常，湿邪阻滞，日久蕴热，气机升降失常。浊气在上，则嗳气、脘胀；清气在下，则腹泻、便溏。本次复感寒邪，直中脾胃，与在里之湿热相合，使病情加重。其病机属寒热虚实错杂于中焦，而湿热之邪偏重。葛根黄芩黄连汤本为治疗太阳表证未解、医反误下、邪陷阳明致成热利的方剂，有清热止利、兼以透表之效。本患发热虽退，但下利未止，且湿热阻滞中焦，恶心欲吐，嗳气频作并较前加重。故以本方清利湿热，兼升清阳，加藿、佩等芳香化浊，陈皮、半夏降逆止呕，厚朴辛温理气、化湿消胀，白芍坚阴止泻，白茅根清热利湿、生津止渴。本方用药循辛开苦降之理，配伍重在清热化湿理气降浊。由于抓住病机辨证施治，故药少量轻，仅用药4剂即除10年之疾。

痞证治验

痞，既是一个独立的病证，又是一个临床症状。始见于《黄帝内经》，称之为"痞""满""痞满""痞塞"等，至张仲景《伤寒论》，对其辨证论治方成体系。作为外感热性病发病过程中的一个坏证，仲景对其病因病机和治法方药论述详尽，并拟制了寒热并用、辛开苦降的诸泻心汤，至今为后世医家所运用。痞的特征是自觉胸、脘、胁下满闷不舒，按之或软或硬，但不疼痛。其基本病机是气机阻塞不通，无形的寒、热之邪，有形的燥屎、水饮、痰涎、宿食等均能阻塞气机而成致痞之因。故痞证不仅见于伤寒，亦可见于杂病。以脏腑论，痞与脾胃关系最为密切。脾胃同居中焦，脾主升清，胃主降浊，为人体气机升降之枢纽，《黄帝内经》言"升降出入，无器不有""非出入则无以生长壮老已；非升降则无以生长化收藏"，人体气机始终处于升降平衡状态中，若脾胃有病，则中焦不运，升降失序，气结于中，即可成痞。痞的病因复杂，临床见证不尽相同，常虚实夹杂，寒热错杂，我们要详辨虚实，分清寒热，对证用药，以免虚虚实实之弊。

【验案1】

赵某，女，67岁，印刷工人。2005年7月11日初诊。

主诉：胃脘胀满、纳差、便溏3个月余。

患者自述于 3 个月前（4 月中旬）无明显诱因出现胃脘胀满、纳差、便溏等症，于 5 月 16～25 日在我院消化科住院，诊断为"十二指肠球部溃疡，慢性浅表性胃炎"，西药及中成药治疗至今，症状改善不理想。现仍脘部胀闷，食后胀甚，有时隐痛，纳差，无食欲，口干，口中无味，大便溏，每日 1 次，体倦乏力，精神萎靡，面色萎黄，身体消瘦，舌暗红，苔白厚腻少津，脉沉细缓。此为痞证，由脾虚湿阻、蕴生湿热、寒热错杂所致。治宜升清降浊，寒温并用。方用半夏泻心汤加减：黄连 10g，黄芩 12g，法半夏 10g，太子参 15g，干姜 6g，炒白术 10g，茯苓 15g，炒山药 15g，砂仁 6g（后下），厚朴 9g，焦三仙 30g，佛手 9g，炙甘草 6g。7 剂，水煎服，日 1 剂。

二诊（2005 年 7 月 18 日）：胃脘胀满减轻，精神好转，仍无食欲，口干，便溏，每日 1 次，舌暗红，苔淡黄厚腻少津，脉沉细缓。继以上方去干姜、炒山药、砂仁，加炮姜 8g、乌贼骨 10g 温中健脾、收敛止泻、制酸生肌，白芍 15g 酸甘化阴、收敛止泻，白芷 10g 散寒化湿止泻。再进 7 剂。

三诊：胃脘部胀满明显减轻，纳食好转，便溏减轻，每日 1 次，嗳气，舌暗红，苔淡黄略腻，脉沉细缓。处方：党参 15g，黄连 10g，黄芩 12g，法半夏 10g，炮姜 9g，佛手 9g，炒白术 10g，茯苓 15g，乌贼骨 15g，白芷 12g，陈皮 12g，枳壳 10g，炙甘草 6g。

守方再进 14 剂症状基本消失，面色转润，纳食可，未继服汤药，予香砂和胃丸调理善后。

按语：本例患者即因脾胃虚弱，运化失司，升降失常，湿阻中焦，蕴久化热，寒热错杂，气机痞塞不通所致，属虚实夹杂、寒热错杂之证。故治疗遵先师仲景之方，半夏泻心汤加减。此方有清上温下、升清降浊、健运脾气之功，因患者脾胃虚弱、湿阻气滞之象较明显，故加入白术、茯苓、山药、砂仁、厚朴、佛手等健脾理气化湿；加白芍养血坚阴，以防辛香之品过燥伤阴，又能柔肝缓急，防肝乘脾土。由于药证相符，服药28剂而愈。当今人们生活水平提高，由于饮食结构的改变，在临床上这类证候较为多见，笔者屡治屡验。

【验案2】

兰某，男，69岁，退休工人。2006年11月10日初诊。

主诉：胸闷脘胀月余。

患者述于1个月前出现胸闷，脘腹胀满，呈持续性，食后胀满加重，心慌气短，食欲可，大便基本正常，以往便溏，每日两次，矢气多，畏寒喜暖，口干苦黏，尿频，夜尿6~7次，影响睡眠，尿急明显（常尿裤子），但排之不畅，余沥不尽。舌淡红，体胖大，有齿痕，苔白腻，脉弦滑数。既往有高血压、冠心病、前列腺肥大、尿失禁病史，长期服欣康、非洛地平、拜阿司匹林、癃闭舒等药治疗。血压：150/100mmHg。分析四诊，诊为痞证、小便不禁。其病有标本缓急，脾肾两虚为本，湿热阻滞为标。治当标本兼顾，重点突出，初拟升清降浊、健脾益肾之法。方选半夏泻心汤加减：法半夏10g，黄连10g，黄芩10g，太子参15g，干姜6g，炒枳实8g，炒白术10g，茯苓15g，白豆蔻6g，石菖蒲12g，远志12g，乌药9g，当归15g，浙贝母15g，桑螵蛸10g，炙甘草6g。7剂，水煎服，日1剂。

二诊（2006年11月22日）：胸闷、脘胀减轻，纳食可，仍口苦黏，大便溏，每日两次，尿频改善，夜尿2~4次，尿不尽感明显减轻，尿急不减。舌淡红，有齿痕，苔微黄稍腻，脉弦滑。既见效机，守方加减，上方去白豆蔻、桑螵蛸，加益智仁10g温补脾肾、固摄二便，生牡蛎30g固摄下焦、软坚散结、平肝潜阳。再进7剂。

三诊（2006年11月29日）：胸脘闷胀、心慌气短均消失，仍口黏口苦，纳食正常，大便偏溏，每日两次，尿频，夜尿4次，尿急如前，常尿裤子。舌淡红，苔微黄中根部稍腻，脉弦滑。血压：

130/90mmHg。痞证缓解，小便不禁未见改善，治疗以调中化湿清热与补肾固摄并重。处方：太子参15g，法半夏10g，黄连10g，黄芩15g，莲子心6g，益智仁10g，桑螵蛸10g，乌药9g，炒山药15g，枳壳10g，茯苓15g，当归15g，石菖蒲12g，远志12g，浙贝母15g，穿山甲9g。7剂，水煎服，日1剂。

四诊同此，7剂，水煎服，日1剂。

五诊（2006年12月17日）：胸闷脘胀、心慌气短未作，仍尿频、尿急，午后至夜晚加重，夜尿4次，上午症状较轻，纳食可，大便调。舌淡红，苔白稍腻，脉沉弦。虑其痰热之邪已去，治疗改为益肾固摄为主。方用桑螵蛸散合缩泉丸加减：桑螵蛸12g，太子参15g，茯苓15g，当归15g，枳壳10g，石菖蒲10g，远志10g，乌药10g，炒山药15g，益智仁10g，浙贝母15g，生牡蛎30g，穿山甲9g，煅龙骨30g，黄连10g，莲子心6g。

六诊（2006年12月25日）：服上药7剂，尿频、尿急皆明显改善，夜尿3~4次，较前畅利，无尿不尽感，仍有时失控，大便偏溏。舌淡红，苔微黄略腻，脉沉弦。血压：120/85mmHg。守方加减继服7剂。患者尿频、尿急症状明显改善，夜尿2~3次，排尿畅利，已能控制，停服汤药，改为成药维持。

按语：患者以胸脘闷胀前来就诊，临床表现符合"痞证"的证候特点，同时亦有"小便不禁"之证，究其病因病机，患者脾气素虚，加之年近古稀，脾肾两虚，脾虚则中州不运，升降失常，痰湿内蕴，久而化热，湿（痰）热阻滞，三焦气机不畅，致胸闷脘胀；肾虚则气化失司，膀胱失约，开合不利，见尿频、尿急、排尿不畅等。治疗当据其标本缓急，权衡轻重，初时痞证为著，以治痞为先，兼治小便，方用半夏泻心汤升清降浊、调中消痞；加炒白术、茯苓、白豆蔻等健脾化湿、合治中焦；兼用桑螵蛸、益智仁、炒山药等益肾固摄；乌药、枳壳、石菖蒲、远志等辛温理气、化痰开窍以助气化，使中焦健运，气机调畅，痰化热清，瘕证自消。后以益肾固摄为主，方以桑螵蛸散合缩泉丸温补脾肾、固摄小便，加浙贝母、生牡蛎、泽兰、穿山甲化痰软坚、活血通络以治前列腺增生。诸药合用使肾气恢复，气化如常，开合有度，诸症缓解。

由本案可知，临诊病见多端，当分先后，《金匮要略》有云："夫病痼疾，加以卒病，当先治其卒病，后乃治其痼疾也。"古稀之人，肾气已虚，非一日之证；中焦不运，湿热阻滞，瘕为当前大患。若中焦不安，则生化无源，肾气更虚。故当先治瘕，然后治肾。倘有二证需同治，用药当有轻重之别，如此案瘕虽为重，然小便不禁亦为痛苦之疾，万全之策，兼顾为上，故先以治瘕为主，兼以治肾，待瘕证消，转为治肾而兼脾。

胰腺炎治验

胰腺炎是胰腺因胰蛋白酶的自身消化作用而引起的疾病，可分为急性和慢性两种。在正常情况下，胰液内的胰蛋白酶原无活性，待其流入十二指肠，受到胆汁和肠液中肠激酶的激活作用后变为有活性的胰蛋白酶，方具有消化蛋白质的作用。急性胰腺炎是因某些因素激活了胰蛋白酶，后者又激活了其他酶反应，对胰腺发生自身消化作用，促进了其坏死溶解。慢性胰腺炎是由于胆道疾病，或酒精中毒，或长期饮食不规范等因素导致的胰腺实质进行性损害和纤维化，常伴有钙化、假性囊肿及胰岛细胞减少或萎缩。

急性胰腺炎的临床表现为突发急剧上腹痛，向后背放射，恶心、呕吐，发热，血压降低，血、尿淀粉酶升高等。坏死出血型病情危重，很快发生休克、腹膜炎，部分病人发生猝死。慢性胰腺炎主要表现为腹痛，腹泻，消瘦，营养不良，脂肪痢，后期可出现腹部包块，糖尿病等。

笔者通过多年来对会诊及门诊病人的治疗体会到，临床上无论是急性还是慢性胰腺炎，轻型还是重型，中医辨证论治疗效确切。临证曾以大柴胡汤等方治疗数例患者，取效显著。

【验案】

孙某，女，52 岁。2001 年 2 月 12 日就诊。

主诉：胃脘胀痛，伴恶心欲吐 3 天。

患者曾于 4 个月前因饮食不慎患急性胰腺炎住院治疗，住院期间曾邀笔者诊治，疗效显著，病情缓解后出院。3 天前因食涮羊肉、饮少量红酒后出现胃脘部疼痛胀满，伴恶心欲吐，到附近社区门诊就医，予吗叮啉及加味保和丸治疗未见缓解，昨日来医院就诊，西医查血淀粉酶 843U/L，血常规：白细胞 10.6×10⁹/L，诊为胰腺炎，欲收其住院，患者不肯，来中医科求治。刻下症见脘腹胀满，疼痛拒按，恶心欲吐，纳差，低热（37.7℃），口干口苦，大便 3 日未行，舌暗红，苔黄腐腻，脉细弦数。四诊合参，此乃少阳兼阳明里实证，治当和解少阳，通下热结，急投大柴胡汤加减。处方：柴胡15g，黄芩 15g，白芍 15g，生大黄 5g（后下），枳实 15g，姜半夏12g，黄连 10g，炙延胡索 12g，川楝子 9g，水红花子 10g，豆蔻 9g，甘草 6g，生姜 3 片为引。并嘱禁食，只饮少量米汤。

复诊（2001 年 2 月 16 日）：服药 4 剂，患者喜形于色，诸症明显减轻，脘腹胀痛缓解，仍有压痛，恶心、发热、口苦等症消失，饥饿欲食，大便稀溏，日 2～3 次，患者平素长期便溏，舌淡红，苔薄白略腻，脉细略弦。说明治法方药恰中病机，故取效显著。药后患者大便稀溏，说明热结浊邪已去，脾气受伤，升降失调，治疗当去大黄、枳实寒凉泻下之品，加干姜 5g、太子参 15g、生白术 15g 以健脾调中，即合入半夏泻心汤方；因发热已退，故柴胡减至 9g，以调畅气机，和解少阳。并嘱进半流食，忌油腻、生冷等。

复诊（2001 年 2 月 23 日）：服药 7 剂，诸症基本消失，患者神清气爽，纳食好，大便调，舌淡红，苔薄白略腻，脉细。上方化裁再进7剂，嘱忌食油腻、生冷、辛辣、甜食等，饮食规律，不要过饱。

2014年其子来就医时告知，母亲的胰腺炎多年来未复发，身体健康。

按语： 胰腺炎临床表现属中医学的"胃脘痛""腹痛"等范畴，其发病多由饮食不节、暴饮暴食、嗜食辛辣，或长期酗酒，损伤脾胃，酿生湿热，积滞毒邪，湿毒瘀阻而发病。急性胰腺炎的症候特点是上腹剧痛、恶心、呕吐、发热等，符合"呕不止，心下急，郁郁微烦""发热……心中痞硬""按之心下满痛"的大柴胡汤证，故常以大柴胡汤取效。本案大柴胡证悉具，病情较重，急投化裁大柴胡汤。方中柴胡、黄芩清疏少阳郁火；大黄苦寒泻下，清泄阳明热结，解毒凉血逐瘀；枳实导滞破结下气；白芍和营缓急止痛；半夏、生姜和胃降逆止呕；加黄连以助清热解毒；延胡索、川楝子理气活血止痛；水红花子清热软坚，消积止痛，破瘀利湿；豆蔻芳香化浊止呕。诸药合用而收清疏少阳、通泄阳明之功。

泄泻治验

泄泻是临床常见病，《黄帝内经》称之为"鹜溏""飧泄""濡泻""洞泄""注下"等，在多篇中对其病因病机进行了全面论述，提出风、寒、湿、热均可致病，病变脏腑与脾、胃、大肠有关，为后世认识和治疗本病奠定了基础。《金匮要略》把泄泻称之为"下利"，并提出了具体的治法方药。后世医家对本病的论述详尽而系统，其病因病机不外外感、内伤两端，凡外感寒、热、暑、湿之邪，或内伤饮食、情志不遂、脾胃失调等均可引起泄泻。其治则以《医宗必读》的治泻九法较为系统而全面。证之临床，常病情复杂，多外感内伤并见，寒热错杂，虚实夹杂，治疗常虚实兼顾，寒温并用，攻补兼施。治验如下。

【验案1】理中汤证案

张某，女，57岁，工人。2004年8月2日初诊。

主诉：间断腹痛腹泻20年，发作月余。

患者20年来间断腹痛腹泻，无脓血，常在换季时或因饮食不慎而发病，未系统检查及治疗。1个多月前再次出现腹泻，腹痛，泻前腹痛加重，日4行。结肠镜示：溃疡性结肠炎。服西药治疗无效，来我科诊治。刻下：大便溏泄，日4次，便后有少量脓液，无便血，便前腹痛，便后痛减，脘腹胀满，畏寒喜暖，体倦乏力，口苦口干，食欲尚可，面色萎黄，舌淡红，苔白，脉沉缓。此乃脾阳不足，中焦虚寒，湿浊内生，蕴久化热之证。治当温中健脾，化湿止泻，兼以清热。方选理中汤合香连丸加味：炮姜9g，党参12g，炒白术12g，茯苓15g，白芍20g，木香6g，黄连10g，炒山药15g，地榆炭15g，白芷10g，蜂房6g，砂仁6g，补骨脂15g，炙甘草6g。

二诊（2004年8月19日）：服药14剂后，大便由每日4行变为1～2日1行，便质偏溏，无脓液，排出略感不畅，无腹痛，口苦消失，有时反酸，舌红苔白，脉沉细。上方加减再进7剂。

原方进退服药近1个月大便正常，改用参苓白术丸调理巩固。

按语： 理中丸出自《伤寒论》，为治疗中焦虚寒呕吐下利之方。此案大便溏薄、腹痛腹胀、畏寒喜暖、体倦乏力、面色萎黄等皆中焦虚寒、湿邪内蕴之象。湿邪蕴久而化热，可见口苦口干之症。治以理中汤温中健脾，化湿止泻；香连丸清热燥湿理气；茯苓、山药、砂仁、白芷、补骨脂增健脾益肾化湿止泻之力；白芍敛阴和营，缓急止痛；地榆炭酸涩微寒，炭用既收敛止泻，又有助于溃疡愈合。全方配伍，温而不燥，补而不滞，使中州得运，诸症消失。

【验案2】痛泻要方证案

张某，男，62岁。1999年11月4日初诊。

主诉：腹痛腹泻5年。

患者自述于5年前出现腹痛腹泻，西医诊为"慢性结肠炎"，中、西药治疗不效，缠绵至今，病情逐渐加重。症见腹痛腹泻，大便每日3~4次，腹痛即泻，泻后痛减，腹胀肠鸣，身体消瘦，面色萎黄，精神焦虑，舌淡红，苔薄淡黄稍腻，脉沉。此乃肝旺脾虚之泄泻。治以健脾抑肝、化湿止泻之法，方选痛泻要方加味：白芍15g，苍术、白术各10g，防风10g，陈皮10g，党参12g，砂仁10g，枳壳10g，厚朴10g，木香6g，肉豆蔻10g，补骨脂10g，干姜10g，黄连10g。3剂，水煎服。

二诊（1999年11月8日）：腹泻次数稍减，日2~3次，腹痛、腹胀、肠鸣诸症均减，舌淡红，苔白，脉沉。守方再进6剂。

三诊（1999年11月16日）：腹胀、肠鸣等症明显减轻，大便明显好转，舌淡红，苔薄白，脉沉。上方加减，调治1个月，大便正常，诸症消失，长达5年之疾，霍然而愈。

按语：吴鹤皋《医方考》言："泻责之脾，痛责之肝，肝责之实，脾责之虚，脾虚肝实，故令痛泻。"阐述精要，符合本案之病理，其证候特点是泻必腹痛，泻后痛减。治疗应以条达肝气，健脾化湿为法，方选痛泻要方，"此足太阴、厥阴药也。白术苦燥湿，甘补脾，温和中；芍药寒泻肝火，酸敛逆气，缓中止痛；防风辛能散肝，香能舒脾，风能胜湿，为理脾引经要药；陈皮辛能利气，炒香尤能燥湿醒脾，使气行则痛止。数者皆以泻木而益土也"（《医方集解》）。更加入健脾化湿理气之品以增药力，收到满意疗效。

【验案3】半夏泻心汤证案

杨某，男性，37岁，工人。2005年2月3日初诊。

主诉：腹泻5月余。

据述 5 个月前患者因饮食不慎出现大便溏泄，时轻时重，经中、西医多方治疗不效，现大便稀溏，日 3~4 次，有排不尽感，脘腹胀满，食后胀甚，纳差，口苦口臭，体倦乏力，心烦失眠，观其舌，质暗红，苔淡黄腻少津，诊其脉细而滑。四诊合参，诊为泄泻，患者病程已久，平素脾虚，复被饮食所伤，中州不运，升降失常，湿浊内生，日久不愈，蕴生湿热，属虚实夹杂、寒热错杂之证。治宜辛开苦降，健脾化湿，投以半夏泻心汤加味：黄连 10g，黄芩 12g，法半夏 12g，干姜 6g，党参 12g，茯苓 20g，枳壳 10g，白豆蔻 9g（后下），炒白术 12g，夜交藤 15g，石菖蒲 10g，远志 10g，白芍 15g，炙甘草 6g。7 剂，水煎服。

二诊（2005 年 2 月 10 日）：大便好转，日 1~2 次，黏滞不爽，脘胀、纳差、口苦、失眠诸症均减，舌红，苔黄腻，脉细滑。既见效机，原方进退。黄连 10g，黄芩 15g，莲子心 9g，法半夏 12g，党参 15g，炒白术 12g，茯苓 20g，干姜 3g，石菖蒲 10g，远志 10g，夜交藤 30g，枳实 15g，白茅根 30g，竹叶 8g，甘草 6g。7 剂，水煎服。

三诊（2005 年 2 月 17 日）：大便偏软，日 1~2 次，腹胀消失，纳食可，睡眠安，舌淡红，苔淡黄略腻，脉细滑。守方再进 7 剂，诸症消失。

按语：《素问·阴阳应象大论》云"清气在下，则生飧泄；浊气在上，则生膜胀"，明确指出脾虚泄泻、痞满之病理。本案即属脾虚失运，升降失常，清气在下，浊气在上，其证候表现以泄泻、痞证为特点，符合半夏泻心汤证，故用半夏泻心汤清上温下、升清降浊。

溃疡性结肠炎治验

溃疡性结肠炎是一种直肠和结肠慢性非特异性炎症性疾病。其临床特点为腹泻、黏液脓血便、腹痛，病程长且反复发作。属于中医的便血范畴，多因脾胃虚寒或肠道湿热，胃肠脉络受损所致。但临床多证候复杂，有初为脾胃虚寒，湿邪内蕴，日久化热者；有湿热阻滞，缠绵不愈，日久损伤脾胃者。最终形成虚实相兼、寒热错杂之证，治疗较为棘手。医者临证须详辨，根据虚实的轻重、寒热的多少而决定治则，遣方用药，并随病情变化，灵活机变，随证化裁，方可获效。

【验案1】脾胃虚寒案

李某，女，26岁，农民。2004年4月24日初诊。

主诉：脓血便7年。

患者于1997年春无明显诱因出现便脓血，每日10余次，伴腹痛。当地医院行肠镜检查诊为"溃疡性结肠炎"，服中、西药治疗不效，迁延至今。于2004年2月16日来京在某三甲医院诊治，服用强的松（每日30mg）、巯嘌呤片、美沙拉秦缓释颗粒等药，并用强的松、思密达、艾迪莎等药灌肠疗效欠佳，遂来我院就诊。刻下症：大便日8～9次，便与脓血混杂，血色或红或暗，伴腹痛，肠鸣腹胀，肛门下坠，乏力心慌，畏寒喜暖，面色苍白，舌淡红，苔白稍腻，脉沉数。此乃先天禀赋不足，脾胃虚弱，加之后天饮食所伤，致使脾胃虚寒，湿浊阻滞，脾不统血而成。诊为便血，法当温中健脾、化湿止血。方用理中汤合香连丸加减：炮姜20g，党参15g，炒白术12g，甘草6g，黄连6g，木香6g，茯苓15g，砂仁10g（后下），当归10g，白芍30g，白芷12g，白及15g，血余炭15g，地榆炭15g，厚朴9g。7剂，水煎服。

二诊（2004年5月8日）：药后大便减至日3次、夜3次，便后有脓血，色暗，腹胀时痛，畏寒喜暖，舌淡红，苔白腻，脉沉数。既见效机，守方加减。炮姜20g，太子参15g，炒白术12g，炙甘草6g，黄连9g，木香6g，茯苓15g，白芍30g，白芷12g，白及15g，地榆炭15g，蒲黄炭10g，补骨脂12g。14剂，水煎服。

三诊（2004 年 5 月 22 日）：现大便每日 6～7 次，偶有少量暗红色血，脘腹痛明显减轻，仍肠鸣，腹胀，畏寒喜暖，舌暗红，苔白厚腻，脉数无力。炮姜 20g，党参 15g，炙甘草 6g，黄连 6g，木香6g，炒山药 15g，砂仁 10g（后下），白豆蔻 10g（后下），白芍 30g，白芷 12g，白及 12g，伏龙肝 15g，仙鹤草 30g，地榆炭 12g，补骨脂15g，乌贼骨 15g。14 剂，水煎服。

四诊（2004 年 6 月 5 日）：现大便日 2～3 次，夜间不便，近 3 天大便已无脓血，但仍不成形，腹胀，畏寒喜暖，面色转润，舌淡，苔淡黄厚腻，脉数无力。炮姜 20g，伏龙肝 15g，砂仁 10g（后下），白豆蔻 10g（后下），白芍 30g，白芷 12g，白及 15g，仙鹤草 30g，补骨脂 15g，法半夏 10g，蜂房 6g，厚朴 10g，黄连 9g，木香 10g，茯苓15g，炙甘草 6g。14 剂，水煎服。

守方进退，服药两月，病情基本稳定。

九诊（2004 年 8 月 14 日）：立秋后又见大便每日 4～5 次，偶有少量血，无腹痛，食欲可，舌淡红，苔白腻，脉沉。已至秋日，天气渐凉，原方稍事增减，加重温补之剂。另予化湿止血、化腐生肌之方水煎灌肠，以增其效。炮姜 30g，党参 15g，砂仁 10g（后下），赤芍、白芍各 15g，白芷 15g，乌贼骨 15g，白及 20g，地榆炭 20g，仙鹤草 30g，血余炭 15g，木香 10g，没药 9g，肉桂 5g，补骨脂 20g，肉豆蔻 10g，诃子 12g，炙甘草 6g。14 剂，水煎服。另用：白芷 20g，白及 20g，没药 15g，血余炭 20g，天花粉 30g，蜂房 10g，炮姜 30g，皂刺 10g。14 剂，每日 1 剂，水煎分早、晚两次灌肠。

十诊（2004 年 9 月 25 日）：大便每日 1～3 次，不成形，无脓血，无腹痛、腹胀，舌淡红，苔白腻，脉细滑。炮姜 30g，补骨脂15g，党参 15g，肉桂 6g，砂仁 15g（后下），白芍 15g，白芷 15g，白及 20g，仙鹤草 30g，生蒲黄 15g，没药 9g，赤石脂 20g，炙黄芪 15g，乌梅 12g，木香 6g，炙甘草 6g。14 剂，水煎服。

十一诊（2004年11月27日），病情缓解，大便每日1次，已成形，余无不适。守法遵方加减治疗半年，终获痊愈。并嘱患者注意节制饮食，勿食辛辣，慎避风寒，以防复发。

按语：本案患者病程长，病情重，脾气虚弱、中焦虚寒证候特点突出，治疗重在温中补虚、化湿止血。方以理中汤温中散寒、健脾化湿；配伍香连丸理气化湿，以疗腹痛、里急后重，其中黄连苦寒清热，既能佐他药之过于辛热，又与炮姜相合形成辛开苦降、升清降浊之势；加入茯苓、砂仁、豆蔻、山药、白芷等健脾化湿；白芍、乌梅等养血坚阴、涩肠止泻、固下止血；白及、血余炭、蒲黄炭、仙鹤草等止血生肌。诸药合用，而获良效。

【验案2】虚实夹杂案

杜某，女，34岁，工人。2003年12月17日初诊。

主诉：间断便脓血1年，加重4个月。

患者于1年前间断出现便脓血，服中药及柳氮磺吡啶等药治疗，疗效不理想。今年8月始病情加重，严重时每日大便20余次，便下大量脓血，腹痛重，病情昼轻夜重，住北京某三甲医院消化科治疗，诊为"全结肠型重型溃疡性结肠炎"，服用强的松30mg、环孢A 75mg（早25mg，晚50mg）、颇得斯安（每次两片，每日4次）、进口免疫制剂等，同时药物灌肠，至今病情控制仍不理想，故劝患者转外科行结、直肠全切并肛门改道术。患者拒绝手术治疗，前来我院中医科就诊。现症：大便稀溏，日2~3次，肉眼血便，无明显腹痛，肛门坠胀，身体消瘦，面色苍白，体倦乏力，动则心悸气短，流食，舌淡红，苔黄厚腻，脉细滑。追问既往有慢性结肠炎病史5年，平素喜食肥甘厚味。四诊合参，此乃脾胃素虚，运化失职，湿热内生，损伤肠道脉络之证，而且病程日久，阴血耗伤，元气亏虚。治当标本兼顾，清补兼施，清利湿热，健运脾胃。方药：黄连10g，马齿苋30g，地榆炭12g，白芍20g，肉桂6g，枳壳10g，木香6g，茯苓 15g，炒白术 12g，补骨脂 12g，党参 15g，砂仁 10g（后下），炮姜 9g，甘草 6g。6 剂，水煎服。

二诊（2003 年 12 月 24 日）：服药后症状减轻，大便次数减少，无便血。昨晚腹泻加重，夜间大便 5 次，质稀，肉眼无脓血，舌淡红，苔白稍腻，脉细滑。现热邪已减，故治疗以温运脾阳、化湿止泻为主，兼清余热。党参 15g，炮姜 10g，炒白术 12g，茯苓 15g，白芍 30g，炒山药 15g，补骨脂 15g，砂仁 10g（后下），枳壳 10g，黄连 10g，白芷 10g，黄芩 12g，肉豆蔻 10g，仙鹤草 15g，炙甘草 6g。7 剂，水煎服。

三诊（2003 年 12 月 31 日）：现大便每日 3～4 次，后半夜加重，便常规：WBC 8～10/HP，RBC 1～2/HP，潜血（＋），仍乏力心悸，面黄体瘦，舌淡红，苔白腻，脉细滑。守方加减：炮姜 10g，炒白术 15g，白芍 20g，炒山药 15g，五味子 10g，补骨脂 15g，砂仁 10g（后下），血余炭 15g，蜂房 4.5g，党参 15g，黄连 10g，黄芩 12g，肉豆蔻 10g，仙鹤草 15g，木香 6g，炙甘草 6g。7 剂，水煎服。

四诊（2004 年 1 月 8 日）：每日大便 1～2 次，不成形，便常规正常，乏力、气短、心悸等症减轻，舌淡红，苔白腻，脉滑。治疗以扶正为主，健脾益肾、化湿止泻。补骨脂 15g，炮姜 10g，肉豆蔻 10g，五味子 10g，白芷 10g，砂仁 10g（后下），白豆蔻 10g（后下），炒白术 15g，炒山药 15g，仙鹤草 30g，蜂房 6g，血余炭 15g，党参 15g，白芍 30g，黄连 10g，木香 6g。7 剂，水煎服。

五诊（2004 年 1 月 14 日）：全身症状明显好转，大便每日 1 次，质基本正常，食欲好，可食固体食物，舌淡红，苔薄白，脉滑。以上方加减治疗 3 个月，病情稳定，随访半年未复发。患者送来一面锦旗以表感谢之情。

按语：本例患者病情较重，其病理机制为先天禀赋不足，脾胃虚弱，加之后天情志、饮食所伤，致使湿热阻滞于肠道，伤及血脉，而成便血之证。其证候复杂，既有脾胃虚弱，气血两虚，又有湿热阻滞，属虚实夹杂、寒热错杂之证。治疗当虚实兼顾，寒温并用。以黄连、黄芩、马齿苋等清热燥湿；地榆炭等清热凉血止血，仙鹤草止血补虚；党参、炮姜、茯苓、白术、砂仁、白豆蔻、白芷等温中健脾化湿；白芍、五味子补血敛阴，缓急止泻；木香、枳壳等调理气机。诸药配伍而奏清热化湿、温中健脾、调气止血之功。

以上两案患病相同，初诊时症状相似，都以脓血便伴腹痛为主要临床表现，也都有脾胃虚弱之证，但二者病机同中有异。前者脾气虚弱、中焦虚寒证候特点突出；后者湿热内生，肠道脉络损伤证候特点突出。因此初诊治法也各不相同，前者重在温中补虚，化湿止血，方以理中汤配伍香连丸；后者重在清热燥湿，凉血止血，以清热燥湿之黄连、黄芩、马齿苋等，配凉血止血之地榆炭等。因二者病程均较长（前者7年，后者5年），中焦虚寒，肠道不固乃必然之病机，故后者在二诊热邪已减后，仍以温运脾阳、化湿止泻为主，兼清余热。这样在辨病的基础上结合辨证，在辨病与辨证的基础上再掌握证候特点的变化，随时调整治疗方法和用药，是中医因症辨证，随证施药诊疗思想的具体运用。

胁痛治验

胁痛是肝胆疾病中的常见症状，早在《黄帝内经》中就明确指出胁痛的发生主要因于肝胆病变。《灵枢·五邪》："邪在肝，则两胁中痛。"病因以内伤为多见，《丹溪心法》亦言："胁痛，肝火盛，木气实，有死血。"林佩琴在《类证治裁》中将胁痛分为肝郁、肝瘀、痰饮、食积、肝虚诸证。本病病因复杂，虚实并见，必须明辨。曾治一例慢性肝炎胁痛患者，记述于下。

【验案】

赵某，男，50岁，司机。2004年3月23日初诊。

主诉：右胁部隐痛胀闷10余年，加重月余。

患者于1988年6月出现胁腹痛、呕吐、黄疸，某专科医院确诊为"慢性活动性肝炎（胆汁淤积型）"，予西药治疗后病情缓解。此后常出现右胁部隐痛，胀闷不适，化验肝功能等无明显异常。近1个多月症状加重，刻下：右胁部隐痛，胀闷不适，右侧背部有热感，眠差、口干、纳食可，大便调，面色暗红，目睛轻度黄染，腹部平软，双下肢不肿，舌红，苔薄淡黄少津，脉弦缓。B超示：肝脏形态如常，实性回声增强，肝内、外胆管未见扩张，脾不大。印象：胆囊炎，胆囊壁息肉样病变（有早期肝硬化的表现）。四诊合参，诊为胁痛，证属肝胆郁热，肝阴不足。治宜舒肝利胆，养阴柔肝，兼以活血。方用四逆散加味：柴胡9g，白芍15g，枳壳9g，当归15g，丹参15g，郁金10g，茵陈12g，黄芩12g，炒酸枣仁15g，茯苓15g，远志10g，夜交藤15g，生牡蛎30g（先煎），鸡内金15g，甘草6g。7剂，水煎服。

二诊（2004年3月30日）：右胁部隐痛胀闷减轻，背部仍有热感，口干、眠差，大便正常，面色暗黄，目睛微黄，舌红，苔薄白少津，脉弦缓。化验结果显示：总胆红素（TBIL）44.60μmol/L，直接胆红素（DBIL）7.70μmol/L，其他无异常。药后胁痛虽减，肝胆郁热如前。治疗在上方基础上加强清肝胆之热，加焦栀子9g、黄连10g，14剂。

三诊（2004年4月20日）：偶有右胁隐痛，后背热减，仍口干，大便不畅，舌红，苔白稍腻，脉缓。患者症状明显好转，治疗以疏利肝胆、养阴柔肝、活血软坚为主，防止肝硬化进一步发展。茵陈15g，焦栀子9g，白芍30g，丹参30g，郁金10g，鸡内金15g，茜草12g，生牡蛎30g（先煎），炙鳖甲15g（先煎），浙贝母10g，泽兰

15g，乌梅 10g，莪术 10g，甘草 6g。

四诊（2004 年 4 月 27 日）：近日又感右胁部不适，后背部轻度发热，口干，口腔溃疡，心烦易怒，眠差，大便黏滞不畅，舌红，苔白少津，脉缓。复查肝功结果：TBIL 31.60μmol/L，DBIL 6.40μmol/L，其他无异常。守方化裁，加重清热化湿之力。茵陈 15g，焦栀子 9g，黄连 10g，莲子心 6g，白芍 15g，丹参 30g，郁金 10g，鸡内金 15g，茜草 12g，生牡蛎 30g（先煎），浙贝母 10g，泽兰 15g，远志 10g，甘草 6g。

药后诸症明显减轻，守方进退，调治 4 月余，患者症状消失，病情平稳而停药。

按语： 患者平素性格内向，情志抑郁，慢性活动性肝炎 16 年，有早期肝硬化的表现，究其病理当为肝郁气滞，影响肝胆疏泄，形成肝胆郁滞之证，日久不愈，久病入络，导致血行瘀滞，或肝之阴血不足，络脉失养等。故诊为肝胆郁滞，肝阴不足，虚实并见之证。治疗应虚实兼顾，既要舒利肝胆、理气活血，又要滋补阴血、柔肝散结。药用柴胡、茵陈、郁金、枳壳舒肝利胆，白芍、当归、酸枣仁等养血柔肝，丹参、茜草、泽兰、莪术活血化瘀，生牡蛎、鳖甲、鸡内金等软坚散结，黄芪、黄精、山药、茯苓等甘缓补脾、健运中州。全方舒肝胆之瘀滞，清肝胆之郁热，滋阴而养肝之体，健脾而防病之传变，组方配伍，恰到好处。

肝硬化治验

【验案】

刘某，男，54 岁，工人。2004 年 2 月 17 日初诊。

主诉：右胁部间断不适 4 年余，再发 3 个月。

据述患者于 1999 年 12 月出现腹胀，右胁部不适，双下肢浮肿，某医院诊为"酒精性肝硬化，腹水"，治疗后腹水消失。2003 年 12 月因拟行"疝气"手术，住院期间再次发现腹水，经治疗腹水消失。刻下：右胁部隐痛不适，脘腹胀满，厌食油腻，倦怠乏力，大便每日 1～2 次，四肢无浮肿，望其颈及前胸部散在蜘蛛痣，面黄体瘦，舌淡红，苔薄白，脉弦细。追问既往饮酒 30 年，每日 200～500mL。理化检查：B 超：①肝硬化；②胆囊壁增厚 - 肝硬化所致；③脾大。血常规：WBC 4.1 × 10^9/L，HGB114g/L，PLT 61 × 10^9/L。生化：ALT 16u/L，AST 23u/L，TBIL 35.2μmol/L↑，DBIL 10.2μmol/L↑，AKP 144 iu/L↑，LDH 253U/L↑，HBDH 239 U/L↑，BG 8.78↑，TBA 47.95 μmol/L↑。乙肝六项未见异常。

四诊合参，诊为胁痛，属肝瘀脾虚、湿浊瘀阻之证。治宜调肝健脾，软坚化瘀。方用四逆散合二陈汤、鳖甲煎丸化裁：柴胡 6g，枳壳 10g，赤芍、白芍各 10g，丹参 20g，炙黄芪 30g，陈皮 12g，半夏 10g，茯苓 15g，炒山药 15g，茜草 12g，乌梅 12g，五味子 12g，生牡蛎 30g（先煎），炙鳖甲 15g（先煎），鼠妇 5g，穿山甲 10g，甘草 6g。7 剂，水煎服。

二诊（2004 年 2 月 24 日）：服药后脘腹及右胁部疼痛不适消失，食欲可，余症如前，舌红，苔薄淡黄，脉弦细。既见佳兆，前方进退，再进 7 剂。后以上方加减治疗 3 个月，诸症皆除。

三诊（2004 年 5 月 19 日）：无明显不适，自觉精神很好，纳食及二便正常，蜘蛛痣同前。复查血常规：WBC 3.8 × 10^9/L，HGB 111g/L，PLT 45 × 10^9/L。肝功能九项：TBIL 21.5μmol/L，DBIL 7.5μmol/L，他项正常。守法遵方加减。

2004 年 8 月 31 日来诊，上方加减调理至今，病情稳定无不适，蜘蛛痣消失。复查血常规：WBC 5.5 × 10^9/L，HGB 134g/L，PLT 86 × 10^9/L。前方加减 7 剂。

此后停药近两个月，病情稳定，改每两天服中药 1 剂（2005 年春节期间停药两个月），直至 2005 年 10 月病情稳定，未继续治疗。

嘱其注意饮食，避免劳累，调养将息。多年来未复发。

按语：患者为"酒精性肝硬化"，其证候表现为右胁部隐痛不适、脘腹胀满、厌油腻、倦怠乏力等。中医诊断应为胁痛，若有腹水出现时应诊为鼓胀。前者是后者的基础，后者是前者的发展。本案其实已发展至鼓胀阶段，二者的病理机制相同，系因平素嗜酒无度，饮食不节，脾胃受伤，运化失职，湿浊酒毒蕴结中焦，气机升降失常，影响肝肾，气滞不畅，血行受阻，开合不利，使气、血、水互结而成。根据其临床特点，辨为肝瘀脾虚、湿浊瘀阻之证。治疗宜以调肝健脾、活血化瘀、软坚散结为法。药用柴胡条达肝气，白芍、乌梅、五味子等养肝柔肝，黄芪、茯苓、山药、陈皮、甘草健脾益气化湿，丹参、茜草、生牡蛎、鳖甲、穿山甲、鼠妇等活血化瘀软坚散结。诸药合用共奏调肝健脾、活血散结之功效。但应注意，肝病晚期多肝郁、脾虚、湿阻、血瘀、阴伤等多种证候同时出现，遣方用药比较困难，舒肝、健脾、祛湿之品勿过于辛燥，以免阴血更伤；养阴柔肝之品勿过于滋腻，以免湿浊不化。

肝脓肿治验

肝脓肿是由细菌、真菌或溶组织阿米巴原虫等多种微生物引起的肝脏化脓性病变。其症状可见不规则发热，伴有肝区持续性疼痛，食欲不振，全身乏力，腹泻等。此病的治疗比较棘手，现代医学认为关键是早期诊断，早期治疗，及时使用敏感的抗生素，有效地引流脓液，甚至采取手术治疗等，可大大降低病死率。笔者临证曾以清热解毒、祛瘀散结法治之，疗效显著，记述于下。

【验案】

申某，男，73岁，工人。2003年3月26日初诊。

主诉：右胁部胀痛伴发热两月余。

患者于 2003 年 1 月下旬（春节前）因右胁部疼痛伴发热寒战（体温最高达 39.4℃）住院治疗，诊为"肝脓肿"，经抗感染治疗后症状减轻，于 1 周前出院，前来中医科就诊。刻下：持续低热，体温 37.3℃~37.8℃，右胁持续胀痛，左侧卧位，体倦乏力，动则汗出，脘腹胀满，纳差，口苦，大便黏滞不畅，1~2 日 1 行。超声显示：脓肿大小为 5.0cm×5.5cm，舌暗红，舌前部无苔，中根部苔黄腻少津，脉细数。根据脉证，诊为热毒积聚、气血瘀滞、腐败成脓、正气已伤之证，与薏苡附子败酱散证相符。当拟清热解毒，活血逐瘀，利湿排脓，兼扶正托毒法治之。方用薏苡附子败酱散合大黄牡丹汤加减，处方：生薏苡仁 30g，败酱草 30g，制附子 6g，生大黄 6g（后下），桃仁 10g，丹皮 10g，冬瓜仁 30g，元明粉 5g（冲服），生黄芪 30g，蒲公英 30g，皂刺 10g，生地 15g，甘草 6g。

复诊（2003 年 4 月 2 日）：患者服药 7 剂，发热退，午后最高体温 37.1℃，右胁痛明显减轻，脘腹胀满缓解，汗出减少，食欲转佳，大便通畅，日 1~2 次，精神明显好转，舌暗红，苔淡黄稍腻，脉细稍数。热毒已减，积聚渐消，方证相符，遵法守方，稍作化裁。原方去生大黄、元明粉、冬瓜仁，加当归 12g、延胡索 10g 以养血活血、理气止痛。

三诊（2003 年 4 月 9 日）：患者开口道谢，进药 7 剂，右胁痛消失，体温正常，精神好，纳谷香，大便调，舌暗红，苔白稍腻，脉细稍数。上方化裁继续调治一个半月，复查 B 超显示肝脓肿消失。

按语：薏苡附子败酱散与大黄牡丹汤皆出自《金匮要略》，乃仲景用于治肠痈之方，前方用于肠痈脓已成者，后方用于脓未成者。肠痈相当于现代的急、慢性阑尾炎和阑尾脓肿等疾病，属热毒积聚，气血腐败于肠。肝脓肿虽病位在肝，但病理机制与阑尾脓肿相仿，当属肝痈。故仿仲景治肠痈之法，用薏苡附子败酱散排脓消痈，通阳散结。然薏苡附子败酱散所治为"腹无积聚身无热"之证，而本例患者持续低热，体温 37.3℃～37.8℃，故其证候当属正邪交争，正气已伤，邪毒仍盛，此时合用活血化瘀、通腑泻热的大黄牡丹汤助前方排脓消痈，因此服药后疗效显著。

化痰清热治疗顽固性头痛

头痛是临床常见病，病因复杂，风、寒、火、热、痰、瘀、虚皆可致病，但不外内伤、外感两端。病位在头，涉及肝、脾、肾等多个脏腑。头为"诸阳之会""精明之府"，五脏精华之血，六腑清阳之气，皆上注于头，若外感六淫之邪上犯清窍，或内有痰浊、瘀血痹阻经脉，或气虚清阳不升，或血虚经脉失养，或阴虚肝阳上亢等，均可导致头痛的发生。笔者临证常见痰热上扰致病者多，每以化痰清降法治之取效。

【验案】

李某，女，53 岁，干部。2005 年 5 月 24 日初诊。

患者述 10 多年前无明显诱因出现发作性头痛，未系统治疗。1 年前病情加重，头痛发作频繁，2～3 日发作 1 次，持续半天至 1 天，多在午后发作，发作时头顶及颈项部有紧缩感、胀闷疼痛，伴眩晕恶心，呕吐痰涎，烦躁不安，服止痛药、睡眠休息后缓解。平日午后均感头胀闷不适，烦躁，纳眠可，大便黏滞不畅，舌黯红，苔淡黄厚腻少津，脉细弦。患者素喜肥甘厚味。分析四诊，符合清代程国彭《医学心悟》所言"痰厥头痛者，胸膈多痰，动则眩晕，半夏白术天麻汤主之"，此乃内有痰浊，蕴而化热，痰热上扰清窍之证。治当健脾化痰，清热降逆。方用半夏白术天麻汤合黄连温胆汤加减：法半夏 10g，炒白术 10g，天麻 10g，吴茱萸 4g，黄连 10g，枳实 10g，竹茹 10g，陈皮 12g，太子参 15g，茯苓 15g，莲子心 6g，甘草 6g。7 剂，水煎服。

二诊（2005 年 5 月 31 日）：药后头痛头胀未作，自感头部轻松，精神很好，大便已畅，舌黯红，苔淡黄腻少津，脉细略弦。继遵前法加减，7 剂。水煎服。

三诊（2005 年 6 月 6 日）：头痛未作，午后无头胀头闷等不适，大便通畅，精神心情好，舌黯红，苔淡黄略厚少津，脉沉细缓。上方加黄芩 12g、白芍 15g。

四诊（2005 年 6 月 13 日）：头痛头胀未作，精力充沛，纳食可，大便调，舌黯红，苔白略腻，脉沉细缓。守法遵方，继服 7 剂。患者服药 1 月后，诸症告愈，托其朋友（我院职工）捎口信表示感谢。

按语：本案病程 10 余年，发作时以头顶及颈项部紧缩疼痛为主，伴有胀闷不舒，眩晕恶心，呕吐痰涎，烦躁不安，大便黏滞。其病因病机历代医家阐述颇多，《丹溪心法》认为，头痛多因痰与火，指出"头痛多主于痰，痛甚者火多"。分析本患素喜肥甘，伤及脾胃，健运失常，痰浊内生，久而蕴热，导致清阳不升，浊阴不降，痰热上扰，阻闭清窍，而发头痛、眩晕、吐涎沫、烦躁不安等症。治疗宜化痰降逆，健脾和胃，清热平肝。方用半夏白术天麻汤合黄连温胆汤加减，以白术、茯苓、陈皮、半夏、太子参、甘草等健脾化痰，和胃降逆，杜其生痰之源；石菖蒲化痰开窍；吴茱萸温中散寒，降逆止痛；天麻平肝息风，为治头痛之要药；黄连、黄芩、莲子心清热燥湿；枳实清热导滞。诸药配伍使脾健痰化，清升浊降，头痛自止。此方确为治疗头晕、头痛之良方。

从痰论治眩晕

眩晕为临床常见病，眩即眼花，晕即头晕，二者常同时并见，故通称为"眩晕"。汉代张仲景早在《金匮要略》中即阐述了痰饮是眩晕发病的原因之一，并提出了具体的治法方药。元代朱丹溪提出了痰火致眩说，认为"无痰不作眩""头眩，痰夹气虚并火，治痰为主，夹补气药及降火药"，为后世的治疗奠定了基础。现在生活水平提高，由于饮食结构的改变，临床所见之眩晕，以痰湿、痰热为患者较多。如西医诊断为脑供血不足、高血压、美尼尔综合征、脑动脉硬化、神经衰弱等疾病所表现的眩晕之症，常常符合中医的痰湿、湿热证，笔者常用升清降浊、清热化痰开窍等法治之取效。兹将验案3则记述于下。

【验案1】

满某，女，48岁。2005年4月21日初诊。

主诉：间断发作眩晕半年。

患者半年前无明显诱因出现头晕，视物旋转，伴恶心呕吐，无耳鸣，以上症状间断发作。2004年11月发作时行头颅CT检查未见明显异常，西医诊为"椎-基底动脉供血不足"，予维脑路通、川芎嗪后症状缓解。3天前早晨再发头晕，视物旋转，目不敢睁，恶心未吐，休息后症状减轻。刻下症：头晕，轻度视物旋转，无耳鸣，伴心慌气短，嗳气，睡眠欠佳，纳食可，大便正常，舌红，苔黄腻，脉沉。查血压：140/90mmHg，否认高血压病史。诊为眩晕，证属痰饮内停，痰（饮）热上扰清窍。治以健脾化痰（饮）、清热平肝为法，方用半夏白术天麻汤合泽泻汤加减：法半夏10g，天麻10g，白术10g，黄连10g，莲子心6g，竹茹10g，钩藤12g，泽泻15g，石菖蒲10g，远志10g，茯苓15g，车前子15g，太子参15g，甘草6g。7剂，水煎服，日1剂。服上方两剂后眩晕缓解，7剂后症状完全消失，后未继续服药。

复诊（2005年7月11日）：述3天前早晨起床时再次发作头晕，视物旋转，恶心未吐，时耳鸣，睡眠差，入睡难，纳食可，大便调，舌红，苔淡黄稍腻，脉沉滑。治疗仍以健脾化痰、清热平肝之法。处方：法半夏10g，天麻10g，白术10g，钩藤12g，竹茹10g，泽泻

10g，车前子 10g，石菖蒲 10g，远志 10g，夜交藤 15g，茯神 15g，黄连 10g，莲子心 6g，生龙骨、生牡蛎各 30g，甘草 6g。服药 7 剂，后因他病来院诊疗时，告知服上药后眩晕未再发作。

按语：本案之发病机理，乃水液运化失常，痰饮内生，导致清阳不升，浊阴不降，痰（饮）郁化热，痰热上扰，阻闭清窍，而发眩晕。故以半夏白术天麻汤合泽泻汤加减治之。半夏白术天麻汤出自《医学心悟》，主治"痰厥头痛者，胸膈多痰，动则眩晕"；泽泻汤乃《金匮要略》为支饮而设，主治"心下有支饮，其人苦冒眩"。方中以白术、茯苓、半夏、太子参、甘草等健脾化痰，和胃降逆，杜其痰饮化生之源；泽泻、车前子利水祛饮，导浊阴下行；石菖蒲、远志、夜交藤化痰（饮）开窍，宁心安神；天麻、钩藤、生龙骨、生牡蛎平肝息风；佐黄连、莲子心清热燥湿。诸药配伍使脾胃健运，痰饮得化，清升浊降，眩晕自止。

【验案 2】

李某，男，52 岁，工人。2006 年 12 月 8 日初诊。

主诉：阵发头晕 1 年余。

患者诉于 2005 年 10 月在工作中突发头晕，伴视物旋转，耳鸣，未恶心呕吐，经急诊科输液治疗（用药不详）后缓解，此后间断发作。今年 9 月始症状加重，于 11 月 26 日至 12 月 1 日住神经内科治疗，诊为"椎 - 基底动脉供血不足，颈椎病，脑梗死，焦虑状态"，予扩血管、抗焦虑等西药及活血化瘀中成药治疗不效，出院后来中医科就诊。现症：头晕，头胀闷昏沉，耳鸣重，心烦，失眠，每天睡眠不足两小时，难以入眠，眠后易醒，甚至彻夜不眠，对电视、报纸等无兴趣，躁热汗出，脘腹胀满，食后胀甚，时胃脘灼热，泛酸，口干不欲饮，大便溏，日 1～3 次，有排便不尽感，矢气频，舌淡红，舌尖红，苔淡黄厚干，脉濡滑。根据患者临床表现可知病在中焦，因脾气素虚，失于运化，痰湿内停，蕴久化热，痰热上扰清窍，而致头晕、头胀闷、耳鸣等；痰热扰心，心神不宁，则心烦失眠；脾虚湿阻，气机不畅，升降失常，而见脘腹胀满、泛酸、便溏等症。此乃脾虚湿（痰）阻，痰热上扰之证。治疗一要健脾和胃，调治中焦，以治病之本；二要化痰降逆以治其标。调中焦当推辛开苦降之半夏泻心汤；治眩晕要用化痰降浊的半夏白术天麻汤、温胆汤。黄连10g，黄芩12g，法半夏15g，太子参20g，干姜9g，莲子心6g，炒白术12g，天麻10g，炒枳实12g，竹茹10g，石菖蒲12g，远志12g，夜交藤15g，茯神15g，炙甘草6g。7剂，水煎服。禁食辛辣、生冷、油腻食物。

二诊（2005年12月15日）：头晕、心烦躁热、汗出诸症皆减，脘腹胀满、胃脘灼热及泛酸消失，睡眠好转，仍耳鸣，大便溏，日2～3次，质黏，舌淡红，苔白中根部淡黄厚腻，脉濡滑。守方加减，原方去茯神，炒枳实加至15g，加白豆蔻6g、泽泻15g加强化湿降浊之力。14剂，水煎服，日1剂。

三诊（2005年12月30日）：服药后头晕轻，耳鸣如前，仍眠差，夜睡3～4小时，纳食可，大便黏滞不畅，日2～3次，舌淡红，苔微黄腻，脉细滑。守方加减：黄连10g，黄芩12g，知母12g，姜半夏15g，党参15g，干姜9g，枳实15g，炒白术12g，茯神20g，石菖蒲10g，远志10g，白豆蔻9g，夜交藤15g，莱菔子15g，炙甘草6g。

四诊（2005年1月8日）：头晕消失，仍时有头昏沉，耳鸣稍减，脘胀轻，纳食可，大便欠畅，睡眠可，舌淡红，苔微黄稍腻，脉沉细。治疗继遵前法，守方加减。患者继续服药14剂，病情基本稳定。

按语：中、西医有各自不同的医学理论和方法论，对疾病的认识各不相同，治疗用药也各有千秋。对于西医的理论和方法，中医可以参考和借鉴，但绝不能对号入座，生搬硬套。本案西医诊为"椎-基底动脉供血不足，颈椎病，脑梗死"，病因病机为椎动脉狭窄、脑血管管腔狭窄或堵塞。前医按照西医的思路，认为血管堵塞就应用活血化瘀通络之中药，然予之无效，说明不用中医的思维方法，不经四诊辨证就套用西医的理论使用中药无异于刻舟求剑，无效是自然的。根据中医辨证思维，本案是由中焦脾虚，失于运化，升降失常，痰湿内停，痰热上扰清窍所致，非所谓的血瘀之证，故需用调理气机、去湿化痰的半夏泻心汤合半夏白术天麻汤、温胆汤方可取效。本案诊疗过程提示我们：中医、西医结合不是捏合，也不是凑合，更不是迎合。中医诊病要坚持"辨证论治"的观点，切忌强将中、西医病名及治法拉郎配，不能一见"糖尿病"的诊断就认为是消渴，一见"脑梗死""心肌梗死"的诊断就要活血化瘀，这样做的结果只会自断根本，自我毁灭。

【验案3】

朱某，男，56岁。2007年1月17日初诊。

主诉：头晕两个月。

自述两个月前无明显诱因出现头晕，无视物旋转，与体位改变无明显关系。头颅CT未发现异常，西医诊为"脑供血不足"，予西药及活血化瘀中成药治疗无效，来中医科就诊。现症：头晕，耳鸣如蝉，夜间明显，眠差，多梦易醒，汗出较多，日间自汗，夜间盗汗，脘腹胀满，午后胀甚，食欲尚可，畏食生冷，口干舌燥，大便溏，日1~2次，黏滞不畅，失气频，舌淡红，苔白腻，脉濡滑。饮酒40年，每日三四两，近几年每日一两左右，并嗜食肥甘厚味。综合四诊，诊为痰浊蕴热，上泛清窍之眩晕。治疗宜升清降浊、清热化痰之法，方选半夏泻心汤合温胆汤、枳术丸加减。法半夏10g，黄连10g，黄芩10g，太子参15g，干姜10g，茯苓15g，炒白术12g，炒枳实10g，石菖蒲10g，远志10g，夜交藤15g，竹茹10g，炙甘草6g。7剂，水煎服。

二诊（2007年1月25日）：头晕、耳鸣减轻，出汗减，腹胀轻，大便已成形，日1次，质黏不畅，仍眠差多梦，舌淡红，苔淡黄腻，脉濡。治疗继遵前法，守方加减：法半夏 10g，黄连 10g，黄芩 12g，太子参 15g，干姜 8g，石菖蒲 10g，远志 10g，夜交藤 30g，炒枳实 15g，竹茹 10g，茯神 20g，莲子心 6g，珍珠母 30g，生龙骨、生牡蛎各 30g，炙甘草 6g。7 剂，水煎服。

三诊（2007 年 2 月 5 日）：头晕耳鸣皆明显减轻，仅午后时有轻度头晕，偶耳鸣，程度轻，出汗消失，睡眠实，纳食可，腹胀消失，大便每日 1 次，质黏欠畅，口黏，舌淡红，苔淡黄腻，脉濡缓。守方再进 7 剂，诸症消失。

按语：患者饮酒 40 年，喜食肥甘，久则伤及脾胃，运化失常，痰湿内生，蕴久化热，痰热阻滞，清阳不升，浊阴不降，痰热上扰，阻闭清窍，而发眩晕。此病在中焦，符合半夏泻心汤证、温胆汤及枳术汤证的病机及证候特点，故用药后效如桴鼓。

以上三个案例提示我们，临证时不能拘泥于西医诊断，必须依据中医的诊疗原则，综合四诊，灵活思辨，抓住病机，辨证立法，依法遣药，才会取得很好的疗效。

化痰活血补肾法治疗中风

关于中风，早在《黄帝内经》中即有相关记载，其病名有大厥、薄厥、仆击、偏枯、痱风等，脑梗死属中医的"中风"。后世医家亦论述颇多，其治疗有从风论治者，从虚论治者，从痰论治者，从瘀论治者，从火论治者等。然证之临床，多本虚标实，下虚上实，或夹痰夹瘀，证候复杂，急性期标实证候突出，恢复期及后遗症期，常虚实夹杂。治当分清虚实缓急，急则治标，缓则治本，标本兼顾，主次分明，因证立法，法随证变。

【验案】

王某，男，56 岁，工人。2006 年 1 月 5 日初诊。

主诉：右侧肢体不利，伴语言蹇涩 3 年余。

患者平素性格内向，2002 年因下岗心情不畅，遂于当年 7 月患脑梗死，至今遗有右侧肢体不利、语言蹇涩等症，神经科诊为"脑梗死后遗症，假性球麻痹"。后于 2003 年 7 月、2004 年 7 月先后两次再度发生"腔隙性脑梗死"，出现进食水呛咳，语言不清加重。2005 年 8 月出现步态不稳，情绪激动等，始终坚持服中、西药治疗，症情无明显改善。现双下肢无力，步态不稳，碎步前趋，语言迟缓蹇涩，由家属代诉病情，情绪易激动，记忆力减退，头晕，嗜睡，时有左枕部疼痛，进食水呛咳，咽中有痰，不易咳出，尿频，夜尿 3～4 次，尿之不畅，大便正常，舌淡红，苔薄淡黄，脉弦缓。患者反复出现多部位脑梗死，且病程 3 年有余，正虚邪实。四诊合参，诊为风痰瘀血、痹阻脉络、肝肾亏虚之本虚标实证。治宜虚实兼顾，化痰活血，兼滋补肝肾之法。方选安神定志丸合涤痰汤加减：太子参 15g，石菖蒲 12g，远志 10g，法半夏 10g，山茱萸 15g，石斛 12g，肉苁蓉 15g，茯苓 15g，陈皮 12g，竹茹 10g，胆星 10g，枳壳 10g，赤芍 15g，当归 15g，黄连 10g，莲子心 6g。7 剂，水煎服。

二诊（2006 年 1 月 12 日）：服药 7 剂，尿频好转，夜尿 1～3 次，并较前畅利，嗜睡及进食呛咳减轻，舌淡红，苔薄白，脉弦缓。守方继服 7 剂。

此后又来诊两次，服上方 14 剂。

五诊（2006 年 2 月 13 日）：两腿较前有力，行走好转，但仍欠稳，头晕头痛明显减轻，偶有呛食，语言改善明显，舌淡红，苔薄白，脉弦缓。痰瘀之证明显减轻，治法改为滋补肝肾，固其根本为主，兼化痰活血通络。继以上方进退，服药半年，患者诸症皆明显改善，行动较利，语言较前明显流利，自己主动回答医生的提问，情绪、记忆力、头晕、嗜睡诸症均改善，尿频消失，纳食及大便正常。

按语：本患者为"中风后遗症"，其发病机制因情志抑郁，肝气郁滞，血行不畅，风痰瘀血痹阻脑脉而致。因患病日久并反复发作，肝肾亏虚，症情进一步加重，故见走路不稳、语言迟缓寒涩、情绪易激动、头晕、健忘、嗜睡等症。治疗宜先化痰活血治其标，兼以补肾治其本。方中石菖蒲、远志、胆星、竹茹、法半夏、陈皮化痰开窍；太子参、茯苓健脾化痰；赤芍、当归等活血化瘀；山茱萸、石斛、肉苁蓉等滋补肝肾，填精益脑；枳壳理气，使气行而血行；黄连、莲子心清心除烦。全方配伍，而收化痰活血、补肾开窍之功。笔者临床常用此法辨证治疗"脑梗死，假性球麻痹"患者，均获佳效。

水肿治验

水肿是临床常见病，形成水肿的原因有多种，风邪外袭、水湿浸渍、劳倦内伤、饮食失调等，使肺失通调，脾失运化，肾失气化，膀胱开合不利导致水液潴留，泛滥肌肤。《丹溪心法·水肿》将其分为阴水与阳水，阳水多为表、热、实证，治以祛邪为主；阴水为里、虚、寒证，治以扶正为主。但临证亦未尽然，常见实中夹虚、虚中夹实、寒热错杂、多脏同病之证，治疗较为复杂，定要辨清虚实，准确用药，才能药到病除。

【验案】

成某，女，52岁，医院职工。2006年2月27日初诊。

主诉：间断出现颜面及下肢浮肿5年余。

患者述5年多前无明显诱因出现颜面及下肢浮肿、全身关节酸痛不适、脘腹胀满、纳差等，本院诊为"绝经期综合征"，几年来间断服用补肾温阳利水汤药，症状无明显改善，并于3个月前再次加重，前来求治。刻下：颜面浮肿，晨起加重，下肢浮肿（轻~中度）

沉重，全身关节酸痛，无肿胀，与气候变化无明显关系，潮热汗出，眠差多梦，脘腹胀满，反酸纳差，大便黏滞，日1次，以往便溏，舌淡红，体胖大，苔白腻，脉沉细。绝经1年余，否认其他疾病史。诊为水肿，证属脾虚湿阻、三焦气化不利，兼肾气不足，治宜健脾化湿、化气行水、升清降浊。方用苓桂术甘汤合半夏泻心汤加减：桂枝8g，炒白术12g，茯苓15g，太子参15g，干姜6g，黄连10g，黄芩12g，炒枳实12g，法半夏10g，泽泻15g，当归15g，葛根15g，炙甘草6g。7剂，水煎服。

二诊（2006年3月6日）：颜面及双下肢肿胀稍减，仍全身关节痛，烘热汗出，腹胀，纳差，大便黏滞不畅，眠差多梦，舌淡红，苔白腻，脉沉。虑其病程已久，脾虚难复，且湿邪重浊，黏滞难去，治疗继以前法，加石菖蒲、远志、夜交藤化痰宁心安神、川牛膝舒筋利痹、强壮筋骨、利湿消肿。14剂，水煎服。

三诊（2006年3月27日）：患者服药21剂，颜面及下肢浮肿基本消退，烘热汗出及全身关节痛明显减轻，仅遗腰及两膝关节痛，睡眠好转，腹胀明显减轻，大便畅，舌淡红，苔淡黄稍腻，脉沉。治疗在上方基础上加入菟丝子、桑寄生等补肾之品，14剂。进药后，症状基本消失，电话告知，深表感谢。

按语：患者年过五旬，绝经1年余，肾气已虚，但服补肾温阳利水药无效，究其病本，素有脾虚，运化失常，水湿停滞，失于治疗，久而化热，加之绝经之年，肾虚气化失司，使症状加重。脾虚则中焦不运，升降失常，三焦不利，可见脘腹胀满、纳差、反酸、大便黏滞；湿热熏蒸则烘热汗出；脾肾两虚，水湿不化则颜面及下肢浮肿，全身关节酸痛。证候特点以脾虚湿热阻滞为主，故治疗以健脾化湿、化气行水、升清降浊为法，加入温补肾阳之品。方用苓桂术甘汤加泽泻温阳化气利水渗湿；半夏泻心汤健运中州，升清降浊；桑寄生、菟丝子、牛膝等温补肾阳、通经利湿。取得满意疗效。

淋证治验

淋之病名，始见于《素问·六元正纪大论》，称为"淋闭"，历代医家皆有论述，有将其证候分为八种者，亦有七淋、五淋之说，关于病机，其所论多偏于热证、实证一面，忽视了虚的一面，如《金匮要略·五脏风寒积聚病脉证并治》认为"热在下焦"，《丹溪心法·淋》言"淋有五，皆属乎热"。临证常见虚实夹杂之证，或久淋不愈，因实致虚；或素体不足，秽浊之邪侵入下焦；或脾虚之体，湿热内蕴而下注，皆可形成虚实夹杂、寒热错杂之证，治疗要视寒热之多少、正邪之轻重立法遣方，切勿犯虚虚实实之戒。

【验案1】五苓散证

赵某，女，47 岁，工人。2003 年 4 月 12 日初诊。

主诉：尿频、尿急缠绵不愈 1 年余，加重 1 周。

患者述于 2001 年 11 月 5 日无明显诱因出现尿频、尿急、尿痛等症，当地医院诊为"泌尿系感染"，予西药抗感染治疗，病情反复发作，改服中药汤剂清热通淋，长期治疗不效，病情缠绵不愈，1 周前症状加重，来京就诊。刻下症：尿频、尿急，无尿痛，夜尿 5～6 次，排出困难，尿量很少，小腹胀满疼痛，痛苦不堪，伴面色萎黄虚浮，全身乏力，腰痛腿软，心慌气短，口干舌燥，失眠，纳差，大便正常，舌淡红，苔白稍腻少津，脉沉细。查尿常规：葡萄糖（+++），酮体（+），蛋白（++）。根据脉证，诊为淋证，属脾肾两虚、气化无力之劳淋。治拟健脾温肾，化气通利，兼益气阴之法。方选五苓散加减：肉桂 6g，茯苓 15g，炒白术 10g，泽泻 10g，猪苓 10g，炒山药 15g，乌药 6g，石菖蒲 6g，益母草 10g，当归 15g，太子参 20g，麦冬 10g，五味子 10g，甘草 6g。两剂，水煎服。

二诊（2003 年 4 月 14 日）：病情明显好转，小便已畅，睡眠好转，心慌乏力等症均减，仍有尿频、尿急，小腹不适，乏力，大便可，舌淡红，苔淡黄，脉沉。验尿常规：红细胞（＋），蛋白（＋＋），尿糖（＋）。生化：空腹血糖5.39mmol/L，肌酐、尿素氮等均正常。西医诊断仍考虑"慢性泌尿系感染"。治疗继以健脾温阳、化气通利、活血凉血止血为法。桂枝9g，茯苓15g，炒白术10g，炙黄芪15g，乌药9g，石菖蒲10g，生蒲黄10g，白茅根15g，当归15g，生地12g，益母草10g，茜草12g，三七粉3g，炒山药15g。5剂，水煎服。

三诊（2003年4月19日）：小便通畅，诸症均明显减轻，仍有尿频、急，腰腹酸困不适，大便调，舌淡红，苔薄白，脉沉。既见佳效，守法遵方加减，加重滋补肾精、温肾化气之力。桂枝9g，土茯苓30g，炒白术10g，白茅根15g，生蒲黄10g，乌药9g，女贞子15g，旱莲草15g，益智仁6g，车前子12g，茜草12g，白芍15g，益母草12g，炒山药15g。7剂，水煎服。

患者带药回家，药后诸症均明显减轻，心情很好，每周电话汇报病情，以上方进退治疗3个月，诸症消失，几次化验尿常规正常。

按语：劳淋属淋证中的虚证，患者病程较长，久淋不愈，必伤气阴，加之平素脾虚，正值绝经之时，肾精亦亏，出现脾肾俱虚，脾虚则中气下陷，肾虚则下元不固，膀胱气化无权而致缠绵难愈。前医不解其理，久用苦寒清利之品，益伤脾肾，使病情加重，见尿频、尿急、排尿不利，而无尿痛，小腹酸胀疼痛，伴全身乏力、腰膝酸软、心慌气短等脾肾不足、气化不利之证；因久淋不愈，伤及阴液，可见口干舌燥之症，这也是膀胱气化不利、津液不能上承之象。治疗应温肾健脾，化气通利，兼益气阴。决不能用苦寒清热通淋之法，以免犯虚虚之戒。其排尿困难，小腹胀急，口干舌燥等症符合《伤寒论》五苓散的证候特点，故方用五苓散加减。以五苓散（以肉桂易桂枝）温肾化气行水；加炙黄芪、太子参、山药等健脾益肾；石菖蒲、乌药辛温理气，化湿开窍，助肉桂以化气；二至九、五味子、益智仁滋阴温肾，以固下元；生地、当归等养血和血；益母草、蒲黄、茜草、三七等活血止血。此方加减治疗3个月而获痊愈。观前医屡治之方，始终一派苦寒清热通利之剂，药味多而量大，方证相悖，久服必伤正气，故其症状不减反重。治疗应以扶正为主，予温通化气之法，使脾肾健运，气化如常，其病自愈。

【验案2】虚实夹杂偏虚证

王某，女，61岁。2006年10月11日初诊。

主诉：尿频、尿急、尿痛反复发作20余年，再发两个月。

据述20余年前患"急性泌尿系感染"，经抗感染治疗缓解，此后常因劳累病情反复发作，绝经后发作频繁，今年进一步加重，已发作5次，持续时间长，反复服用呋喃坦丁、利复兴或静脉点滴左氧氟沙星治疗，病情不能控制，用药后症状缓解，停药后病即发作，患者痛苦不堪，精神负担较重。两个月前再次出现尿频、尿急、尿痛，夜尿4~5次，尿之不畅，余沥不尽，伴小腹酸胀下坠，腰痛，全身乏力，畏寒喜暖，大便溏，日两行，曾口服利复兴、三金片等症状不减。舌淡红，苔淡黄少津，脉沉细略数。尿常规未见异常。患者病程日久，久淋不愈，湿热耗伤正气，并年过花甲，脾肾已虚。诊为淋证，属脾肾两虚、气化不利、湿热未去之证，治当温清并用，补泻兼施、健脾益肾、化气通利、清利湿热。方用五苓散合八正散加减：桂枝9g，伏苓15g，泽泻15g，猪苓15，炒白术10g，炙黄芪15g，女贞子15g，旱莲草15g，白茅根15g，扁蓄15g，瞿麦15g，土茯苓30g，车前子15g，滑石15g，生甘草6g。7剂，水煎服，日1剂。嘱勿食辛辣，多饮水。

二诊（2006年10月18日）：服药后诸症明显减轻，夜尿2~3次，腰痛缓解，两日前因家中来客劳累，致尿频、急又加重，夜尿3次，尿道灼痛，小腹坠胀，大便正常，舌淡红，苔淡黄稍腻少津，脉沉细略数。化验尿常规：白细胞 3~5 个。湿热之象突出，治疗在上方基础上加重清热利湿之剂，减少温补之品。再进 7 剂。

三诊（2006 年 10 月 25 日）：药后尿频、尿急明显减轻，夜尿 2~3 次，尿痛及小腹坠胀缓解，仍尿道灼热不适，便溏，日 1 行，手足不温。今诉身上皮疹 1 月余，如粟粒样，色暗红，腰部以上明显，伴痒感，夜间痒甚，有抓痕。舌暗红，苔白腻，脉沉细稍数。观其脉证，热象已减，仍湿阻热郁、气化不利。治疗拟清热利湿，化气通利，兼凉血活血。蒲公英 15g，连翘 15g，滑石 15g，虎杖 12g，桂枝 9g，石菖蒲 10g，土茯苓 30g，苦参 10g，蛇床子 6g，女贞子 15g，旱莲草 15g，赤芍 15g，当归 15g，生甘草 6g。7 剂。

四诊（2006 年 11 月 1 日）：尿急、尿痛、尿道灼热、小腹不适均消失，仍尿频，夜尿 2~3 次，有尿不尽感，后背凉而恶寒，手足不温，大便溏，日 1 行，身上皮疹如前，舌暗红，苔白稍腻，脉沉细。继守上方，减少清热之品，加入健脾化湿之品，再进 7 剂。

五诊（2006 年 11 月 8 日）：尿频减轻，夜尿两次，偶有小腹不适，后背凉及四末不温减轻，大便正常，身上皮疹基本消退，舌淡红，苔白稍腻少津，脉沉。治疗以健脾益肾、化气通利为法，方用五苓散加补肾化气之品，兼清湿热。守方加减治疗 1 月余，诸症缓解，小便正常，沉疴得平。

按语： 患者病程已久，初由湿热蕴结下焦，膀胱气化不利，发为淋证。久淋不愈，湿热耗伤正气，加之年过花甲，脾肾俱虚，脾虚则中气下陷，肾虚则下元不固，膀胱气化失司，形成虚实夹杂之证，病情更加复杂。治疗不可径用清热利湿通淋法，以免更伤正气；而温补脾肾则使湿热加重而难除，最宜健脾益肾、化气通利与清利湿热并举。故方用五苓散加味，以五苓散通阳化气，健脾行水；加炙黄芪、女贞子、旱莲草等健脾益肾；萹蓄、瞿麦、车前子、土茯苓、滑石等清热利湿，使湿热之邪从小便而出；石菖蒲、远志辛温化湿开窍，助桂枝以化气；生地、白茅根等滋阴凉血，清热利湿，且防淋久伤阴；若劳累后症状加重且热象明显时，加重清热利湿药的用量；若脾虚湿阻等中焦症状明显时，加入健脾化湿，调理中焦之剂。因证立法，药随法变，不可拘泥。

【验案3】虚实夹杂偏实证

张某，女，72岁，幼儿教师。2006年11月1日初诊。

主诉：尿频、尿急、尿痛1年半。

患者于2005年5月出现尿频、尿急、尿痛，小腹胀痛，腰疼，无发热，自服呋喃坦丁、三金片等药缓解，此后间断发作，服中、西药治疗，两个月前劳累后再发，中西药治疗未效，前来就诊。症见：尿频，夜尿8～10次，尿量少，尿急，尿道瘆坠疼痛，小腹瘆胀疼痛，畏寒喜暖，胃脘灼热，食欲可，口干苦，睡眠差，便溏多年，日3～4行，质黏，舌红，苔淡黄根部腻，脉弦细。查尿常规：尿蛋白（＋＋＋），上皮细胞。既往高血压病史10余年，口服硝苯地平缓释片维持治疗，血压控制不理想，测血压：180/85mmHg。诊为淋证，古稀之人，肾精亏虚，素秉脾虚之体，运化失常，湿热内蕴而下注，形成既有下焦湿热，又兼脾肾两虚、气化不利的虚实夹杂证。治拟清热利湿为主，兼通阳化气之法。方选八正散合五苓散加减：扁蓄12g，瞿麦12g，车前子15g，滑石20g，土茯苓30g，白茅根15g，黄柏10g，黄连10g，干姜8g，太子参15g，桂枝9g，炒白术10g，茯苓15g，泽泻15g，乌药9g，石菖蒲10g。7剂，水煎服。嘱患者勿食辛辣，多饮水，坚持服用降压西药。

二诊（2006年11月8日）：药后尿频、急、痛等症均减轻，夜尿减至4～5次，仍尿道瘆痛，站立时明显，坐位时稍缓，胃脘灼热缓解，口苦减，大便好转，日2～3次，已成形，仍畏寒喜暖，血压：170/85mmHg。舌红，苔淡黄根部腻，脉弦细。既见效机，守方加减。

三诊、四诊均守上方。

五诊（2006 年 11 月 29 日）：尿频改善，夜尿 3～4 次，尿急、尿痛及下坠感消失，仍劳累后腰痛，大便溏，日两次，舌淡红，苔黄厚腻，脉弦。方中加缩泉丸温脾肾、缩小便。黄连 10g，黄柏 10g，白花蛇舌草 15g，车前子 15g，土茯苓 30g，白茅根 30g，竹叶 9g，太子参 20g，石菖蒲 10g，远志 10g，枳壳 10g，乌药 9g，益智仁 10g，炒山药 15g，甘草 6g。7 剂，水煎服。

患者的儿媳系我院职工，告知患者药后诸症基本消失，仍夜尿 2～4 次，无不适感，不愿继续服药。

按语：患者年逾古稀，脾肾两虚，湿热蕴结下焦，膀胱气化不利，发为淋证，属虚实夹杂而偏于湿热实证，既有尿频、尿急、尿痛、小腹瘘胀疼痛、胃脘灼热等湿热阻滞之实象，又有畏寒喜暖、大便溏薄、腰瘘等脾肾虚弱之证。治宜清、通、补诸法兼施，以清利为主，集清热利湿、通阳化气、健脾益肾于一方，使祛邪而不伤正，扶正而不留邪，有相反相成之妙。初以八正散为主方，清热利湿，使湿热之邪从小便而出；以五苓散温阳化气，健脾利湿。后期湿热将尽，加缩泉丸温补脾肾，固摄小便。治疗过程中体现了清补兼施、寒温并用、动静结合的特点。

小便不禁治验

小便不禁，是指在清醒状态下不能控制，尿液自行排出的病证，多见于老年人。《黄帝内经》中即有相关记载，如《素问·咳论》言"膀胱咳状，咳而遗溺"。《诸病源候论》专立"小便不禁候"，云："小便不禁者，肾气虚，下焦受冷也。肾主水，其气下通于阴，肾虚下焦冷，不能温制其水液，故小便不禁也。"强调了小便不禁与肾气虚关系密切。笔者临床所见此病患者多属肾虚不固，亦常见伴有脾肺不足者，多以调补脾肾法治之取效。兹将验案 3 则记述于下。

【验案 1】

2006 年 3 月 13 日，突然收到来自湖南某镇的一封来信，写信者是一位退休干部，姓段，72 岁。信中云其患小便失禁 1 年 3 个月之久，中、西医多方医治无效，痛苦异常。见《健康报》刊载介绍笔者的报道，知善治疑难杂症，故投信一试。信云其患前列腺增生多年，尿频，排尿不畅，且逐渐加重，遂于 2004 年 12 月 2 日在当地某医院泌尿科行微创手术治疗。术后尿血两个多月，小便失禁至今，每用力、咳嗽、甚至行走小溲即出，每天 10 余次，甚至 20 次，夜间每小时 1 次。患者整日蜷卧家中，须臾不离"尿不湿"，痛苦不堪。因路途遥远，出行不便，无法前来就诊，故写信求助，迫切之情，溢于言表。

考虑"前列腺增生"乃年高者之常见病、多发病，患者年逾古稀，肾之精气本已亏虚，至膀胱气化失司、开合不利，复因手术重伤肾之精气，不啻雪上加霜，致下元不固，而成小便失禁之证。当此之时，亟宜益肾培元、化气固摄，方用桑螵蛸散加减。桑螵蛸 15g，山茱萸 15g，太子参 20g，茯苓 15g，桂枝 9g，当归 15g，乌药 9g，枳壳 9g，石菖蒲 10g，远志 10g，莲子心 9g，泽兰 15g。日 1 剂，水煎服。

2006 年 5 月 15 日患者来电，诉服药后症状明显改善，小便已能自控，用力或走远路时仍有失禁，但次数明显减少，夜尿 3～4 次，夜间已不用"尿不湿"，纳食好，大便正常。嘱其自观舌象，舌质淡红，苔薄白。效不更方，守前方加减。

2006 年 5 月 29 日又接患者来电，病情进一步好转，白天两小时小便 1 次，每天 5～6 次，能自控，但在站立或行走时偶有失控，夜尿 1～3 次，亦有时整夜（23 时～7 时）不尿，大便正常。自观舌象，质淡红，苔薄白。上方加女贞子、金樱子进一步加强益肾固摄之力。

2006年6月26日来电，上方再服4周，白天小便5~6次，2~3小时1次，行走时偶有小便失控，但量不多，夜间（22时~7时）0~2次，无口干，纳食好，大便调，自观舌象如前。

守方进退，再服1个月，患者病情稳定，已去掉"尿不湿"，日间小便2~3小时1次，夜间0~1次，精神好，纳食好，大便调。嘱其隔日服药1剂，继续巩固治疗1个月。

后患者电话告知病情稳定，并邮寄礼物以表谢意。

按语：本案患者虽未面诊，但遣方用药并无差池，盖因此病病机前人早有论述，《素问·宣明五气论》云"膀胱……不约为遗溺"，《灵枢·本输》云"虚则遗溺"。再询患者治疗经过及具体症状，则详细病机了然于胸，乃肾精重伤，下元不固，膀胱失约。治疗当益肾培元，化气固摄。方用桑螵蛸散加减，其中桑螵蛸、山茱萸、益智仁、女贞子、金樱子等补肾固摄；太子参、茯苓、炒山药等健脾益气，补后天以益化元；乌药、枳壳理气温通，以振奋脾肾之气化；石菖蒲、远志开心窍，与补肾药同用有交通心肾的作用；桂枝通阳化气；当归、泽兰活血以行血中之滞；反佐黄连、莲子心清心安神，并助交通心肾。另，桂枝、黄连、莲子心寒热并用，辛开苦降，畅气机以调开合。全方配伍，有补肾培元、化气固摄、健脾养心、交通心肾之功。

此案下元不固，遗溺频频，但方中多用理气开窍之品，似与"虚者补之"宜收敛固摄的中医传统观点不符。笔者以为，中医治病，当"调整阴阳，以平为期"，人之各脏器生理机能皆有阳（兴奋）与阴（抑制）两种状态，两种状态失衡就会致病，治疗疾病就要调整这两种状态。阳主动、阴主静，静则需补，动则需通。补而不通则气机不畅，静而不动则生机全无，一定要补中有通，静中有动，才能使二者恢复相对平衡的状态，此即《黄帝内经》所言"成败倚伏生乎动"。此病肾虚不固为本，膀胱失约为标，要想恢复膀胱的正常功能，只用补法是不够的，应以补肾固摄治其本，理气开窍治其标，只有在补肾固摄方中加入理气开窍之品，才能收到立竿见影之效。不唯本病如此，其他疾病盖亦同此。

【验案2】

刘某，女，60岁。2005年3月5日初诊。

主诉：轻度小便失禁两年余。

患者两年多前出现咳嗽、喷嚏小便即出，无尿频、急等症，多次查尿常规皆无异常，经中、西医多方治疗不效，病情逐渐加重，现轻咳、笑、用力等皆出现小便失禁，甚者行走即遗溺，必须垫卫生巾，苦不堪言，伴口干、口黏、口渴，纳食可，睡眠差，腹胀便溏，日1次，身体肥胖，舌红，苔白腻，脉弦缓。此乃心脾肾虚、下元不固、心肾不交之证，治当益肾健脾、交通心肾、理气固摄。方选桑螵蛸散合缩泉丸加减：桑螵蛸10g，党参12g，茯苓15g，煅龙骨、煅牡蛎各15g，当归15g，枳壳9g，石菖蒲9g，远志10g，乌药6g，炒山药15g，益智仁10g，炒白术10g，莲子心6g，黄连9g。7剂，水煎服。

二诊（2005年3月12日）：小便失禁稍减，口干黏消失，仍便溏，腹中不适，眠差，舌红，苔白腻，脉弦结。方中用太子参替代党参，再进7剂。

三诊（2005年3月19日）：小便失禁明显好转，用力咳嗽时偶有少量尿液流出，仍便溏，日1次，无腹胀。舌红，苔白，脉弦，偶有律不齐。继遵前法治疗。

原方加减治疗近两个月，患者症状完全消失。后因感冒而就诊，告知病情稳定，未再发作。

按语：老年性尿失禁是老年女性的临床常见病，严重影响患者的生活质量。本例患者是由心脾肾皆虚，下元不固，心肾不交所致。

临床特点是小便失控，并伴有心脾两虚之证。治疗当补肾固元的同时，不忘健运脾气、交通心肾。

【验案3】

王某，女，70岁。2006年11月18日初诊。

主诉：小便频、急3年，失禁1年余，加重月余。

患者于3年前出现尿频、尿急，夜尿3~5次，无尿痛，1年多前出现小便失禁，喷嚏、咳嗽、大笑时小便即出，1个月前症状加重，行动或稍用力小便即出，必须垫卫生纸或卫生巾等，伴胃脘胀满，嗳气反酸，食欲可，食后胀甚，身体倦怠，时心悸，睡眠差，入睡难，日间昏沉欲睡，头晕，大便黏滞不畅，日1行，舌红，苔淡黄腻，脉濡缓。此乃脾肾两虚、寒热错杂之证。治宜健脾益肾、辛开苦降、理气固摄之法。方选缩泉丸合半夏泻心汤加减；益智仁10g，炒山药15g，乌药9g，法半夏10g，黄连10g，黄芩12g，莲子心6g，太子参15g，干姜9g，石菖蒲12g，远志10g，当归15g，炒枳实12g，炒白术10g，茯苓15g。7剂，水煎服。

二诊（2006年11月25日）：小便失禁好转，行走或稍用力时已不失禁，仍咳嗽或用大力时小便失禁，脘胀减轻，仍嗳气，大便黏滞，日1~2次，睡眠不实，易醒，头晕昏沉，舌红，苔白腻，脉濡滑。继服上方加首乌藤15g。患者共服药21剂，症状基本消失，夜尿1~2次，脘胀缓解，纳眠好，二便调，数年沉疴而告痊愈。

按语：本案患者并有肾虚不固、脾虚湿滞、升降失常、寒热错杂、三焦不畅之证。治疗当健脾益肾、辛开苦降、理气固摄，方用半夏泻心汤合缩泉丸加减。半夏泻心汤辛开苦降，健运中焦，调理枢机；缩泉丸温补脾肾，固涩小便；枳术丸健脾化湿，行气导滞，畅运三焦，以助升降；再以石菖蒲、远志开心窍，安心神，与补肾药同用有交通心肾之功；太子参、茯苓、炒白术健脾益气；当归补血和血养心。全方合用，而收脾气健运、肾气恢复、三焦通畅、气化如常之功，诸症消失。

郁证治验

郁证属于情志疾病，近年来发病率逐年上升，此病由精神因素所引起，临床表现为心情抑郁、胸胁满闷、心烦易怒、悲伤喜哭等症。历代医家多有论述，早在《素问·六元正纪大论》就有关于郁的论述，"郁之甚者，治之奈何""木郁达之"。《古今医统大全》言："郁为七情不舒，遂成郁结，既郁之久，变病多端。"郁证证候复杂，然治疗皆以理气解郁、调畅气机为原则，同时兼顾虚实寒热痰瘀等。

【验案】

张某，男，48岁，工人。2007年3月10日初诊。

患者由家人陪伴就诊。述于两年前因工作不顺引起心情烦闷、焦躁不安、失眠等症，近两个月症情加重，心烦易怒，焦虑不宁，彻夜不眠，精神萎靡，腿软无力，几至不能行走，心慌乏力，纳差，腹胀便溏，日两行，口气秽臭，形体消瘦，舌红，苔黄厚腻，脉弦细数。询问既往酗酒20余年，每日半斤，喜食肥甘厚味。分析其病机，患者多年饮食不节，长期酗酒，脾虚不运，致湿（痰）浊内生，郁而化热，升降失常；复因情志不遂，肝气郁结，肝气横逆，克伐脾胃，气机不畅。脉证合参，诊为郁证，属肝郁脾虚、痰热阻滞之证。治当舒肝健脾、升清降浊之法。方以半夏泻心汤合四逆散加减：法半夏12g，干姜3g，黄连10g，黄芩12g，太子参15g，柴胡8g，白芍15g，枳实15g，生白术12g，茯苓20g，白豆蔻6g，合欢花10g，石菖蒲10g，远志10g，首乌藤15g，炙甘草6g。7剂，水煎服。嘱戒酒，节饮食，调情志，生活规律。

二诊（2007年3月17日）：患者精神、心情好转，心烦失眠明显减轻,每夜睡4~5小时,食量渐增,大便正常,仍体倦乏力,舌淡红,苔微黄稍腻,脉细稍数。守方再进7剂。

三诊(2007年3月24日):心烦消失,心情舒畅,睡眠明显好转,每夜睡6~7小时,纳食好,大便正常,乏力减轻,仍觉腿沉,舌淡红,苔白根部微黄略腻,脉细。患者脾胃已健,肝气已达,仍有下焦湿浊阻滞之证,原方加怀牛膝15g、泽泻15g以补肾泻浊。患者共服药月余,症状基本消失。

按语:郁证系由情志不遂、气机失调、脏腑功能失常所致。本案之证,虽由肝气不舒引发,但脾胃虚弱、中州不运、升降失序为最主要病机,故治当舒肝健脾、升清降浊、调理中焦、清热宁神。《伤寒论》中半夏泻心汤为升清降浊、调理中焦之方,与本案证候相符,故遵其旨,以半夏泻心汤为主方,辛开苦降、升清降浊、调畅气机。《医方论》云:"凡郁病必先气病,气得疏通,郁于何有?"故配以四逆散舒肝解郁、理气降浊。方中柴胡、枳实一升一降,相反相成,宣畅气机;辅以白术、茯苓、白豆蔻等健中焦、升清阳,以加强中焦的斡旋功能;石菖蒲、远志、首乌藤化痰开窍,宁心安神。药后使气机调畅,痰消热清,阴阳交通,心神自宁。

疏气之法,非为一端,有疏肝理气者,如柴胡疏肝散、丹栀逍遥丸类;有活血理气者,如血府逐瘀汤类;有化痰理气者,如半夏厚朴汤类。然调畅中焦最为重要,盖中焦是人体阴阳、气血、水火、气机升降之枢纽,交通之要道,且中焦乃脾胃所居,故脾胃对阴阳、气血、水火、气机升降有调节和控制作用,又称斡旋作用,脾气升则健,胃气降则和,若脾胃不和,枢机运转不利,势必影响到全身气机的升降出入,从而发生各个系统的疾病。虽以大量疏肝理气药亦不能为功,必先以辛开苦降之法,调节枢机,俾枢机活利,运化正常,方能收功。故《临证指南医案》指出:"脾胃之病……其于升降二字,尤为紧要。"而仲景的半夏泻心汤调和脾胃,辛开苦降,即为此而设。

汗证治验

汗证是由多种原因导致阴阳失调、营卫失和、腠理不固，而致津液外泄的一种病证。临证有自汗、盗汗之分，自汗者日间时时汗出，动辄益甚；盗汗者寐中汗出，醒来即止。病机既有气虚体弱、营卫不和、阴血亏虚的虚证，里热炽盛、湿热熏蒸之实证；也不乏虚实夹杂之证。汗出的部位也根据病情的不同而表现各异，如"但头汗出""汗出偏沮""腰以下汗出"等。临证必须根据出汗的性质、程度、部位、病因病机来辨清证候的寒、热、虚、实，因证立法，灵活思辨。

【验案1】但头汗出案

张某，男，52岁。2006年11月9日初诊。

主诉：头汗出七八年，近日加重。

据述患者于七八年前无明显诱因出现头部汗出，颈部以下无汗，无其他明显不适，曾服"补肾药"治疗无效，病情时轻时重。近日来，症状加重，头部汗出，见满头汗珠，频频擦拭，颈部以下无汗，伴有心胸烦热，躁而不眠，脘腹胀满，口燥咽干，纳食可，大便溏，黏滞不畅，日两行，舌淡红，舌尖红，苔淡黄腻，脉沉。既往便溏多年，未系诊治。诊为汗证，证属脾虚湿阻、湿热上蒸，法当清宣郁热、辛开苦降。方选半夏泻心汤合栀子豉汤加减：黄连10g，法半夏10g，太子参15g，干姜9g，炒栀子9g，淡豆豉10g，炒白术10g，茯苓15g，石菖蒲10g，远志10g，夜交藤10g，炙甘草6g。7剂，水煎服。

二诊（2006年12月7日）：药后头汗出明显减轻，偶有汗出，诸症均好转，大便较前成形畅利，仍睡眠欠佳。因症状明显减轻，未连续服药，近日病情稍有反复。查：舌尖红，苔淡黄腻，脉沉。治疗继遵前法，守方不变。药后诸症消失，后患者带他人前来就诊时，表示感谢。

按语：本案病本在中焦，为平素脾虚、运化失常，致湿阻热蕴、气机升降失常，清者不升，浊者不降，引起上、中、下三焦的证候。湿热熏蒸于上焦，则头汗出而身无汗，心胸烦热，躁而不眠，口燥咽干；阻于中焦则脘腹胀满；下焦大便黏滞不畅。上焦证与"虚烦不得眠……反复颠倒，心中懊恼"相类，符合栀子豉汤证，故用栀子豉汤清宣郁热；用半夏泻心汤辛开苦降、健脾化浊，调畅三焦而治其本，使湿化热清，诸症皆愈。

【验案 2】汗出偏沮案

患者，男，52 岁。2001 年 5 月 23 日初诊。

主诉：左侧肢体汗出逐渐加重 1 年。

患者右半身无汗，以手触之，右侧皮肤干燥，左侧明显潮湿有汗，有时左侧肢体麻木，活动如常，伴有头晕时作，胸闷气短，烦躁失眠，大便不畅，日 1 行，食欲可，舌暗滞，苔淡黄腻，脉弦。几经西医检查未明确诊断。询问患者平素饮酒，喜肉食，运动少。此乃痰热闭阻，血脉瘀滞，津液敷布受阻之证。治以活血通络、清热化痰之法，方用补阳还五汤合黄连温胆汤。生黄芪 15g，当归 12g，赤芍 15g，地龙 10g，桃仁 10g，川芎 10g，黄连 10g，黄芩 15g，枳实 15g，竹茹 10g，法半夏 10g，茯苓 15g，瓜蒌 20g，知母 15g，生白术 15g，甘草 6g。5 剂，水煎服。嘱其服药期间，禁食辛辣及肥甘厚味，忌酒。

二诊（2001 年 5 月 28 日）：服药 5 剂出汗明显减轻，诸症好转，自感全身轻松。既见效机，守方再进 7 剂，其病告愈。

按语：此案的汗出，《黄帝内经》中称为"汗出偏沮"，但未阐明其发病机理。临床亦很少见，当属疑难杂证。分析其病机，患者平素懒于运动，气血运行不畅，脾胃呆滞，加之嗜食酒肉，内生痰热，闭阻血脉，而成痰热瘀阻之证。治疗当抓住病机治其根本，方用补阳还五汤，此方出自《医林改错》，是治疗半身不遂和痿证的名方，取其补气活血化瘀通络之功。用黄连温胆汤加味清热化痰，药证相符，效如桴鼓，仅服药12剂而霍然痊愈。

发热治验

发热范围广泛，有外感与内伤之分。外感发热，由感受外邪所致，其特点是发病急、病程短、热势重，并伴有外感之兼证，多为实证；内伤发热者，系由脏腑之阴阳气血失调，郁而化热所致，多发病缓、病程长、热势低，常伴见内伤虚损之候。临证中亦常见有久病体虚复感外邪者，或感受外邪失治误治伤及正气者，皆可形成虚实夹杂之证。故治疗要先辨外感内伤虚实，针对病因病机治之。

【验案1】原发性肝癌合并肺部感染发热案

张某，男，74岁，医生。2004年11月16日初诊。

主诉：原发性肝癌4年余，持续发热8天。

患者于2000年8月常规体检时B超发现肝右叶有一2cm×3cm大小占位，经肝穿活检确诊为"原发性肝细胞癌"。于2002年11月在某医院行射频消融治疗1次。患者拒绝进一步手术和放、化疗，故长期服用中、西药治疗。2002年复查时发现肝门处又有一3cm×4cm大小的占位性病变。1年后复查占位增大，并发现胰腺有结节，不除外转移所致，未进行针对性治疗。近1年来，患者逐渐出现双下肢浮肿，呈进行性加重，同时伴有腹胀及呃逆不适，活动后喘憋明显，自服利尿药治疗无效，身体极度衰弱，故于2004年11月9日住院治疗。8天前出现发热、咳嗽、咳白痰、胸憋气短、乏力、口干、纳差、大便干稀不调等症，西药抗炎治疗无效，遂请中医科会诊。既往 1953 年患肺结核,已愈;高血压病史 20 余年,最高达190/100mmHg,目前服用降压 0 号和复方罗布麻治疗;糖尿病史 15年,现用胰岛素治疗,近期查血糖正常。

查体:T:38.0℃,R:20 次/分,P:108 次/分,BP:170/100mmHg。精神差,慢性病容,语音低微,形体消瘦,两肺呼吸音粗,腹部膨隆,肋下可触及肝脾明显肿大。叩诊移动性浊音(+)。双下肢重度可凹性浮肿。舌红,苔黄厚,脉数无力。理化检查:胸片:两下肺感染。考虑发热为肺部感染所致。生化:白蛋白 24.1/L,谷草转氨酶 146 IU/L,乳酸脱氢酶 484 IU/L,肌酸激酶 722 IU/L,羟丁酸脱氢酶 409 IU/L,肌酸激酶同工酶 44 IU/L。血常规正常。中医诊为发热,证属正气虚衰,气阴不足,痰热壅肺。治疗以清肺化痰治其标,益气养阴固其本。方用白虎汤合生脉饮加减:生石膏 15g(先煎),知母 10g,黄芩 10g,芦根 15g,炙麻黄 5g,法半夏 10g,浙贝母 15g,桔梗 12g,紫菀 10g,款冬花 12g,太子参 15g,五味子 10g,麦冬15g,陈皮 15g,茯苓 15g,甘草 6g。3 剂,水煎服,日 1 剂。

二诊(2004 年 11 月 22 日):服上方 3 剂发热退,T:37.0℃,咳嗽、咳痰基本消失,未继续服药。昨日再次发热,体温 37.6℃,乏力,腿软,气短,汗出,口干苦,纳差,双下肢浮肿,大便基本正常。舌红,苔黄厚干,脉数。证属气阴两虚,余热未尽,水湿留滞。治以益气养阴、兼清热利水之法。处方:炙黄芪 20g,黄精 20g,太子参 15g,炒白术 12g,茯苓 20g,法半夏 10g,浙贝母 15g,知母10g,黄连 10g,黄芩 10g,泽兰 15g,猪苓 15g,白芍 15g,甘草 6g。7 剂,水煎服,日 1 剂。服药后体温降至正常,精神好转,要求出院回家调养。

按语:本案病情复杂,患者原发性肝癌已至晚期,出现腹水及双下肢水肿,并有高血压、糖尿病史,身体极度衰弱,发热已达 8天,西医虽予大量抗感染治疗但无效。究其机理,患者本已正气虚衰，气阴两伤，复感外邪，邪热壅肺，正气无力抗邪，形成正虚邪实之本虚标实证。按标本缓解之原则，急则治标，缓则治本，本患者标本俱急，固当标本同治。西医遇此往往注重治标而忽略治本，须知本不固则标不缓，正气无力抗邪则再用高级的抗生素亦无济于事。故理当以祛邪为主，兼以扶正为原则，用清肺化痰、兼益气养阴之法。药用石膏、知母、黄芩、芦根等配麻黄清宣肺热，法半夏、陈皮、浙贝母、紫菀、款冬花等化痰止咳，生脉散、茯苓、甘草益气养阴、扶助正气以祛邪。服药后发热咳嗽等症消失，邪气已退，余热未清，因未坚持服药，3 天后再次发热。故第二次治疗扶正为主，兼以祛邪，用益气养阴、兼清余热之法。另因原发病腹水、水肿较重，故予健脾利水于其中。诸药合用，使祛邪而不伤正，扶正而不留邪。

【验案 2】二阳并病发热案

李某，女，64 岁。2005 年 11 月 1 日初诊。

主诉：发热两天。

患者两天前受凉后出现发热，体温高达 38.7℃，伴恶寒，体倦，时汗出，恶心，胃脘不适，口苦，口渴，无咽痛、咳嗽等症，昨日大便正常，今日未行，咽部不红，舌红，苔黄厚，脉滑数。既往有纯红细胞再生障碍性贫血病史 1 年余，现病情稳定。自诉对多种抗生素过敏。《伤寒论》第 151 条云："发热微恶寒，支节烦痛，微呕，心下支结，外证未去者，柴胡加桂枝汤主之。"分析其证候，发热、恶寒、汗出、体倦等属于太阳表虚之候；而恶心、胃脘不适、口苦、口渴等乃少阳病表现，符合柴胡桂枝汤方证。诊为外感发热，太阳少阳并病。治宜和解少阳，兼散表邪。方用柴胡桂枝汤加减：柴胡15g，黄芩 10g，法半夏 10g，桂枝 10g，白芍 15g，太子参 15g，芦根15g，陈皮 12g，黄连 10g，大黄 3g（后下），甘草 6g。3 剂，水煎服，日 1 剂。

二诊：患者服药1剂后发热即退，口苦消失，恶心、胃脘不适好转，但感乏力心悸，胸闷气短，口干，纳可，大便调，舌红，苔淡黄略腻，脉濡滑。虑其余邪未尽，气津已伤，内有痰浊，胸阳不展，治以益气生津，化痰降浊，兼清余热。处方：太子参15g，麦冬15g，五味子10g，法半夏10，瓜蒌15g，薤白10g，黄连10，陈皮12g，茯苓15g，石菖蒲10g，炙甘草6g。5剂，水煎服，日1剂。后于12月份因咳嗽再次来诊，诉药后发热症状消失。

按语：本例患者为外感发热，属太阳少阳并病，治疗当用柴胡桂枝汤合方。用桂枝汤外而解表、调和营卫，以祛太阳之邪；柴胡汤内则清热，和解枢机，以解少阳之邪，可谓太少双解之法。药后热退症减，但出现乏力、心悸、胸闷气短等症，考虑表热虽解，气津已伤，余邪未尽，素有痰湿，胸阳不展。遂改用生脉散合瓜蒌薤白半夏汤加味。其中生脉散益气养阴生津；瓜蒌薤白半夏汤、陈皮等化痰降浊，通阳散结；石菖蒲化浊开窍；加黄连清余热。患者药后湿浊得除，三焦畅利，诸症告愈。

【验案3】成人Still病发热案

霍某，女，52岁，工人。2006年9月28日初诊。

主诉：间断发热4年余，再次发热1周。

患者自诉于2002年5月无明显诱因突发高热，体温高达40℃，伴咽痛、皮疹、肌肉关节疼痛，全身淋巴结肿大，某西医院诊为"成人Still病"，予激素等药治疗后症状缓解（强的松最大用量达60mg）。4年来一直服用强的松维持，每于减量时即病情发作，且秋冬季常因感冒而诱发，4年中共发作5～6次。1周前因强的松减至5mg，再次出现发热，体温38.3℃，伴咽痛，额部皮疹，昨日自行将强的松加至30mg而热退。因患者不愿再服西药及进行西医检查，遂来中医科就诊。现体温不高，肩背部疼痛，咽干口燥，口苦口黏，烘热汗出，心慌，乏力气短，急躁易怒，心烦失眠，多梦易醒，每夜睡 3~4 小时，脘腹胀满，灼热反酸，纳差，食后胀甚，大便黏滞不畅，日 1~2 行（以往常便溏），舌红，苔淡黄厚腻少津，脉沉细数。额部少许皮疹，色泽稍暗。诊为内伤发热，证属脾肾不足、湿热上蒸之本虚标实证。治法宜先清化湿热，升清降浊治其标；而后益肾健脾治其本。方用半夏泻心汤加减：黄连 10g，黄芩 10g，莲子心 6g，法半夏 10g，干姜 6g，党参 15g，炙黄芪 20g，苍术、白术各 10g，茯苓 15g，桂枝 6g，石菖蒲 10g，远志 10g，夜交藤 15g，炒枳实 10g，炙甘草 6g。7 剂，水煎服，日 1 剂。嘱其忌辛辣，调情志，避风寒。

二诊（2006 年 10 月 5 日）：药后胃脘胀满减轻，纳食好转，睡眠好转，夜能睡 5~6 小时，他症如前无改善，舌淡红，苔微黄腻少津，脉沉细数。既见效机，守方加减。

三诊（2006 年 10 月 20 日）：脘腹胀满缓解，大便溏，日 2 次，睡眠多梦，每夜睡 5~6 小时，心慌、乏力、气短减轻，仍心胸烦热，头汗出，口黏，喜冷食饮，舌淡红，苔白腻，脉沉细。可见中焦枢机转利，三焦之气已畅，但上焦之热仍未清。治疗在上方基础上加栀子豉汤清宣上焦郁热，加山茱萸、女贞子等滋阴涵阳。黄连 10g，莲子心 6g，炒栀子 10g，淡豆豉 10g，知母 12g，法半夏 10g，干姜 9g，党参 15g，炙黄芪 20g，苍术、白术各 10g，石菖蒲 10g，远志 10g，夜交藤 15g，女贞子 15g，山茱萸 15g，当归 12g。7 剂，水煎服，日 1 剂。

四、五诊均守上法。

六诊（2006 年 11 月 3 日）：服药 14 剂后肩背痛消失，睡眠质量好，每夜 5~6 小时，心慌、乏力、出汗减轻，脘不胀，大便溏，日两次，仍心烦易怒，全身燥热，时畏寒喜暖，至昨日强的松已减至 15mg/日，舌淡红，苔白，脉沉细。效不更方，守方进退。服药 4 个月，患者停用激素，未再发热，诸症消失，沉疴得平。

按语：成人 Still 病是类风湿关节炎的一种特殊类型，其临床表现为发热，皮疹，关节疼痛，肝、脾、淋巴结肿大，可伴有咽痛、腹痛等。实验室检查：白细胞及中性粒细胞增高，类风湿因子、抗核抗体阴性。本例患者病程较长，服激素治疗已达 4 年多之久，病情控制不理想，常反复发作。究其病因病机为患者脾胃素虚，运化失常，水湿内停，至绝经之年，肝肾又亏，上亢之阳热与体内之湿邪相结成湿热，湿热蒸腾于外而见发热，湿邪为患则病缠绵难愈。且患者长期大量服用激素也可表现出阳热之象。同时因卫外功能下降，易感外邪，更易内外因相合而发作。治疗应把握两点：一要先清化湿热，升清降浊，以治其标，控制病情发作；二是益肾健脾治其本，防止复发。初期方用半夏泻心汤加减；病情稳定后，逐渐增加补益肝肾之品。此案提示我们，对一些慢性疾病，要根据疾病发展的不同阶段及病情变化灵活辨治，据证立法，方随法变，不可墨守成规。

调中升降法治疗代谢病

自然界的一切事物都是运动变化着的，而升降浮沉是其运动变化的主要表现形式。天地之气有升有降，升已必降，降已必升。如：春生夏长，地气升浮；秋收冬藏，天气沉降。长夏土气居中央而为枢纽。联系到人体，人与天地相应，其气机的运行，与自然之气息息相关。中焦是人体阴阳、气血、水火、气机升降之枢纽，交通之要道，升降出入，通上达下。中焦乃脾胃所居，脾胃属土，主受纳运化水谷精微，化生气血，以养五脏。《素问·经脉别论》曰："饮入于胃，游溢精气，上输于脾；脾气散精，上归于肺；通调水道，下输膀胱。水精四布，五经并行。合于四时五脏阴阳，揆度以为常也。""食气入胃，散精于肝，淫气于筋。食气入胃，浊气归心，淫精于脉。脉气流经，经气归于肺，肺朝百脉，输精于皮毛。毛脉合精，行气于府，府精神明，流于四脏。"《灵枢·营卫生会》言："人受气于谷，谷入于胃，以传于肺，五脏六腑，皆以受气，其清者为营，浊者为卫，营在脉中，卫在脉外，营周不休，五十而复大会。阴阳相贯，如环无端。""中焦亦并胃中。出上焦之后，此所受气者，泌糟粕，蒸津液，化其精微，上注于肺脉，乃化而为血，以奉生身，莫贵于此。"因此脾胃对气血、阴阳、水火、气机的升降有调节和控制作用，亦叫作斡旋作用。脾主升清，胃主降浊。脾气得升，肝气随之升发，肾水随之气化，肺气得以宣发，精微得以敷布；胃气和降，肺气得以肃降，心火得以下潜，糟粕得以下行。如清代叶天士所言"脾宜升则健，胃宜降则和"。《素问·六微旨大论》曰："非出入，则无以生长壮老已；非升降，则无以生长化收藏。是以升降出入，无器不有。"

《素问·阴阳应象大论》曰："清阳出上窍，浊阴出下窍；清阳发腠理，浊阴走五脏；清阳实四肢，浊阴归六腑。"又曰："清气在下，则生飧泄；浊气在上，则生䐜胀。"精辟地阐述了清阳和浊阴在体内的不同分布及代谢形式，同时说明了脾胃气机升降失常所导致的病理变化。若脾胃不和，中州不运，即可影响到全身气血、阴阳的运行及气机的升降出入，内而五脏六腑，外而四肢九窍等各个系统皆会发生疾病。所以脾胃升降失常也就成为疾病发生的关键。故曰"出入废则神机化灭，升降息则气立孤危"（《素问·六微旨大论》）。《临证指南医案》亦言："脾胃之病……其于升降二字，尤为紧要。"

多年临证体会到，一些代谢性疾病的形成，如 2 型糖尿病、高脂血症、高尿酸血症等，主要由于素禀脾虚，运化失常；或饮食不节，恣食肥甘厚味，损伤脾胃，脾胃虚弱，中州不运，升降失常。脾不散精，水谷精微不归正化，蕴生痰浊，壅滞于体内，导致肥胖，血脂、血糖升高等。若痰浊留于脉道，阻滞气血，可致痰瘀互结，痹阻血脉，变生他病。总之，其基本病机为脾气虚弱，中焦不运，升降失常，痰（浊）瘀阻滞。笔者紧抓病机，立足于标本兼顾，常以健（运）脾调中、升清降浊、祛除痰瘀法治之，屡收良效。

【验案1】糖尿病高脂血症案

高某，女，54岁。2011年4月3日初诊。

主诉：高血糖半年余。

患者于半年多前检查发现高血糖、高血脂，西医给予二甲双胍及辛伐他汀治疗后出现肝能功异常，自行停药，来中医科就诊。2011年3月23日生化检查结果：空腹血糖8.45mmol/L，胆固醇6.83mmol/L，甘油三酯4.72mmol/L，平素脘腹胀满，身体倦怠，睡眠欠安，口干而苦，大便溏，黏滞不爽，食欲可，形体适中，舌暗红，苔黄厚干燥，脉沉细略弦。参合脉证，乃脾虚不运、升降失常、湿热痰浊内蕴之证，当从中焦治之，拟运脾调中、升清降浊之法。方用半夏泻心汤、枳术丸、四君子汤合方加味，处方：清半夏12g，太子参15g，黄连10g，黄芩15g，干姜5g，枳实15g，生白术20g，茯苓30g，茵陈15g，翻白草15g，鬼箭羽15g，白僵蚕15g，白茅根30g，甘草6g。

复诊（2011年4月17日）：服药14剂，患者腹胀缓解，大便畅利且较前成形，日1次，仍口干舌燥，舌暗红，苔黄而干、中根部略厚，脉沉细。经追问患者喜食干果，每天进食较多瓜子、花生等。干果易生湿热，嘱其忌食干果。治疗继遵前法，原方枳实减至10g，干姜减至3g，加荷叶10g清热利湿、升发清阳，石斛15g滋阴清热、生津止渴。现代药理研究证实，二药皆有调节血糖、血脂之功。

守方加减治疗3个月，患者大便正常，睡眠转安，身体轻松，复查血糖6.48mmol/L，胆固醇5.80mmol/L，甘油三酯1.92mmol/L。患者欣喜，继续以健运脾胃为主调治半年，血糖、血脂稳定。

按语：本案治法，立足于标本兼顾，健运脾胃以固本，清热祛湿、导滞降浊治其标。方中四君子汤健脾和胃，合枳术丸健运中州、导滞降浊；半夏泻心汤辛开苦降，调畅三焦，使轻者得升，浊者得降，湿热痰浊自消；翻白草、鬼箭羽清热解毒，凉血活血，化瘀通络，并有降糖、降脂之效；茵陈有清热利湿、利胆保肝之功；白僵蚕祛痰通络散结；白茅根清热利尿，导热下行，生津止渴，此药特点是：生津而不腻膈，性寒而不伤胃，利水而不伤阴，尤以热证而津伤者最为适宜。全方健脾与导滞并举，温阳与清热兼施，辛开与苦降同用，扶正而不留邪，祛邪而不伤正，最后以健脾调中而收功。

【验案2】高尿酸血症案

孟某，男，45岁。2010年3月7日初诊。

主诉：痛风伴高尿酸血症3年余。

患者于2006年10月因右足大趾肿痛到某医院就医，化验血尿酸677μmol/L，经用秋水仙碱、痛风宁等药治疗后疼痛缓解，后服用别嘌呤醇以降尿酸，病情稳定。半年前复查发现肾功能异常，因此停服西药。1个月前再次复查：血尿酸592μmol/L，肌酐143μmol/L，尿素氮8.11mmol/L，遂求治于中医。患者平素胸闷气短，脘腹胀满，矢气则舒，便溏不爽，日1行，形体肥胖，舌暗红，苔黄腻，脉弦缓。分析四诊，属脾虚不运、湿热内蕴、气机阻滞之证。治从中焦，宜健运脾胃，升清降浊，调畅气机，活血通络，方选半夏泻心汤合四君子汤、枳术丸加味。处方：清半夏12g，黄连10g，黄芩15g，太子参15g，干姜5g，枳实15g，生白术20g，茯苓30g，炒莱菔子20g，萆薢15g，白僵蚕15g，地龙10g，牛膝15g，泽兰15g，甘草6g。

复诊（2010年3月21日）：患者服药14剂，胸闷气短、腹胀矢气缓解，大便畅利，不成形，日1~2次，舌暗红，苔淡黄腻，脉弦缓。四诊可见，湿热积滞已去，三焦气机已畅，仍有脾虚不运、湿邪内蕴之象，治疗宜守方进退。原方去莱菔子，加生山药30g、车前子10g。

三诊（2010年4月11日）：患者进药21剂，胸闷腹胀未作，大便正常，口干，舌红，苔薄黄少津，脉弦。正值春季阳升风盛时节，治宜去方中干姜、山药、车前子等辛热、健脾利湿之品，加白芍15g、白茅根30g甘凉益阴，生津止渴。

守方进退调治4个月，复查：血尿酸降至403μmol/L，肌酐119μmol/L，尿素氮7.31mmol/L。患者感激不尽，继续服药两个月，病情平稳，未再来诊。

按语：本案病机与案例1基本相同，皆中焦之病。故治疗皆立足于脾胃，标本兼顾，寒温并用，辛开苦降，兼加活血通络之品，疗效可喜。

健脾益肾治贫血

贫血是指人体外周血红细胞容量减少的一种临床常见病，常见症状为体倦乏力、心悸气短、头晕眼花、失眠多梦、面色苍白等，属中医的虚劳、心悸等范畴。

脾为后天之本，气血生化之源；肾为先天之本，人体生命之根。脾之健运，化生精微需要肾阳的温煦；肾中精气亦赖于脾所化生的水谷精微的培育和充养。肝藏血，肾藏精，精血互化，肝肾同源，故言脾肾为血化生之源泉。笔者临床所见贫血病人，常气血衰弱、脾肾两虚并见，常以健脾益肾法治之取效，兹将验案两则记录于下。

【验案1】

史某，女，34岁，工人。1998年9月29日初诊。

主诉：头晕乏力月余。

患者诉于1个月前出现头晕乏力，心慌气短，西医内科诊为"缺铁性贫血"，给予铁剂治疗出现胃脘部不适，遂到中医科就诊。刻下症：头晕乏力，心悸气短，动则汗出，腹胀便溏，日1行，纳食可，面色苍白，唇舌色淡，舌尖红而无苔，舌体部剥脱苔（进食时蜇痛），脉沉细无力。既往便溏，腹胀肠鸣，间断服中、西药治疗，效果不理想；月经量多，经期长至8天。查血红蛋白6.0g/L。根据四诊，此为虚劳，属气血不足，脾肾两虚。治宜健脾益肾、益气养血之法，方选十全大补汤加减。黄芪30g，党参15g，苍术、白术各10g，茯苓30g，熟地12g，山茱萸10g，五味子10g，阿胶12g，女贞子15g，旱莲草15g，制首乌15g，当归15g，白芍15g，肉桂6g，陈皮10g，黄精20g。

复诊（1998年10月16）：服药两周，头晕乏力减轻，仍便溏，日1次，复查血红蛋白6.7g/L。舌痛消失，舌苔好转，脉沉细无力。上方去何首乌，加补骨脂10g温补脾肾而止泻。

三诊（1998年11月13日）：守方加减服用28剂，头晕乏力消失，面色明显好转，大便正常，舌淡红，苔薄白，脉沉细较前有力。1998年10月30日查血红蛋白9.2g/L，今日复查为10.1g/L。守方进退，间断服药半年，血红蛋白一直稳定在10g/L左右，面色体力恢复正常。

按语：《灵枢·决气》言"中焦受气取汁，变化而赤，是谓血"，《灵枢·营卫生会》亦言"中焦亦并胃中……此所受气者，泌糟粕，蒸津液，化其精微，上注于肺脉，乃化而为血"。本案患者禀赋脾虚，中州不运，长期腹胀便溏，化源不足，气血虚衰，导致头晕乏力、心悸气短、动则汗出、面色苍白等症；脾虚不能统血，致月经量多，进而伤及肾精，出现精血亏虚之候。治疗当"因其衰而彰之。形不足者，温之以气，精不足者，补之以味"。健运脾胃，温补肾精，益气养血，以十全大补汤加减，其党参、黄芪、白术、茯苓健脾益气，益生化之源；当归、白芍、熟地补血和血；山茱萸、阿胶、龟板、女真子等滋补肾精，补先天之本、精血之源。如此用药使后天得健，先天得充，气血得生，其病自愈。

【验案 2】

白某，男，70 岁，香港人。1999 年 7 月 1 日初诊。

主诉：头晕乏力，心慌气短 3 个月。

患者述 3 个月前出现出头晕乏力，心慌气短，出虚汗，两腿浮肿。某西医院诊为"缺铁性贫血"，住院治疗效果欠佳，1999 年 6 月 30 日转院后，邀笔者会诊。刻下：头晕乏力，心慌较重，汗出淋漓，双腿软弱无力，站立时两腿颤抖，不能自持，小腿指凹性水肿，面色萎黄，唇、舌、耳及指甲苍白无华，纳食差，大便质稀不畅，两日未行，既往大便常不成形，日 1 至数次，出院时血红蛋白 8.7g/L，舌淡胖有齿痕，苔白腻，脉大而无力。诊为虚劳，证属气血虚少、脾肾两虚。治以益气养血、健脾益肾为法，方选十全大补汤加减。生黄芪 30g，当归 15g，白芍 15g，党参 15g，茯苓 30g，熟地 15g，阿胶 10g，首乌 15g，枸杞子 15g，女贞子 15g，黑芝麻 15g，肉桂 6g，砂仁 10g，炙甘草 10g。

二诊（1999 年 7 月 8 日）：服药 7 剂，浮肿减轻，心慌乏力稍减，食欲有增，大便转为日 1 次，仍不成形，余症如前，仍汗出较多，舌脉同前。守方加减，再进 7 剂。

三诊（1999 年 7 月 15 日）：诸症明显减轻，头晕心慌乏力均明显改善，食欲好，每餐由 1 两增至 2 两，双腿较前明显有力，能独自快速站起并行走，浮肿减轻，气色转润，汗出明显减少，舌淡胖，苔薄白，脉较前有力，复查血红蛋白 10.3g/L。

效不更方，守方加减数诊。

七诊（1999 年 8 月 13 日）：服药 6 周，血红蛋白升至 12.7g/L，纳食好，无明显不适，要求服中成药治疗，遂改服人参归脾丸巩固疗效。

按语：患者平素脾胃虚弱，运化失职，升降失常，而见便溏纳差；化源不足，则见心慌气短、头晕乏力；又"肾为胃之关"，古稀之年，肾气已虚，加之脾虚及肾，关门不利，使便溏进一步加重；脾肾两虚，水湿不化，则见浮肿等。本案与案1证候表现相近，病理机制相同，皆为气血亏虚，病本皆为脾肾不足，治疗皆遵《黄帝内经》之法，"因其衰而彰之。形不足者，温之以气；精不足者，补之以味"的原则，益肾健脾，补益气血，使脾胃得健，肾气充足，诸症自愈。

肿瘤治疗中的扶正祛邪与扶正抑邪

长期以来，无论中医还是西医对肿瘤治疗的疗效判定都是以瘤体是否缩小或消失为标准，世界卫生组织（WHO）提出的实体瘤疗效评价标准是将肿瘤的大小变化分为：完全缓解（CR）、部分缓解（PR）、无变化（NC）、病情进展（PD）。因此，消灭肿瘤是第一要务，按照中医的理论是除邪务尽。扶正祛邪的治疗原则，不但有效地指导着中医肿瘤治疗，甚至也被西医自觉或不自觉地运用着。然而大量的临床病例表明，对某些恶性肿瘤或肿瘤的中、晚期，这一原则并不适用，甚至有害。下面就此问题谈谈个人见解。

一、扶正祛邪治则的反思

所谓扶正，就是扶助正气，增强体质，提高机体抗邪能力；所谓祛邪，就是祛除病邪。其中根据正邪双方的消长盛衰情况，又有先祛邪后扶正或先扶正后祛邪或扶正与祛邪并重等不同的内容。一般认为，祛邪是治疗的最终目标，扶正是为了祛邪，邪去才能正安，除邪务尽是应遵循的基本原则。西医早期的观点是务使癌瘤缩小或消失，采取的方法有手术、化疗、放疗等，必欲置癌瘤于死地而后快。中医的早期治疗也是遵循这一原则，20世纪80年代以前，"以毒攻毒"是中医治疗肿瘤常用的方法，砒霜、马钱子、芒硝、蟾蜍、蜂房、三棱、莪术、半枝莲、山慈菇、雄黄、水蛭、甘遂、朱砂等峻猛有毒之品常被采用。除邪务尽的理念在中医和西医治疗癌症的过程中得到了同样充分的实施。

然而大量的临床病例显示，虽然采取了各种祛邪的方法使瘤体"不见"了，但病人机体也受到了极大的伤害。过分强调祛邪的结果是邪去正伤，许多患者因此而病情加重，甚至有人提前走完了人生的历程，这在一些恶性肿瘤和癌症中、晚期的治疗中尤为突出。这种只见疾病不见病人，与医学初衷背道而驰的思维方式，不能不引起医学界的深刻反思。

经过大量的临床实践和众多的沉痛教训，人们不得不思考这样一个问题，在对一些目前还没有有效祛除病邪方法的疾病的治疗中，是否一定要坚持祛邪的原则？是否一定要除邪务尽？能否找到一种比祛邪更好的方法以延长病人的生命，保证病人的生存质量？大量带瘤生存的病例给了我们以启发，改"祛邪"为"抑邪"，通过扶正的方法监视"邪"、管制"邪"、控制"邪"，使邪与正长期"和平共处"，最大限度地保证病人机体的病态平衡，达到延长寿命和保证生存质量的目标，这就是"扶正抑邪"的思想。

实际上"扶正抑邪"的思想早已有之，只是医疗理念的不同，未能引起后人的重视。清代高秉钧《疡科临证心得集》在论述"乳岩"时说："凡犯此者，百人百死，如能清心静养，无挂无碍，不必勉治，尚可苟延，当以加味逍遥散、归脾汤或益气养营汤主之。"又在论述"失营"（相当于鼻咽癌转移）时云："此证为四绝之一，难以治疗，若犯之者，宜戒七情，适心志，更以养气血，解郁之药，常常服之，庶可绵延岁月，否则促之命期已。其应用之方如：加味逍遥散、归脾汤、益气养营汤、补中益气汤、和营散坚丸等，酌而用之可也。"高氏在此明确指出了治疗此类疾病的几点注意事项，首先"不可勉治"，第二要"清心静养""戒七情，适心志"，第三要用"养气血，解郁之药，常常服之"，如此才可"绵延岁月"。高氏所用之方皆为扶正方剂，目的不言自明。先人虽早有论述，但受西医学思维方式的影响，在很长一段时间内对癌症的治疗都忽视了这一点。只是后来在对患者生存的整体评价时，才意识到只见疾病不见人的思维方式的局限，教训是深刻的。

二、扶正祛邪与扶正抑邪的异同

"扶正祛邪"与"扶正抑邪"虽只一字之差，但治疗思路和手段却不尽相同。二者在扶正上是一致的，都是要提高机体免疫力，增强人体的免疫机能；但在对邪的态度和处理方法上却大相径庭。

从治疗目标来说，扶正祛邪着眼于邪的有无，强调除邪务尽，以邪去为最终目标；扶正抑邪则着眼于人的生存时间和生存质量，以邪不破坏机体的病态平衡为目标。

从临床适用范围来说，扶正祛邪适用范围广，绝大多数肿瘤都可在这一原则指导下进行治疗；扶正抑邪适用范围相对狭窄，主要用于指导某些恶性肿瘤和癌症晚期的治疗。

从治疗方法上来说，扶正祛邪主张在扶助正气的同时采取各种祛邪的方法，如活血化瘀、软坚散结，甚至以毒攻毒。扶正抑邪则主张用平和补益之法，多以调理脾胃、养阴益气、补益肝肾、宁心安神等法治之。

从方药上来说，扶正祛邪多以消散、通利、破血、软坚甚至大毒之药，如前所提及的峻猛之品以及红花、穿山甲、鳖甲、白花蛇舌草及虫类药与扶正之品合用；扶正抑邪则主张尽量少用或不用有可能损及正气的药物，人参、茯苓、黄芪、甘草、生地、熟地、白芍、枸杞子等常用。

三、扶正抑邪理论的临床实践

扶正抑邪理论有效地指导着晚期肿瘤的治疗，使许多患者从中受益。刘嘉湘教授等针对肺癌以气阴两虚证候为多，研制了以益气养阴为主的中药制剂"金复康口服液"（太子参、沙参、天冬、麦冬、黄芪、百合、白术、鳖甲、仙灵脾、肉苁蓉、菟丝子、海藻、夏枯草、瓜蒌、南星、石上柏、石见穿、生牡蛎、白花蛇舌草等），治疗非小细胞肺癌有效率63.50%（CR + PR + NC），而单纯化疗组为60%。疗后1年、两年生存率"金复康"组为67.28%，单纯化疗组1年生存率为40.30%，无两年生存者。且"金复康"治疗后多项免疫指标及血象之改善均较治疗之前显著提高，化疗组则有所下降。说明该中药对非小细胞肺癌治疗具有改善症状、提高生存质量、改善免疫功能、保护血象、缓解和稳定病灶及提高生存率的作用[1]。张秀平等用贞芪扶正颗粒辅助治疗晚期恶性肿瘤68例，开水冲服，每次1包（15g），每日两次，15天为1个疗程，两个疗程后评定疗效。结果饮食增加者占66.70%，体重增加者占66.70%，卡氏评分增加占70.00%[2]。张代钊等用扶正增效方剂（生黄芪、白术、太子参、枸杞子、鸡血藤、红花、苏木、茯苓、鸡内金、石斛、沙参、银花）观察对肺癌放射治疗患者的增效作用，并与对照组做对比观察，发现扶正增效方能提高肺癌放射治疗的近期疗效，其有效率为69.70%，高于单纯放射治疗组40.90%；其癌转移浅表淋巴结缩小率80.07%，明显高于单纯放射组54.99%；其食欲下降、口干咽燥、全身反应出现率为26.41%、67.65%和11.77%，明显低于单纯放射组57.14%、100.00%和42.85%。[3]

四、扶正抑邪治疗肿瘤的机制探讨

中医理论认为，"积之成也，正气不足而后邪气踞之""正气虚则成岩"。现代医学研究表明，肿瘤的发生和发展与机体免疫机能低下密切相关，肿瘤患者大都是先天免疫功能缺陷或后天因素导致体内防御机能减弱，对外来致癌因子抵御不力，对出现渐变的异己细胞未能排斥和歼灭，这证实了中医的认识是正确的。诚如肿瘤专家、中国工程院院士孙燕所说："在细胞水平上我们可以看到各种免疫细胞，如巨噬细胞、T 淋巴细胞、自然杀伤细胞（NK）功能的失调；在分子水平上，我们又可以看到控制基因或抑癌基因（如 p53、p16）的丢失。这些，都可以理解为祖国医学中'正虚'的范畴。"[4] 当代学者及医学家们在继承前人理论和经验的基础上，充分利用现代先进的技术和手段对扶正中药的抗癌机理进行了深入研究，揭示出了中药抗癌的机理。

（1）提高机体免疫功能，增强自然抗病能力，达到消灭肿瘤或带瘤生存的效果。如对黄芪、人参、女贞子等扶正中药的研究表明，以上药物对 NK 细胞、T 细胞亚群、LAK 细胞、巨噬细胞等有调节作用。另外对中药方剂的研究也证实，十全大补汤有促进体内产生干扰素的能力，补中益气汤可激活 NK 细胞、巨噬细胞，并明显抑制移植肿瘤的增生[5]。

（2）促进肿瘤细胞凋亡，达到抑癌目的。研究表明，许多扶正中药都有诱导肿瘤细胞凋亡的作用，如黄芪、当归、党参、枸杞子、五味子、芍药、生地、甘草、茯苓多糖等，都可诱导产生细胞白介素 -2 和 γ-干扰素，从而介导肿瘤细胞发生凋亡[6]。

扶正抑邪是对扶正祛邪理论的发展，它是在经历了大量的失败病例，付出了沉重的代价的基础上提出的，在它指导下的临床，又使多少人延长了寿命和提高了生存质量。随着对肿瘤发生发展机理研究的深入，扶正抑邪的机理也会得到更透彻的阐明，这将使中医药在肿瘤的治疗中发挥更大的作用。

参考文献

[1] 刘嘉湘，施志明，徐银晔，等．金复康口服液治疗原发性非小细胞肺癌临床观察 [J]．中医杂志，1997，38（12）：727－729

[2] 张秀平、王丽青，郑志翠．贞芪扶正颗粒辅助治疗晚期恶性肿瘤68 例 [J]．中国民间疗法，2003，11（1）：50－51

[3] 张代钊，徐君东，李佩文，等．扶正增效方对肺癌放射增效作用的临床和实验研究 [J]．中国中西医结合外科杂志，1998，4（2）：71－75

[4] 孙燕．内科肿瘤学 [M]．北京：人民卫生出版社，2001，11

[5] 韩凤娟．中医学防治肿瘤作用机制的现代研究思路与探索 [J]．江苏中医，2003，24（5）：9－11

[6] 黄海茵，于尔辛．中药对 NKC、LAKC 细胞及 IL－2 活性的影响 [J]．中国中西医结合杂志，1993，13（4）：253－255

化痰散结法治疗食道癌

食道癌属中医学的噎膈、呕吐等范畴，临床主要表现为吞咽梗阻、饮食难下，甚则格拒不通、食入即吐等。其成因多由内伤饮食，情志失调，脏腑失和，导致气滞、痰阻、血瘀，使食道狭窄而成。正如《临证指南医案·噎膈反胃》言："噎膈之症，必有瘀血、顽痰、逆气，阻隔胃气。""酒湿厚味，酿痰阻气，遂令胃失下行为顺之旨，脘窄不能纳物。"本病常发生于中老年人，多为虚实夹杂、本虚标实之证，治疗应权衡标本虚实，因证施治。

【验案】

李某，男，85 岁，工人。2004 年 10 月 10 日初诊。

主诉：胸脘堵闷疼痛，进食则吐 1 个月。

患者自述 1 个月前无明显诱因出现上症，并逐渐加重，在我院消化科行胃镜检查发现食道癌（具体病理不详），收住外科。后因患者拒绝西医治疗而自动出院，在外院服中药汤剂治疗效果不理想，来我科就诊。刻下症：身体消瘦，胸脘胀闷，疼痛，进食水即吐，吐少量涎液，体倦乏力，大便不畅，舌暗红，苔淡黄稍腻，脉弦代。既往患冠心病、心律不齐，房颤8年，慢支8年，陈旧脑梗死5年。四诊合参，诊为噎膈，证属痰瘀阻滞、胃失和降、正气已虚，治以化痰散结、益气健脾和胃之法。法半夏12g，陈皮12g，莪术12g，郁金12g，僵蚕15g，蜂房6g，九香虫9g，浙贝母15g，山慈菇9g，干蟾6g，瓜蒌15g，太子参20g，炙黄芪30g，甘草6g。7剂，水煎服。

二诊（2004年10月18日）：呕吐明显减轻，进食明显好转，仍胸部堵闷，乏力，大便正常，舌暗红，苔白腻，脉弦律不齐。效不更方，继服上方7剂。

三诊（2004年10月25日）：纳食好，未呕吐，早餐可进食二两包子、牛奶或豆腐脑1碗，午餐进食米饭1碗及蔬菜等，晚餐可食18个饺子，大便正常，仍乏力，头晕，舌暗红，苔薄淡黄，脉弦代不齐。继以健脾和胃、扶正抗癌、化痰散结为法。太子参20g，炙黄芪30g，法半夏12g，陈皮12g，莪术12g，郁金12g，僵蚕15g，蜂房6g，九香虫9g，浙贝母15g，山慈菇9g，干蟾6g，威灵仙12g，元参15g，白英15g，急性子5g，甘草6g。服药28剂，患者病情明显好转，食欲好，进食正常，此后间断服用中药治疗，病情稳定。

按语：本案西医明确诊为食道癌，因年事已高，不宜行手术和放、化疗等。中医认为，此为本虚标实之证，患者年高，正气已虚而邪气尚实，痰瘀阻滞较重。治疗应标本兼顾，治标以化痰活血散结为法，治本以健运脾胃为法。方用半夏、陈皮、浙贝母、瓜蒌等化痰降逆，僵蚕、蜂房、莪术通络活血散结，郁金、九香虫理气，山慈菇、干蟾、白英、急性子等解毒抗癌，太子参、黄芪益气养阴扶正。诸药配伍共奏化痰活血散结、健脾和胃、扶正抗癌之效。

痹证治验

痹证的论述首见于《黄帝内经》,《素问·痹论》篇对痹证之病因、病机及证候有详细论述,"风寒湿三气杂至,合而为痹,其风气胜者为行痹,寒气胜者为痛痹,湿气胜者为着痹也"。汉代张仲景在《伤寒论》中论述了太阳风湿的辨证与治疗,在《金匮要略》中论述了湿痹、历节病的证治,并为后世留下了多帖至今临床常用的效方,如乌头汤、防己黄芪汤、桂枝芍药知母汤等。后世医家对痹证的论述亦相当丰富。痹之为病,与体质盛衰、气候之殊、地域之异及环境改变等因素密切相关。多因患者禀赋不足,素体虚弱,风寒湿之邪乘虚而入,留于筋骨血脉,或郁久化热,发为本病。又据其邪之不同,病程长短,体质虚实,证有风痹、寒痹、湿痹、热痹、顽痹等不同,临证需详辨之。

【验案1】顽痹案

武某,女,23岁,本院职工。2004年6月14日初诊。

主诉:全身关节肿痛缠绵不愈5年余。

患者于1999年2月无明显诱因出现全身关节肿痛,两手指、腕关节较著,晨僵,我院诊为"类风湿性关节炎",坚持服西药治疗,同时到本市某三甲中医院服用中药,并曾两次在该院住院治疗,病情未有改善,生活不能完全自理,每日需其母用自行车推送到医院上班,十分痛苦。刻下症见间断发热,全身关节肿痛,四肢尤甚,两手指、腕关节肿痛,不能握拳,两膝、踝肿痛不能屈伸,行走困难,晨僵半小时,伴乏力,盗汗,五心烦热,纳呆,便溏,日1行,月经量少,数月1行,身体消瘦,面色暗黄,舌红、苔黄中部厚腻,脉细滑稍数。

检查:2004年3月化验免疫八项:类风湿因子349 u/mL(正常

0~30)，C 反应蛋白 16. 31mg/L（正常 0~6），IgG 34. 16g/L（正常 7~16），IgM 2. 54g/L（正常 0. 4~2. 3），补体 C3 0. 71g/L（正常 0. 85~1. 8），血沉 100mm/h。2004 年 3 月 X 线双膝正侧位片示：关节间隙明显狭窄，关节面硬化，滑膜囊未见明显增厚。结合病史考虑为类风湿性关节炎改变。X 线双手正位片示：双手腕骨、掌、指骨普遍骨质疏松，掌腕关节、指间关节间隙变窄，腕骨间间隙亦稍窄，印象：双手类风湿性骨关节病。

综观脉证，诊为湿热痹阻之顽痹。属禀赋不足，脾肾两虚，风寒湿邪乘虚侵入，郁久化热，胶着不解，伤津灼液，甚至耗伤阴血，身体日衰，脾肾益虚，缠绵不愈之候。治以益气养血，温补脾肾，化湿清热，宣痹通络为法。方拟桂枝芍药知母汤合黄芪桂枝五物汤加减：桂枝 10g，赤芍、白芍各 10g，知母 10g，炙黄芪 30g，当归 15g，生地、熟地各 10g，山茱萸 12g，桑枝 10g，怀牛膝 15g，苍术、白术各 10g，乌梢蛇 12g，蜈蚣两条，首乌藤 20g，穿山甲 10g，姜黄 10g，甘草 6g。

二诊（2004 年 7 月 1 日）：服药 7 剂，全身关节疼痛减轻，仍右膝肿痛，需服止痛药，乏力盗汗减轻，大便溏，日 1 行，舌红，苔薄淡黄，中间稍腻，脉细无力。药后虚热减轻，湿邪仍重，故原方去生地、知母，加木瓜、汉防己以化湿，加杜仲、川断补肾壮腰膝。

三诊（2004 年 7 月 15 日）：5 天前阴雨天气，手、足关节肿胀疼痛加重，晨起痛重，晨僵明显，7 月 2~9 日月经来潮，经前及经期症状加重，二便正常，舌红，苔黄稍厚，脉细无力。痹之为病乃感受风寒湿邪所致，阴雨天气湿邪盛故症状加重。且患者病程已久，气血已伤，经期血走于下，气血更虚，亦是加重因素之一。治法应益肾健脾，益气养血，祛风除湿，活络止痛。处方：炙黄芪 40g，当归 15g，桂枝 10g，熟地 12g，鸡血藤 30g，苍术、白术各 12g，炒薏苡仁 20g，汉防己 10g，菟丝子 12g，木瓜 30g，巴戟天 12g，炒杜仲 12g，白芍 15g，乌梢蛇 12g，茯苓 15g，白豆蔻 6g（后下），甘草 6g。

此后数诊均守本方加减，服药两月余。

七诊（2004 年 9 月 1 日）：手、膝关节痛明显减轻，已无晨僵，上楼时两膝屈伸轻度不适，阴天症状加重，纳食增，大便调，面色转润，月经正常，舌红，苔淡黄，脉沉细。继以补脾肾、祛风湿、通经络之法调治。炙黄芪 40g，汉防己 12g，赤芍、白芍各 10g，当归 15g，木瓜 15g，巴戟天 15g，桑寄生 15g，炒杜仲 12g，苍术、白术各 12g，徐长卿 15g，威灵仙 12g，秦艽 12g，穿山甲 12g，僵蚕 12g，鸡血藤 15g，土鳖虫 5g，甘草 6g。

八诊（2004 年 9 月 7 日）：月经于 9 月 5 日来潮，量中等，手、膝关节疼痛明显减轻，纳食好，二便调，舌淡红，苔淡黄，脉滑细。守方进退。

九诊（2004 年 11 月 16 日）：服药 4 个月余，诸关节肿痛皆明显减轻，于 5 天前停服西药，月经正常，纳食好，大便调，舌红，苔淡黄，脉细滑。继遵前法守方加减治疗。

十诊（2005 年 3 月 10 日）：复查免疫八项检查结果：类风湿因子降至 270.20 u/mL，C 反应蛋白正常 3.18mg/L，补体 C3 0.67g/L（↓），IgG 24.63g/L（↓），IgM 1.81g/L。生化十项检查结果：乳酸脱氢酶 304 u/L，羟丁酸脱氢酶 246 u/L，血沉 50mm/h。患者仍有手、膝、踝、肩等关节交替疼痛，游走不定，舌尖红，苔黄腻，脉细滑。于前方中加入温阳逐寒、通络止痛之重剂，制附子 15g，蜂房 10g，穿山龙 40g 等。

十一诊（2005 年 6 月 20 日）：上方化裁服药 3 个月，关节肿痛明显缓解，行走自如，能自己乘公交车上下班，独自购物，做家务（如洗衣服、打扫房间等），体重增加 5kg。天气变化时仍有手、膝、踝关节游走性疼痛，但程度轻，持续时间短，1～2 天即消失，基本不影响生活和工作。5月16日复查血沉32mm/h。继守上方加减治疗。

2005年12月20日复查：血沉21mm/h，类风湿因子261.2u/mL，C反应蛋白1.59mg/L，肝、肾功能正常，病情稳定。为表谢意，患者先后亲手制作绢花和刺绣赠予笔者，一来表示感激之情，同时也是展示其双手关节功能恢复的良好状态。两年后患者恋爱结婚，育一子。

按语： 本案年少患病，病程较长，病情严重，虚实夹杂，既有阴血亏虚、脾肾不足，又有湿热阻滞、经脉痹阻，而成虚痹顽疾。且部分关节已经骨化变形，形如"尪痹"，治疗较为棘手。对于此类患者，不可强求短期收功，须缓图之，坚持长期治疗。法当攻补兼施、寒温并用，益气养血、化湿清热、宣痹通络、温补脾肾诸法兼顾。方以桂枝芍药知母汤合当归补血汤为主，加减治疗近1年，病情虽有改善，但不能完全控制，虑其病重药轻，非温阳逐寒、通络止痛之重剂不能奏效，故加入制附子、穿山龙、蜂房、土鳖虫等药，以增搜风通络、活血止痛之力。

【验案2】产后痹案

黄某，女，31岁。2005年8月27日初诊。

主诉：两手臂麻木且胀，伴下肢冷4月余。

患者产后两个月出现上症，现两手臂麻木，左侧较重，无疼痛，双下肢冷，两膝及足跟凉，畏寒喜暖，夜间出汗，纳差，大便干，数日1行，舌淡红，苔薄白，脉细。诊为产后痹，系产后血虚、寒凝经脉之证，治拟养血通脉、温经散寒之法。用当归四逆汤合当归补血汤加减：炙黄芪20g，桂枝9g，当归15g，白芍15g，通草10g，鸡血藤20g，生地、熟地各15g，防风10g，羌活10g，独活10g，木瓜15g，焦三仙30g，火麻仁15g，肉苁蓉15g，桃仁12g，甘草6g。7剂，水煎早、晚分服。

二诊（2005年9月3日）：两手麻胀感减轻，仍畏寒喜暖，足跟凉，夜间汗出，大便两日1行，舌红，苔薄黄，脉细滑。继遵前法治疗：炙黄芪20g，桂枝6g，当归15g，生地15g，熟地15g，鸡血藤15g，通草10g，木瓜15g，防风10g，肉苁蓉15g，火麻仁15g，黄连10g，焦三仙30g，甘草6g。7剂，水煎服。

三诊（2005年9月10日）：两手麻及足跟凉缓解，畏寒减轻，夜间已无汗，仍纳食欠佳，大便干，数日1行，舌红，苔黄厚，脉滑。炙黄芪20g，当归20g，肉苁蓉15g，桂枝6g，生地15g，熟地15g，鸡血藤15g，木瓜15g，怀牛膝15g，通草10g，山茱萸12g，火麻仁20g，焦三仙30g，甘草6g。7剂，水煎服。经用上方治疗而愈，未再来诊。后带朋友来就诊，表示感谢。

按语：此患病发于产后两个月，究其病机，盖因产后血虚气亏，营卫不足，筋脉失养，导致手足麻木；风寒之邪乘虚而入，寒邪凝滞，气血运行不利，阴阳之气不相顺接，故见膝冷足凉之厥逆证。以养血通脉、温经散寒的当归四逆汤合当归补血汤加减治之，取得显著疗效。此案的发病及治疗体现了《伤寒论》内外相因疾病观思想。

【验案3】寒痹案

迟某，男，52岁，工人。2006年4月10日初诊。

主诉：项背及左胁部疼痛3月余。

患者3个月前无明显诱因出现项、背部疼痛，拘急不舒，连及左胁部，晨起疼重，午后减轻，遇天气变化或受凉则痛重，夜间盗汗，纳食可，大便正常。西医诊断为"强直性脊柱炎"，西药治疗不效，来中医科就诊。其身体消瘦，舌质淡红，苔黄少津，脉沉细。诊为痛痹，证属风寒之邪痹阻经络，太阳经输不利。治疗拟疏风散寒、舒筋活络之法，予桂枝加葛根汤加减：桂枝9g，赤芍10g，白芍10g，葛根15g，姜黄10g，木瓜15g，当归10g，延胡索10g，川楝子

6g，柴胡10g，枳壳10g，防风10g，黄连10g，生黄芪15g，炙甘草6g。7剂，水煎服。

二诊（2006年4月17日）：项、背部及左胁部疼痛皆减轻，纳食可，二便正常，舌淡红，苔黄腻，脉沉细。既见效机，守方加减。桂枝9g，赤芍、白芍各15g，葛根20g，当归15g，姜黄10g，木瓜15g，知母15g，黄连10g，延胡索12g，川楝子6g，生黄芪15g，甘草6g。7剂，水煎服。

三诊（2006年4月24日）：颈、背部疼痛明显减轻，盗汗明显减少，偶有汗出，自觉精神体力好转，纳食可，大便偏溏，舌淡红，苔淡黄稍腻，脉沉细。继服上方去知母，加白豆蔻6g、茯苓15g。7剂，水煎服。

四诊（2006年5月8日）：项、背部疼痛明显好转，仍晨起疼痛，午后轻，左胁部疼痛明显减轻。纳食正常，大便黏滞，日1次，睡眠不安，舌质红，苔黄腻，脉沉滑。因"五一"劳动节放假期间进食肥甘厚味较多，蕴生湿热，故大便黏滞，热扰心神则睡眠不安。治疗于上方加入清热化湿导滞之品。桂枝10g，赤芍15g，白芍15g，葛根30g，当归15g，姜黄10g，木瓜15g，知母15g，黄连10g，炒枳实12g，炒白术12g，黄芩15g，莲子心6g，远志10g，生黄芪15g，炙甘草6g。7剂，水煎服。

药后症状明显好转，但由于天气转热，不愿继续服汤药治疗，改服正清风痛宁治疗。

按语：本案为强直性脊柱炎，其证候特点是项、背部疼痛，拘急不舒，受凉则重，与《伤寒论》桂枝加葛根汤之"项背强几几"相若。太阳经脉循头下项，夹脊抵腰。风寒之邪侵入其间，痹阻经脉，经气不舒，气血阻滞而发本病。故用桂枝加葛根汤疏风解肌，调和营卫，舒通经脉。加姜黄、木瓜、防风等增其祛风湿疏经络之功；加延胡索、川楝子、柴胡、当归等行气活血止痛；黄芪益气固表，扶正祛邪，收到理想疗效。桂枝加葛根汤原为治疗太阳中风兼经脉不利证而设，而此例证候表现符合太阳经脉不利证的特点，故用此方治疗而取效，此即"有是证者，用是方也"。

散寒逐瘀通脉痹

脉痹，首见于《黄帝内经》，为五体痹之一，其临床表现以局部疼痛伴脉络瘀阻为主证，诸医多从瘀论治。笔者临证体会，有因瘀而致者，有因寒而得者，当明辨。

【验案 1】寒凝血脉证

吕某，男，67 岁。1999 年 8 月 17 日初诊。

主诉：右腿外侧剧痛 10 天。

据述患者 10 天前无明显诱因出现右小腿疼痛，初起为小腿外侧痛，呈持续性，逐渐上延，发展至大腿及臀部，疼痛难忍，西医疑为"深部静脉炎"，予西药治疗未效，服止痛药仅能稍稍缓解，不能控制，夜间不能入睡，哀号不止。刻下：表情痛苦，右腿冷感，触之较左侧凉，肤色如常，趺阳脉搏动尚好，苔白稍腻，脉弦紧。四诊合参，诊为脉痹，属寒凝血脉。宜温经散寒，活血通脉，方选桂枝附子汤合当归四逆汤加减。桂枝 10g，制附子 10g（先煎），制川乌 10g（先煎），当归 15g，细辛 6g，没药 10g，延胡索 10g，赤芍 15g，牛膝 15g，木瓜 15g，鸡血藤 15g，甘草 10g。3 剂，水煎服。

二诊（1999 年 8 月 20 日）：疼痛明显减轻，两天未痛，第 3 天疼痛又作，痛状如前，苔白稍腻，脉弦紧。效不更方，上方牛膝加至 30g。再进 3 剂，水煎服，日 1 剂。西医予青霉素每日 480 万单位静脉点滴。

三诊（1999 年 8 月 23 日）：疼痛明显减轻，虽有疼痛但能忍受，右腿转温，苔白稍腻，脉弦。继以上方加白芥子 10g，再进 3 剂，诸症消失。

按语： 此案证候特点：突发右腿后侧及臀部剧痛，患腿触之凉，舌苔白腻，脉弦紧。从病邪性质而言当为寒邪致病，属"痛痹""寒气胜者为痛痹"（《素问·痹论》）；按部位而言乃是寒邪侵及血脉，故称"脉痹"，寒邪"在于脉则血凝而不流"（《素问·痹论》），血脉痹阻不通，故疼痛剧烈，局部偏凉。治疗当以大剂量附子、桂枝、川乌温经散寒；辅当归、牛膝、鸡血藤、赤芍等活血通脉；延胡索、没药等活血止痛；木瓜、赤芍、甘草酸甘化阴，既能缓急止痛，又能佐附子、桂枝、川乌之辛燥。全方配伍共奏温经散寒、通脉止痛之效。

【验案2】血脉痹阻证

刘某，男，72岁，退休工人。2006年11月15日初诊。

患者于2006年10月中旬出现左小腿内侧肿痛，活动时痛甚，外科诊为"血栓性静脉炎"，予抗凝药（华法林）及外用药（多磺黏多糖软膏）治疗，症状未见减轻，询诊于中医。刻下症：左下肢轻度浮肿，左小腿内侧至膝上触及条索状肿块25cm左右，皮色黯红，痛连大腿内侧，活动则痛甚，局部畏寒喜暖，纳眠可，二便调，舌黯红，苔微黄稍腻，脉弦细。既往有肺栓塞及双下肢静脉栓塞病史4年余，服用华法林至今，现每日服用1.5mg；高血压病史，服用硝苯地平缓释片，血压稳定。患者为血瘀之体，正值深秋时节，天气转冷，寒凝血脉，血行滞涩，瘀阻脉络而致脉痹。治宜逐瘀通脉，温经止痛，方选通经逐瘀汤合当归四逆汤加减：赤芍15g、穿山甲10g、皂刺10g、川芎10g、川牛膝15g、桂枝10g、当归15g、蜈蚣3条、炙黄芪20g、泽兰15g、忍冬藤15g、丹皮10g、鸡血藤15g、甘草6g。7剂，水煎服。

二诊（2006年11月22日）：左小腿条索状肿块较前缩短变软，大腿部肿块明显变软，膝部仍有条索状肿块，患处肤色较前明显变浅，仍行走时疼痛，触痛明显，但较前明显减轻，下肢浮肿消失，纳食可，大便调，舌黯红，苔微黄稍腻，脉弦细。继遵前法治疗。穿山甲 10g，皂刺 10g，川芎 10g，炙黄芪 20g，蜈蚣 3 条，桂枝 10g，赤芍 15g，当归 15g，川牛膝 15g，泽兰 15g，鸡血藤 30g，忍冬藤 30g，浙贝母 15g，甘草 6g。7 剂，水煎服。

三诊（2006 年 11 月 29 日）：再进药 7 剂，左小腿疼痛明显减轻，行走时痛、触痛均减轻，大腿部肿块消失，小腿部条索状肿块进一步缩短、变软，纳食可，大便调，舌黯红，苔微黄稍腻，脉弦细。疗效明显，原方进退数诊。

七诊（2006 年 12 月 31 日）：患者左腿疼痛基本缓解，纳食及二便正常，家属代取上方 7 剂，巩固治疗。患者共服药 50 剂，诸症消失，未继服汤药，以华法林维持。

按语：分析本案，患者素有血脉瘀阻，"痹在于脉则血凝而不流"，深秋季节，天气转冷，寒主收引，脉道更加不利，血行愈加滞涩，不痛兼以不荣，则疼痛剧烈，局部见条索状肿块，诊为"脉痹"无疑。方选通经逐瘀汤合当归四逆汤加减，前者活血逐瘀通经散结，后者温经通脉，可为对证。

本案与上例均为脉痹，病机略有不同，前者寒邪偏盛，新邪致病，来势迅猛，疼痛剧烈；后者病势缓慢，病程较长，血瘀为主，有条索肿块。当因证施治，前者以大辛大热之桂枝附子汤为主方，以速散其寒，温经通脉；后者以虫类药较重的通经逐瘀汤为主方，重在活血逐瘀，通脉散结，体现了叶天士提出的"新邪宜速散，宿邪宜缓攻"的治疗原则。

温中健脾治痛经

痛经是妇科常见病，多为内伤情志、外感六淫所致。临证当首分寒热虚实，实证多为气滞血瘀，寒湿凝滞，湿热瘀阻等；虚证多为气血虚弱，肝肾虚损致胞脉失养。笔者临床亦常见脾虚湿阻之证，以健脾化湿、温中散寒法治之取效。

【验案】

韩某，21 岁，学生。2010 年 9 月 5 日初诊。

主诉：经行腹痛 6 年余。

患者于 14 岁月经初潮，经期腹痛明显，曾经中、西药治疗效果欠佳，前来求治。近几月经行腹痛加重，须服止痛药方能坚持上课，月经周期为 35～40 天，经色暗红，少量血块，末次月经 2010 年 8 月 16 日，经期腹泻，日 2～4 次。平素便溏，腹胀矢气，畏寒喜暖，四末不温，面色萎黄，舌淡红，苔薄白，脉沉细。四诊合参，此乃中焦虚寒，湿邪阻滞冲任及胞宫，经血凝滞不畅之证。如《傅青主女科》言"夫寒湿乃邪气也，妇人有冲任之脉居于下焦……经水由二经而外出，而寒湿满二经而内乱，两相争而作疼痛"。治当健脾化湿，温经止痛。拟用理中汤合痛泻要方化裁：干姜 8g，党参 15g，炒白术 15g，白芍 15g，陈皮 10g，防风 10g，当归 10g，川芎 6g，茯苓 15g，香附 10g，炙延胡索 10g，川楝子 8g，炙甘草 6g。

二诊（2010 年 9 月 12 日）：服药 7 剂，患者畏寒缓解，四末转温，大便好转，腹胀消失，舌淡红，苔薄淡黄，脉沉细。守方继服 7 剂。

三诊（2010 年 9 月 20 日）：月经于 9 月 19 日来潮，腹痛轻，经行畅，小腹畏寒，大便偏溏，日 1 次，舌淡红，苔薄白，脉细。据脉证可知药后脾气渐旺，寒湿减轻，胞脉通畅。继服上方去延胡索、川楝子，加菟丝子 15g、女贞子 15g、山药 15g 以补肾调经。

上方化裁服药 1 个月，月经于 2010 年 10 月 19 日来潮，腹痛未作，大便正常，诸症告愈。嘱其服逍遥丸以善后。

按语：本案之痛经，脾阳不足，中焦虚寒为病之根本，故用理中汤温中散寒，健脾化湿；土虚木贼，故合痛泻要方以助健脾化湿之力，同时调肝缓急止痛；方中亦含当归芍药散，功能调肝健脾，活血调经止痛；金铃子散理气活血止痛。诸药配伍，而收温中健脾、散寒化湿、活血止痛之功。由于抓住病本，主次分明，故收效甚速。

健脾益肾治闭经

闭经是妇科常见病，历代医家论述颇多，其病因病机复杂，但不外虚、实两端。虚者精血不足，血海空虚；实者邪气阻滞，脉道不通。虚证有肾精亏虚、肝血虚少、脾胃虚弱、气血不足、阴虚血燥之分；实证有气滞血瘀、痰湿阻滞之别。治疗当遵《黄帝内经》之旨，"虚者补之"，或滋补肝肾，或补养气血，或调补脾胃；"实者泻之"，或理气活血化瘀，或化痰除湿通经。此外，亦有因其他因素闭经者，如刮宫术后闭经，滥用激素等药物导致闭经等，临证定要详辨，灵活施治。

【验案】

胡某，34 岁。2005 年 7 月 9 日初诊。

主诉：闭经 4 月余。

患者 2005 年 2 月于美国因停经 40 余天就医，妊娠试验阳性，诊为"早孕"，行刮宫术，术后查血 HCG（绒毛膜促性腺激素）仍为阳性，复经 B 超检查，确诊为"宫外孕"，遂又注射杀胚胎药"氨甲蝶呤"，此后即出现闭经，在美国治疗无效，于 40 天前回国医治。6 月 1 日在北京某专科医院 B 超检查示：子宫内膜厚 0.4cm。行已烯雌酚、安宫黄体酮人工周期治疗 20 天，6 月 20 日停药后月经仍未来潮，建议延中医诊治。刻下：体倦乏力，腹胀，便溏，白带量少，体瘦，面色萎黄，舌黯红，苔淡黄腻，脉细滑。以往月经正常。

四诊合参并分析诊疗经过，认为此患者之闭经，属误诊误治所致。患者月经一向正常，因宫外孕后，医者先行手术刮宫，复用药物杀胚胎，反复损伤冲任之脉，使肾精亏虚，脾气亦伤，生化无源，气血受损而致闭经。治法：补肾益精，调理冲任，健脾化湿。以左归饮加减：熟地 12g，山茱萸 15g，炒山药 15g，枸杞子 15g，茯苓 15g，炒白术 12g，党参 12g，女贞子 15g，仙灵脾 10g，当归 12g，香附 10g，车前子 15g。7 剂，水煎服。

二诊（2005 年 7 月 16 日）：药后大便正常，乏力消失，精神好转，无明显不适，白带量少，舌黯红，苔微黄，脉细滑。大便正常，乏力缓解说明脾气已健，治疗应以补益肾精为主，方用左归丸加减：山茱萸 15g，枸杞子 15g，熟地 12g，女贞子 15g，炒山药 15g，紫河车 12g，菟丝子 15g，车前子 15g，仙灵脾 15g，阿胶 12g，泽泻 10g，陈皮 12g，香附 10g，当归 15g，黄连 10g。7 剂，水煎服。

三诊（2005 年 7 月 23 日）：月经已于 17 日来潮，带经两天，量少，色红，腹痛轻，伴疲乏，纳差，舌黯红，苔淡黄厚腻，脉细滑。治疗以补益肾精、调理脾胃为法。山茱萸 15g，炒山药 15g，茯苓 15g，泽泻 15g，枸杞子 15g，女贞子 15g，紫河车 12g，肉苁蓉 15g，车前子 15g，玉竹 12g，当归 15g，香附 10g，玫瑰花 6g，法半夏 10g，焦三仙 30g。14 剂，水煎服。

四诊（2005 年 8 月 14 日）：月经于 8 月 11 日来潮，量中等，色红，腹痛轻，无明显不适。舌红，苔白腻，脉细滑。继以上法调理治疗 1 个月，于 9 月 11 日月经如期而至，特来告知，未再服药。

按语：本案秉"精不足者补之以味"之原则，方用张景岳之左归饮加减。此方乃六味地黄丸衍化而来，加入党参、白术等健运脾胃，以利气血生化之源；枸杞子、仙灵脾温肾益精，香附、当归调理冲任气血。患者服药后脾气健运，腹胀消失，大便正常，故二诊治疗的重点是补肝肾益精血，方药易为左归丸加减，此方较前方补肾益精之功更强。药后患者月经来潮，但仍有量少、伴乏力、纳差等症，说明肾精欠充，脾气欠旺，应继续以前法加减治疗。如此调治，月经终如期来潮，且色量正常。

补肝肾、调冲任治崩漏

崩漏是指经血非时而下，或暴下不止，或淋沥不尽，前者称崩，后者称漏。崩与漏常交替出现，故称为崩漏，亦称崩中漏下。正如《济生方》说："崩漏之病，本乎一证，轻者谓之漏下，甚者谓之崩中。"

【验案】

邢某，女，49岁，工人。2004年2月2日初诊。

主诉：经乱无期1年，出血淋沥不止两个月。

患者诉自2003年1月始出现月经非时而至，色红，量少，淋沥不止月余，2003年3月到北京某专科医院诊治，诊刮病理为：子宫内膜囊腺型增生，予妇康片治疗至今，疗效不佳。现仍时有不规律出血，近两月出血不止且血量增多，伴头晕乏力，心慌气短，汗出较多，几次化验血常规，血红蛋白8.4～10.4g/L，西医诊为"缺铁性贫血"，食欲可，大便干燥，面色苍白，声低气怯，口唇色淡，舌淡、苔薄白，脉沉数无力。询问以往，月经14岁来潮，周期及经量、色基本正常，婚后育有一子。另外，患者服妇康片后出现血糖增高，达8～9mmol/L，一直控制食量。

患者年届七七，肝肾已虚，加之平素性情抑郁，气血不畅或瘀滞，导致冲任失调，下血淋沥不止，出血久而不止，气血虚衰，可见心悸气短、乏力汗出等症。四诊合参，此乃肝肾不足，冲任失调，气血虚衰之证。治宜滋补肝肾调冲任，益气养血兼活血。处方：女贞子15g，旱莲草15g，山茱萸12g，当归15g，川芎6g，阿胶珠12g，蒲黄炭10g，茜草10g，仙鹤草20g，益母草10g，杜仲炭12g，川断12g，生黄芪15g，枳壳6g，桃仁10g，炙甘草6g。7剂，水煎服。

二诊（2004 年 2 月 20 日）：患者开始服中药后即停服妇康片，服药后出血止，今晨又有出血，色暗，量极少如赤带，仍头晕乏力，心慌气短，大便正常，面色苍白，唇舌色淡，苔薄白，脉数无力。治疗继遵前法。女贞子 15g，旱莲草 15g，山茱萸 12g，当归 15g，阿胶珠 12g，蒲黄炭 10g，仙鹤草 20g，杜仲炭 12g，川断 12g，生黄芪 15g，太子参 15g，五味子 10g，炙甘草 6g。7 剂，水煎服。

三诊（2004 年 2 月 25 日）：2 月 21 日始出血量增多，色红，有血块，心慌气短乏力，大便干，唇舌色淡，苔白，脉沉数。此次出血增多考虑为月经来潮，故治疗仍以补肝肾、调冲任、益气养血为主，兼以活血调经。女贞子 15g，旱莲草 15g，山茱萸 12g，当归 10g，杜仲炭 12g，川断 12g，炙黄芪 30g，蒲黄炭 10g，生地炭 12g，藕节炭 12g，香附 10g，益母草 10g，三七粉 3g，川芎 6g。7 剂，水煎服。

四诊（2004 年 3 月 3 日）：2 月 27 日经血止，仍心慌，气短，乏力，大便正常，唇舌色淡，苔白，脉沉稍数。上方化裁再诊。

六诊（2004 年 3 月 26 日）：月经于 3 月 24 日来潮，量多，有血块，仍心慌，乏力，气短，食欲可，大便干，面色苍白，唇舌色淡，苔白，脉沉。仍以滋补肝肾、调理冲任、养血活血为法，守方加减。另，患者停服妇康片后血糖恢复正常，嘱患者恢复正常食量，有助于身体的康复。

患者服药 3 月余，病情平稳，其间来诊数次。

十二诊（2004 年 5 月 18 日）：月经于 5 月 4 日来潮，量多，带经 7 天，心悸、乏力等症缓解，面色转润，舌淡红，苔薄黄，脉滑稍数。查血红蛋白：10.6g/L。以六味地黄丸合逍遥丸调理善后。

按语：此案是由于"子宫内膜囊腺性增生"导致崩漏不止，西医给予妇康片治疗 1 年效果不理想，并引起高血糖等不良反应。其本在于肝肾不足、冲任失调，其标是由此而导致的气血虚衰。治疗应标本兼顾，既要补肝肾、调冲任，又要益气血、化瘀滞。药用女贞子、旱莲草、山茱萸、阿胶等滋补肝肾，益阴养血，调补冲任；杜仲炭、川断强肾止血；黄芪、太子参补气；当归、川芎补血活血；蒲黄炭、茜草、仙鹤草等止血活血，使血止而不留瘀。用此方加减治疗3个月，月经正常，如期而至，同时血糖恢复正常，诸症消失。

痰瘀阻滞不孕治验

不孕的原因较多，也很复杂，历代妇科医籍均有论述，总而言之不外肾虚、肝郁、血虚、血瘀、痰湿五个方面，临证当详辨之。笔者临床常以化痰祛瘀益肾法治疗痰湿瘀阻之不孕，获得满意疗效。

【验案】

杨某，28岁。2008年3月4日初诊。

主诉：结婚3年未孕。

患者15岁月经来潮，经行错后，2~3个月行经1次，量少而色黯，体倦乏力，脘腹胀满，大便溏薄，日2~3次，形体肥胖，面色黯滞，皮肤粗糙，额部痤疮较多，体毛浓重，舌淡黯，苔白腻，脉沉滑。末次月经1月7日。B超诊为"双侧卵巢多囊性改变"，属无排卵型不孕。中医认为不排卵的原因多属肾中精气不足，命门火衰；患者又素体脾虚，中州不运，痰湿内停，阻滞于下焦，血行不畅，胞宫脉络受阻，冲任失调。诊为脾肾不足，痰瘀阻滞之不孕。治宜健脾益肾、化痰化瘀之法，方用五子衍宗丸合苍附导痰丸化裁：菟丝子15g，车前子10g，女贞子15g，仙灵脾12g，覆盆子10g，苍术15g，白术15g，香附10g，茯苓30g，胆南星9g，法半夏10g，枳壳10g，瓜蒌15g，太子参15g，浙贝母15g，川芎9g，皂刺9g，夏枯草15g，甘草6g。7剂。方中菟丝子、车前子、女贞子、覆盆子、仙灵脾温肾阳，补精血；太子参、苍术、白术、茯苓、法半夏健脾化湿，如叶天士所说"善治者治其生痰之源，则不消痰而痰自无矣"（《临证指南医案》）；香附、枳壳理气，川芎活血化瘀，使气血流畅而痰湿易去；浙贝母、夏枯草、瓜蒌、皂刺化痰软坚。诸药合用肾精充足，脾气健运，痰消瘀去，冲任畅通。

二诊（2008年3月11日）：药后腹胀减轻，大便较前成形，日1~2次，余症如前，舌淡黯，苔白腻，脉沉滑。守方继服14剂。

三诊（2008年3月25日）：腹胀基本消失，大便软而欠畅，日1次，白带量多，近日小腹不适，舌淡黯，苔淡黄腻，脉沉滑。原方去枳壳、皂刺，加枳实10g、黄芩15g增强清热化湿导滞之效。

四诊（2008年4月8日）：4月5日月经来潮，色红，量中等，腹痛轻，效不更方，原方化裁。

共服药4月余，诸症消失，月经于5月18日、7月2日来潮两次，9月份特来告知已怀孕，不胜欣喜，后顺产一男婴。数年后，又带孩子来就诊，见其子聪明伶俐，活泼可爱。

按语：体质肥胖之不孕，多月经不调，或错后，或闭经。因为体肥之人，恣食肥甘厚味，致脾虚不运，痰湿内生，阻滞胞脉，不能摄精成孕。只有使肾之精气充盛，痰瘀得去，气血调和，冲任血盈，月事如期而至，阴阳和才能受孕。以温肾健脾、化痰祛瘀法治之最验，方用苍附导痰丸、启宫丸、五子衍宗丸等方化裁取效。此法也常用于肥胖之人月经错后、闭经等的治疗，皆获良效。但此类病症不能冀其短期取效，需坚持长期治疗方能收功。

热入血室治验

热入血室这一病名出自张仲景的《伤寒杂病论》，主要见于《金匮要略·妇人杂病脉证并治》篇，同时见于《伤寒论》第148、149、150及221条，历代医家多有论述。血室即指胞宫。关于本病的病因病机，多认为系妇人适值经水来潮，或经水适断，血室空虚，外感中风，表邪乘虚入于血室，化热与血相结，故曰"热入血室"。其临床表现可见"续来寒热，发作有时……如疟状"，或"昼日明了，暮则谵语，如见鬼状"，或"胸胁满，如结胸状"等。笔者临证遵仲景法治之取效甚速。

【验案】

杨某，21 岁，学生。2009 年 3 月 8 日初诊。

主诉：发热 3 天。

患者于 2009 年 3 月 5 日受凉后，晚上出现发热，体温 38.9℃，头身疼痛，恶寒，家人予服感冒清热冲剂和百服宁后，汗出热退，次日清晨体温 37.4℃，午后体温再次升高，到医院就医，查血常规未见异常，诊断为病毒性感冒，继予百服宁、板蓝根冲剂及双黄连口服液治疗，药后汗出，发热稍退，继而恶寒，随之发热又作，刻下体温 38.1℃，伴恶心纳差，口苦咽干，头痛乏力，大便两日未行，发热当天正值月经来潮第 4 天，次日经停，并小腹痛，舌红，苔薄黄少津，脉细滑数。此乃经期外感，热入血室证。治以和枢机、解郁结、理气血，方拟小柴胡汤加减。处方：柴胡 15g，黄芩 15g，清半夏 10g，太子参 15g，当归 10g，赤芍 15g，丹皮 10g，生大黄 5g（后下），甘草 6g。

其母次日电话告知，服药 1 剂，发热减退，大便已通，诸症缓解。嘱其去大黄，继续服完剩余两剂药，遂告愈。

按语：患者经血来潮第 4 天，适值血室空虚，外感风邪，外邪乘虚入于血室，化热与血相结，血室内属于肝，肝胆相互表里，故其表现既见寒热往来、恶心纳差、口苦咽干、头痛等少阳枢机不利之证，又见经停腹痛之血热互结证；因枢机不利，气机不畅，加之热邪伤津，而致腑气不通。故以小柴胡汤和解少阳，调理枢机；加当归、赤芍、丹皮活血化瘀，清热凉血；大黄既能通腑泄热，又能清血中瘀热。全方药仅 9 味，配伍精当，药到病除。

妇人脏躁治验

脏躁病名首见于《金匮要略·妇人杂病脉证并治》，"妇人脏躁，喜悲伤欲哭，像如神灵所作，数欠伸，甘麦大枣汤主之"。此病多由情志不遂或思虑过度所致，表现为情志不宁、心烦易怒、悲伤欲哭等。治疗多以滋养阴血，解郁安神之法。

【验案】

李某，女，53岁，工人。2005年2月24日由3人陪伴就诊。

主诉：间断发作胸憋气短、悲伤欲哭15年，加重3个月。

患者于15年前生气后出现胸闷气短，善太息，时发时止，持续数小时不等，无心慌、胸痛等症，未予治疗。近3月来发作频繁，常因情绪紧张或劳累诱发，每周发作2~4次不等，发作时胸闷气短，善太息，喜悲伤欲哭，两手颤抖，耳鸣，甚至生活不能自理，平素睡眠纳食可，大便正常，舌红，苔淡黄略腻，脉沉细数。既往性格内向，情志抑郁。综合病史，此乃脏躁，属郁热伤阴，心失所养之证。治宜舒肝解郁，甘润缓急，养心安神之法。方选四逆散、百合地黄汤、甘麦大枣汤加减：柴胡9g，白芍15g，枳壳10g，当归15g，百合30g，生地12g，麦冬10g，石菖蒲10g，远志10g，合欢皮15g，苏梗10g，黄连6g，莲子心6g，炙甘草10g，淮小麦50g，大枣10g。7剂，水煎服。

二诊（2005年3月22日）：药后上述症状未发作，心情好转，仍感全身无力，气短耳鸣，善惊易恐，纳眠可，大便调，舌红，苔薄微黄，脉沉细数。上方去苏梗、远志、当归，加生脉饮以增益气养阴之效。

三诊（2005年4月1日）：患者因无人陪伴未及时来诊，停药两天，于28日感轻度胸憋气短，无其他不适，舌淡红，苔薄白，脉沉细略数。守方进退。患者服药 1 个月，症状消失。秋季因外感咳嗽就诊，告知此病未再发作。

按语：脏躁之证属郁证范畴，《金匮要略》中的"百合病"亦有类似症候表现。本案患者平素性格内向，15 年前因生气后导致心情抑郁，思虑过度，肝失调达，肝气郁结，出现胸闷气短、善太息等症，未予治疗，遂日久化火，耗伤阴液，使心神失养。情绪紧张、劳累可使郁热及阴伤进一步加重，故常因此诱发。治以舒肝解郁之四逆散调达肝气；甘润缓急之百合地黄汤滋养阴液；清热安神之甘麦大枣汤补益心脾；再加生脉饮以增强益气养阴之效；黄连、莲子心以清心热；石菖蒲、合欢皮解郁开窍安神。全方配伍精当，效果明显。

小儿发热治验

小儿发热属儿科常见病、多发病，多由感受外邪所致，可从感冒发热辨治。但定要结合小儿的生理病理特点、患儿的饮食生活习惯、体质的强弱等因素辨证治疗，才能收效显著。小儿脏腑稚嫩，形气未充，患病之后变化迅速，易虚易实，故要求医生辨证准、用药精、剂量适宜。另外，小儿语言表达能力较差，全凭医者望、闻、问、切，仔细观察，因此必须谨慎认真，做到准确无误。

【验案】

张某，男，7 岁，本院职工之侄。2006 年 8 月 2 日初诊。

主诉：高热 8 天。

患儿于 8 天前出现发热，高热不退，体温达 40.5℃，儿科诊为"上呼吸道感染"，予阿奇霉素、双黄连静脉输液治疗 6 天，服用中药 3 剂，仍高热不退，午后重。每次服解热镇痛药后汗出热退，继而复热。今晨体温 38.4℃，伴咽喉疼痛，头痛，全身酸痛，口渴喜饮，无鼻塞、流涕、咳嗽等症，纳差，大便两日未行，唇干，咽红，舌红，苔淡黄厚腻少津，脉滑数。患儿形体肥胖，平素喜食肉食无节制，常患感冒。此次患病正值夏末，乃体内素有郁热，复感暑湿之邪，内外之邪相合，湿热蒸腾，故高热不退。急当辛凉清热透表，祛暑化湿，方选银翘散合白虎汤加减：银花10g，连翘10g，牛蒡子9g，桔梗9g，白茅根15g，芦根15g，生石膏30g（先煎），知母10g，竹叶6g，薄荷5g（后下），藿香9g，佩兰9g，白僵蚕9g，甘草5g。3剂，水煎温服，每日服1.5剂，分4~5次服。

二诊（2006年8月4日）：服药1天发热即退，体温降至37.4℃，今日体温正常，大便已行，初头偏干，精神好，仍纳差，轻微咽痛，唇干，舌尖红，苔微黄稍厚少津，脉滑略数。以益气生津、清热和胃为法，方用竹叶石膏汤加减：竹叶6g，知母9g，麦冬10g，法半夏6g，太子参9g，白茅根10g，芦根10g，连翘10g，焦三仙各10g，甘草3g。服药3剂，诸症消失。

按语：本案属外感发热，然中、西医治疗近1周不效，究其原因，盖因未能全面考虑患者的发病特点。此患儿体肥，素喜肉食，积滞郁热，成为内邪，感邪又值夏末秋初，暑热未消，内外之邪相合，致使病情严重，高热不退。观前医同样用银翘散加减，然而不效，究其原因，其一因量小力薄，患儿邪实体壮，药不敌邪；二者未考虑患儿体质素有郁热，仅驱外邪，未清内热；三是缺少天人相应的整体观念，暑热之季，热蒸湿盛，湿热互结，未用祛暑化湿之品，安能获效？正确的治疗当内外兼顾，在辛凉解表的同时，予清热透邪之法；另有暑湿之邪恋而不易者，当兼以祛暑化湿。方选银翘散辛凉解表，白虎汤清宣里热，加藿香、佩兰祛暑化湿。药量大而频服，使邪速退而正气复。此案提示我们，治疗外感疾病，不仅要重视外邪的性质，而且要考患者的体质，更要结合发病的季节时令特点，这就是中医整体观的具体体现。

小儿咳嗽治验

小儿易患咳嗽，原因有二，一为小儿为娇嫩之躯，易感外邪；二为肺乃娇脏，受不得外来之邪气，亦受不得他脏之病气。由此二"娇"，注定了咳嗽是儿科常见病。小儿咳嗽的治疗与成人不同，在止咳的同时要时时固护肺脏，不可宣发太过。

【验案】

王某，女，4岁。2006年1月2日初诊。

主诉（家长代）：咳嗽两个月。

患儿两个月前感冒，出现发热、咽痛、喷嚏、流涕、咳嗽等症，经西医治疗外感已愈，但遗有咳嗽至今，服化痰止咳西药、抗生素（阿奇霉素）及中药治疗皆无好转。胸部X线片检查未见明显异常。血常规检查正常。刻下：咳嗽阵作，声嘶气急，咽痒即咳，持续时间较长，夜晚及早晨起床时，或遇冷空气咳嗽加重，咳甚则呕吐，咳少量白痰，纳食可，大便基本正常，舌淡红，苔薄白，脉滑。既往无咳嗽、哮喘等病史。中医诊断：咳嗽。辨证：风邪犯肺，肺气失宣，日久伤津。西医诊断：感冒后咳嗽。治以疏风宣肺，利咽止咳之法，兼益气阴。用晁恩祥教授经验方加减：炙麻黄5g，杏仁8g，荆芥9g，桔梗9g，蝉蜕6g，僵蚕9g，炙紫菀10g，前胡10g，炙百部10g，五味子8g，乌梅10g，炙杷叶10g，太子参10g，黄芩9g。5剂，水煎服。

二诊（2006年1月6日）：药后咳嗽较前减轻，但夜间咳嗽仍较重，咽痒，大便正常，舌淡红，苔薄白，脉滑。治法同前，前方去炙杷叶、黄芩，加法半夏8g、麦冬10g。7剂，水煎服。

三诊（2006年1月13日）：咳嗽明显减轻，夜间已基本不咳，白天剧烈活动时虽咳，但程度轻，纳食可，大便正常，舌淡红，苔薄白，脉滑。炙麻黄5g，杏仁8g，蝉蜕6g，白僵蚕9g，前胡10g，炙紫菀 10g，炙百部 10g，五味子 8g，太子参 10g，麦冬 10g，乌梅 10g，桔梗 9g，炙杷叶 10g，甘草 5g。7 剂，水煎服。

四诊（2006 年 1 月 20 日）：咳嗽基本消失，偶咳一两声，无其他不适，舌淡红，苔薄白，脉滑。继以上方去麻黄，5 剂，水煎服。患儿家长系我院职工，告知药后其咳已愈，表示感谢。

按语：著名中医学家晁恩祥教授认为，外感咳嗽皆因"风邪"所致。外邪犯肺，肺失宣降而发咳嗽，咳嗽日久不愈，伤及气阴，因名之"风咳"。治疗亦尊师法，疏风宣肺，利咽止咳，兼益气阴。方用炙麻黄、杏仁、前胡、桔梗疏风宣肺止咳；蝉蜕、白僵蚕、荆芥疏风利咽止痒；紫菀、百部、炙杷叶润肺化痰止咳；五味子、乌梅敛肺气、舒缓气道；太子参、麦冬益气养阴，扶助正气；黄芩清肺热。诸药配伍而收疏风宣肺、利咽润肺止咳之功。

湿疹治验

湿疹是皮肤科常见病、多发病之一，以红斑、丘疹、水疱、渗出、糜烂、瘙痒和反复发作为主要临床表现。本病虽形于外，而实发于内，多由脾虚不运、嗜食肥甘、湿热内蕴，或再外受湿热之邪，湿热相搏，充于肌肤，发为本病。临证多从湿热、湿毒论治。但亦常见虚实夹杂、本虚标实之证，治疗当详辨虚实，标本兼顾。

【验案 1】

董某，女，50 岁，工人。2006 年 4 月 4 日初诊。

主诉：全身起疹 1 年半。

患者 1 年半前全身出现丘疹样皮疹，伴瘙痒，皮肤科诊为"湿疹"，经中、西医多方治疗不效，病情逐渐加重。刻下症：全身丘疹，以躯干部为重，色红，抓破后流水，有血痂，部分皮损粗糙，有色素沉着，痒痛难忍，夜不能寐，烦躁不安，口苦口干，脘腹胀满，嗳气频作，纳食可，大便黏，两日 1 行，舌红，苔黄厚腻，脉弦细。患者绝经 1 年，既往有糖尿病史 4 年，现用胰岛素治疗，血糖控制不理想；平素喜食肥甘厚味及辛辣之品；大便时溏。

分析其病机，患者素喜肥甘，脾虚不运，湿浊内蕴，加之年逾七七，又见肾虚肝旺、湿热胶着、心肾不交之证，此乃虚实夹杂，脾肾不足为虚，虚者为本；心肝火旺，湿热蕴蒸为实，实者为标。治疗当标本兼顾，先以清热泻火、祛湿止痒治其标，兼调脾肾；后则调补脾肾治其本，兼化湿清热。方选黄连解毒汤合半夏泻心汤加减：黄连 10g，黄芩 10g，黄柏 10g，炒栀子 10g，法半夏 10g，太子参 15g，干姜 3g，赤芍 15g，生地 15g，蝉蜕 10g，白僵蚕 15g，生白术 15g，苦参 10g，紫草 8g，旱莲草 15g，荆芥 10g，甘草 6g。7 剂，水煎服。嘱禁食肥厚辛辣。

二诊（2006 年 4 月 11 日）：病情改善，瘙痒减轻，大便软，日 1 行，腹胀缓解，仍心烦不安，舌红，苔黄厚腻，脉细弦。虑其大便已畅，火热之势已去，前方去黄柏、栀子之苦寒，去干姜之辛热，加苍术 12g、白豆蔻 8g 健脾化浊，竹叶 10g 清心除烦，使湿热之邪从小便而出。

三诊（2006 年 4 月 18 日）：药后瘙痒明显减轻，无新疹出现，夜已能眠，情绪好转，大便正常，舌红，苔黄腻，脉弦细。守方进退 3 诊。

六诊（2006 年 5 月 8 日）：周身瘙痒基本消失，无新疹出现，皮损部位仍有色素沉着，纳食好，大便时溏，睡眠不实，舌尖红，苔淡黄稍腻，脉弦细。治疗改为调补脾肾为主，兼清热化湿，方选黄连阿胶汤合半夏泻心汤加减。守方加减治疗近 4 个月，诸症消失。

按语：中医传统理论认为，"有诸内而形诸外"，人体是一个有机的整体，外在组织器官的疾病必然与内部脏腑有关。从病机"诸痛痒疮皆属于心""诸湿肿满皆属于脾"等论述可知，湿疹的发病原因为湿热毒火胶着于内，皮疹瘙痒发布于外，加之天癸已竭，肝肾亏虚，心火更旺，湿疹难愈。针对此虚实夹杂之证，治疗当标本兼顾，先以清热泻火、祛湿止痒治其标，方选黄连解毒汤合半夏泻心汤加减。以黄连、黄芩、黄柏、炒栀子、苦参等清热解毒燥湿，赤芍、生地、紫草、旱莲草清热凉血，蝉蜕、白僵蚕、荆芥等疏风止痒，干姜、太子参、白术、豆蔻、苍术等健脾化湿，诸药合用使湿热去、血热清、疹消痒止；后则调补脾肾治其本，用黄连阿胶汤滋补阴血、交通心肾，半夏泻心汤再加健脾之品以升清降浊、调畅中焦，治其湿浊化生之源。本案的治疗过程充分体现了整体观及标本缓急的治疗原则，从心肝两脏治其标，从脾肾两脏调其本，如果只着眼于体表的损伤而忽视体内脏腑的调治，是为治标不治本，难获佳效。

【验案 2】

王某，男，46 岁，工人。2003 年 5 月 30 日初诊。

主诉：左小腿至足皮肤破溃瘙痒反复发作 1 年余，加重泛发全身两个月余。

患者形体肥胖，1 年多前出现左足及左小腿皮肤破溃瘙痒，反复不愈，经中、西医多方治疗皆无效，近两个月病情加重并泛滥全身，于皮肤科住院治疗，诊为"慢性湿疹继发感染，自敏性皮炎"，经治疗病情无改善而出院。刻下：全身满布粟粒样红色丘疹，有渗出，背部及臀、两腿至足结痂很厚，见不到正常皮肤，不能穿鞋袜，痒甚，夜间不能入睡，烦躁不安，纳食正常，大便溏，日 1 次，质黏，舌红，苔黄厚少津，脉沉。既往嗜酒，每日饮酒半斤以上，喜食肥甘厚味。患者平素喜食肥甘厚味，饮酒无度，蕴生湿热，日久成毒，发于肌表，导致湿疮浸淫。治以清热解毒，祛湿止痒之法。黄连 10g、黄柏 10g、蒲公英 20g、连翘 15g、苦参 15g、白鲜皮 15g、地肤子 15g、土茯苓 30g、蝉蜕 6g、白僵蚕 10g、蜂房 6g、生薏苡仁 30g、荆芥 10g、丹皮 12g、生地 12g、甘草 6g。5 剂，水煎服。嘱禁食肥甘厚味，禁酒。

二诊（2003 年 6 月 4 日）：仍痒甚难忍，有新的皮疹出现，色紫红，有渗出，他症如前，舌红，苔黄厚，脉沉。虑病程久而湿毒重，非数日能奏效，守方化裁。忍冬藤 30g，连翘 15g，黄连 10g，苦参 15g，紫草 12g，白鲜皮 15g，地肤子 15g，土茯苓 30g，蝉蜕 10g，荆芥 12g，生薏苡仁 30g，白蒺藜 12g，车前草 15g，赤芍 15g，甘草 6g。

四诊（2003 年 6 月 18 日）：服药 14 剂，全身皮疹基本消退，左小腿病变稍减，左足外侧红肿，流水，表皮厚硬，大便溏，日 1 ~ 2 次，舌红，苔黄腻，脉沉。其妻诉患者酒精成瘾，不能自制，仍瞒着家人饮酒，饮食无节制。前方去连翘、忍冬藤、白蒺藜，加穿山甲 10g、蜂房 10g、野菊花 15g、白花蛇舌草 20g 增强解毒散结之力。另以下方 3 剂，水煎外洗。黄柏 30g，苦参 30g，蒲公英 30g，地肤子 30g，蛇床子 15g，白矾 15g，土茯苓 50g。

七诊（2003 年 7 月 11 日）：症状明显减轻，全身皮疹消退，瘙痒消失，右足皮损消退，左足硬皮明显好转脱落，大便正常，仍左腿肿，色紫暗，舌尖红，苔黄厚腻，脉滑。黄连 10g，苦参 15g，穿山甲 10g，皂刺 10g，夏枯草 12g，蜂房 10g，虎杖 12g，丹皮 12g，土茯苓 40g，泽兰 15g，川牛膝 15g，丹参 15g，地肤子 15g，车前子 15g，苍术 12g，甘草 6g。7 剂，水煎内服。另：黄柏 60g，苦参 60g，地肤子 60g，蛇床子 30g，土茯苓 60g，玄参 60g。3 剂，水煎外洗。

坚持用药 3 个月，症状消失，病告痊愈。

按语：此案患者病程长，湿毒重，皆因其性情急躁，喜食肥甘，嗜酒无度，不能自制，且在整个治疗的过程中皆未能禁酒及节制饮食。故治疗应以清热解毒、祛湿止痒为重。方用蒲公英、连翘、黄连、黄柏、苦参等药清热解毒燥湿；土茯苓、白鲜皮、地肤子等祛湿止痒；蝉蜕、白僵蚕、荆芥等风药祛风止痒，且风能胜湿；穿山甲、皂刺软坚散结，活血通络以消其硬结；蜂房、夏枯草解毒散结。诸药配伍共奏清热解毒、祛湿止痒、软坚散结之功。

荨麻疹治验

荨麻疹是一种过敏性皮肤病，俗语称"风疙瘩"，中医称为"隐疹"，有急、慢性之分。其病因多为平素体弱，阴阳失调，营卫失和，卫气不固，复感外邪；或阴血不足，血虚生风；或素喜肥甘厚味，脾胃蕴积湿热，复感外邪等。总之，风邪为病是其特点，"风为百病之长""善行数变"，六淫之邪，风与其他几种邪气相合客于肌表皮膜之间，"则起风瘙隐疹"。临证有虚实寒热之分，当详辨之。

【验案1】

高某，男，79岁，工人。2005年4月29日初诊。

主诉：间断全身起风团1年半，再发1天。

患者诉于2003年10月突发全身瘙痒，随即起风团样皮疹，皮肤科诊为荨麻疹，服西药后暂时缓解，此后时起时消，发作逐渐频繁，服西药效果欠佳，自觉与食物、季节无关。昨日下午无明显诱因再现全身皮疹，色红，融合成片，痒甚难忍，影响睡眠，大便不畅。查：全身散发大小不等的团块样扁平皮疹，色红，部分融合成片，以躯干及大腿部为著，可见抓痕。舌暗红，苔黄腻，脉弦滑。诊为隐疹，证属内热外风，郁于肌表，治宜疏风止痒、清热凉血之法，方以银翘散加减。银花15g，连翘15g，牛蒡子10g，荆芥10g，蝉蜕9g，防风10g，白鲜皮12g，地肤子12g，赤芍15g，生地12g，白茅根15g，苦参10g，蒲公英15g，甘草6g。7剂，水煎服。

二诊（2005年5月19日）：药后疹退痒止，未继续服药，近5天又身痒疹出，融合成片，疹色红，舌红，苔黄腻，脉弦滑。药后疹虽退，但仍余热未清，故病症易复发。效不更方，治同前法，继服上方加黄连10g增强清热之力。并嘱其饮食清淡，忌食辛辣，忌酒及腥膻之品。患者药后而愈，未再复发。

按语：本案由于喜食厚味，脾胃蕴热，复受风邪而发。治疗应当以疏风止痒治其外，清热凉血治其内，方选银翘散加减。其中银花、连翘、牛蒡子、荆芥、防风、蒲公英等清热解毒疏风止痒；赤芍、生地、白茅根清热凉血；地肤子、白鲜皮、苦参清热祛湿止痒。诸药配伍而收表里双解之效。

【验案2】

马某，女，62岁，小学教师。2005年10月2日初诊。

主诉：全身起疹两个月余。

患者两个月前受凉后全身起风团样皮疹，融合成片，色淡粉，痒甚难忍，时起时消，夜间或受凉后发作或加重，服扑尔敏即消退，素畏寒喜暖，乏力体倦，腹胀便溏；面色萎黄，舌淡红，苔白腻，脉细缓。既往有慢性胃炎病史。四诊合参，此乃脾虚湿阻、营卫不和之隐疹，治以调和营卫、疏风止痒、健脾化湿为法。方用桂枝汤合玉屏风散加味：桂枝10g，白芍15g，生黄芪15g，苍术、白术各10g，防风10g，荆芥10g，蝉蜕9g，白僵蚕12g，地肤子12g，白鲜皮12g，当归10g，甘草6g，连10g，干姜8g。6剂，生姜、大枣为引，水煎服。

二诊（2005年10月8日）：药后皮疹消退，1周未作，畏寒喜暖、乏力体倦、腹胀便溏等症皆好转，舌淡红，苔薄白，脉细缓。守方进退，再进7剂。后家人告知，药后未再发作。

按语：本案患者平素脾胃虚弱，中焦虚寒，运化失常，湿邪阻滞，气血营卫失和。治疗当健脾化湿，调和营卫，疏风止痒。方用桂枝汤调营卫，和气血，健脾胃，疏风寒；玉屏风散益气健脾固表疏风；加荆芥、蝉蜕、白僵蚕、地肤子、白鲜皮等增强疏风止痒之功；当归养血和营；干姜温中散寒，佐黄连之苦寒，一防诸药之过热，二与干姜寒温并用，升清降浊。药仅6剂即获显效，共进药13剂，诸症霍然消失。

【验案3】

张某，男，59岁，工人。2009年3月10日初诊。

患者患荨麻疹 30 多年，近半年来病情加重，缠绵不已，全身起风团，时起时消，多在进食肥甘厚味、荤腥辛辣后发作，疹色深红，瘙痒难耐，午后至夜晚加重，影响睡眠，伴脘腹胀满、纳差、便溏，日两次，黏滞不畅，舌淡红，苔黄厚腻，脉弦缓。此因脾胃素虚，又嗜食肥甘而成湿热蕴积、蒸于肌腠之证，治宜清热化湿、疏风止痒。方选麻黄连翘赤小豆汤合半夏泻心汤加减：炙麻黄 6g，连翘 15g，赤小豆 30g，桑白皮 15g，紫草 10g，黄连 10g，黄芩 15g，法半夏 10g，太子参 15g，干姜 3g，枳实 15g，生白术 15g，白芍 15g，蝉蜕 10g，炒僵蚕 15g，甘草 6g。7 剂，水煎服，日 1 剂。

二诊（2009 年 3 月 17 日）：服药后疹起明显减少，但仍有新起的小片风团，瘙痒减轻，夜已能入睡，腹胀减，大便溏，日 1 次，舌淡红，苔淡黄腻，脉弦缓。药后大便已畅，乃积滞已去，故原方去枳实，加防风 10g 疏风祛湿止痒。

三诊（2009 年 3 月 27 日）：进药 10 剂，皮疹基本消退，3 天前因食羊肉，晚上又起散在小风团，大便溏，日 1 行，小便黄，舌淡红，苔淡黄薄腻，脉弦缓。上方去干姜，加竹叶 10g。10 剂。

四诊（2009 年 4 月 7 日）：服药期间无皮疹出现，脘胀轻，大便溏，日 1~2 次，舌淡红，苔白腻，脉弦缓。治疗以健脾化湿为主，兼疏风缓急。太子参 15g，生白术 15g，茯苓 20g，法半夏 10g，干姜 3g，黄连 10g，黄芩 12g，生黄芪 15g，防风 10g，白芍 15g，乌梅 15g，蝉蜕 10g，炒僵蚕 15g，白茅根 30g，甘草 6g。患者共服药 37 剂，诸症消失。

按语：此案因于湿热内蕴，蒸于皮腠而致，方选麻黄连翘赤小豆汤合半夏泻心汤治疗而获佳效，两方皆出自《伤寒论》，麻黄连翘赤小豆汤原为治疗阳明湿热蕴结发黄之证，为表里双解、清热利湿之剂，用以治其标；半夏泻心汤乃治疗寒热错杂痞证之方，功能升清降浊、健脾清热、调理中州，用以治其本；加枳实、生白术运脾化湿；蝉蜕、炒僵蚕疏风止痒；白芍、乌梅敛阴和营缓急；紫草、白茅根清热凉血。全方药少而力专，诸药配伍，脾胃健运，湿化热清，营卫调和，诸症自愈。

蛇串疮宜解毒利湿、凉血通络

蛇串疮，又称"缠腰龙""缠腰火丹""蛇丹"，西医称"带状疱疹"，是水痘－疱疹病毒引起的一种急性疱疹性皮肤病。其临床特点是皮肤疱疹，急性发作，疼痛剧烈难忍，多呈刺痛、烧灼痛或触电样痛。病机多因体内素蕴湿邪，湿邪郁久，化热生毒，或肝胆火盛，湿热毒邪发于肌表所致，湿毒阻遏气血经络，不通则痛，故疼痛难忍。治宜清热解毒利湿，凉血化瘀通络。

【验案】

冯某，男，53岁，工人。2006年10月26日初诊。

主诉：左大腿前、外侧疼痛、起疹1周。

患者1周前无明显诱因出现左大腿前侧及外侧疼痛，随之出现水疱样皮疹，簇拥成片，疼痛难忍，烧灼样痛，引及左侧腰及腹股沟部，夜间痛重，难以入眠，自服连翘败毒丸无明显疗效。纳食可，大便溏，日2～3次（服药所致）。查：左大腿部大小不等的水疱样皮疹，簇拥成片，皮肤色红，舌淡红，苔淡黄中间腻，脉弦滑。中医诊断为蛇串疮，西医诊为"带状疱疹"。因湿热毒邪蕴结肌表所致，治宜清热解毒、利湿活血。处方：银花15g，连翘15g，黄连10g，赤芍15g，大青叶10g，丹皮10g，土茯苓30g，生薏苡仁20g，滑石15g，元胡15g，没药9g，天花粉12g，甘草6g。7剂，水煎服，日1剂。

二诊（2006年11月2日）：局部疼痛明显减轻，夜间能入睡，疱疹已结痂，皮色已不红，大便成形，舌淡红，苔淡黄，脉弦滑。服药后湿毒稍减，治疗减解毒利湿，加强活血通经止痛，以免遗留神经痛。忍冬藤20g，黄连10g，赤芍20g，丹皮12g，当归12g，土茯苓 30g，生薏苡仁 20g，滑石 15g，元胡 15g，没药 9g，苏木 10g，全蝎 6g，党参 15g，甘草 6g。再进 7 剂，患者疼痛基本消失，局部皮损结痂脱落，特来告知，表示感谢。

按语： 本案属湿热毒邪内蕴，发于肌表所致，治疗上应清热解毒利湿以治病之本，活血化瘀止痛以救病之急（标），药用银花、连翘、黄连、大青叶等清热解毒；土茯苓、生薏苡仁、滑石等清热利湿；赤芍、丹皮清热凉血活血；元胡、没药、苏木、全蝎等活血化瘀通经止痛。药证相符，故收立竿见影之效。临床体会到，本病主要证候有皮疹和疼痛，皮疹属自限性，易治；后遗神经痛则十分顽固，缠绵难愈，西药治疗效果欠佳。笔者运用凉血活血、通络止痛中药，屡收奇效，很少遗神经痛，说明中医药治疗本病确有独到之处。

丹毒治验

丹毒是乙型溶血性链球菌感染引起的皮肤和皮下组织内的淋巴管及周围软组织的急性炎症。丹毒的症状表现为局部红、肿、热、痛，且伴有头痛、发热等。足癣，小腿溃疡，鼻、口腔内感染病灶，外伤等常为其诱因。丹毒容易反复发作，多次复发者称慢性复发性丹毒，局部往往继发淋巴性水肿，很难治愈。中医认为本病之起皆由血热火毒为患，凡发生于头面者为天行邪热疫毒之气，或风热之邪化为火毒；发于腰胯者为肝经火旺，脾经湿热相煎而成；发于下肢腿足者，为湿热下注，化为火毒。治疗皆以清热解毒为主，兼疏风、化湿、活血、祛瘀等法。

【验案】

叶某，男，66 岁，工人。2006 年 9 月 8 日初诊。

主诉：两小腿至足背湿疹 10 余年，右小腿红肿热痛 10 天。

患者 10 余年前出现两小腿至足背湿疹，长期中、西药治疗不愈，病情逐渐加重，并于近两年反复发作右小腿"丹毒"，1年来发作频繁，每月发作1次，10天前再发右小腿红肿热痛，抗炎（阿奇霉素静点）治疗1周未见明显好转，前来中医科就诊。现右小腿红肿热痛，右踝部硬结，两小腿至足背及踝部红斑、皮疹，皮肤苔藓样改变、肥厚，右腿较重，搔抓后流水，痒甚难耐，夜不能眠，双腿静脉曲张明显，纳食可，大便偏干，日1行，舌黯红，苔黄腻，脉弦细。患者平素喜食肥甘厚味，既往有脚癣。患者既有湿疹，又患丹毒，此乃湿毒蕴结日久，瘀阻脉络之证。当务之急是清热解毒祛湿，活血散结消肿，方用四妙散加味：黄柏10g，苍术12g，川牛膝15g，生薏苡仁20g，玄参15g，虎杖10g，苦参10g，穿山甲10g，皂刺10g，没药8g，白芷12g，赤芍15g，地肤子12g，白鲜皮12g，甘草6g。7剂，水煎服。另拟一外洗方：黄柏30g，苦参30g，蒲公英30g，地肤子30g，白矾20g。3剂，水煎外洗，每剂洗两天。嘱患者禁食肥甘厚味及辛辣食物。

二诊（2006年9月14日）：右小腿、足背红肿疼痛减轻，两小腿及足背仍痒，查看局部仍有红肿脱屑，大便正常，舌黯红，苔黄腻，脉细滑。黄柏12g，苍术12g，川牛膝30g，玄参15g，蒲公英15g，连翘15g，虎杖10g，穿山甲10g，苦参12g，土茯苓30g，皂刺10g，白芷12g，地肤子12g，白鲜皮12g，丹皮12g，甘草6g。7剂，水煎服。外洗方同前，3剂，水煎外洗。

三诊（2006年9月21日）：右足背红肿疼痛消失，右内踝上方仍有红肿硬结、疼痛，两小腿皮疹、瘙痒消失，仍足背痒，大便正常，舌黯红，苔淡黄腻，脉弦滑。既见佳效，守方加减。外用药同前。

四诊守方同前。

五诊（2006年10月11日）：两足背痒感减轻，右内踝硬块消失，皮色黯红，下肢静脉曲张明显，舌黯红，苔微黄腻，脉弦滑。此血脉瘀阻较著，湿热之邪未清，治疗当以活血通脉为主，兼清热祛湿，方用王清任之通经逐瘀汤加入解毒祛湿之品。炙黄芪20g，当归15g，桃仁10g，红花6g，赤芍15g，穿山甲10g，皂刺10g，连翘15g，白花蛇舌草30g，地肤子15g，白鲜皮15g，苦参12g，苍术、白术各10g，土茯苓30g。7剂，水煎，第一、二煎内服，第三煎外洗。上方化裁治疗3个月，皮疹消退，丹毒未发，肤色基本恢复正常，病情稳定，多年顽疾治愈。

按语： 本案病程较长，反复加重，内忧外患，缠绵不愈。其病机为患者素喜肥甘厚味，蕴生湿热、湿毒，流注于下焦，发于皮肤，即生脚气、湿疹，瘙痒溃破；湿热毒邪阻滞脉络，则发为红肿热痛之"丹毒"。湿邪为病的特点是重浊黏滞，缠绵不愈，治疗较为棘手。故一方面要求患者必须节制饮食，以杜绝湿热生成之源；一方面坚持长期服药，并采取内外同治的方法。内服方药初用四妙散加味清热解毒祛湿，活血通络消肿；继用通经逐瘀汤加减，既能活血通脉，软坚散结，又有助于湿毒之邪祛除，如王清任所言："用补气破血之剂，通开血道，气直达于皮肤，未有不一药而痒即止者。"外则用清热燥湿解毒的中药外洗，内外合治，获得显效。

调中焦治鼻鼽

鼻鼽，与现代医学的过敏性鼻炎相似，是临床常见病、多发病。《黄帝内经》及历代医家多有论述，其病理多由肺气虚，卫表不固，风寒等邪乘虚而入，犯及鼻窍所致。然本病表现在肺，多与脾肾相关。肺气的充实有赖于脾气的输布，若脾虚不运，土不生金，则肺气亦虚。而肺为气之主，肾为气之根，肾虚摄纳无权，气不归元，易于耗散。故临证不要拘泥于治肺疏风，应兼顾脾肾。笔者曾治1例过敏性鼻炎患者，记述于下。

【验案】

裴某，男，55岁，工人。2007年1月11日初诊。

主诉：鼻、咽腔干燥伴喷嚏流涕 3 年，加重 1 年余。

患者于 2003 年秋季始出现鼻、咽部干燥，未治疗，病情秋、冬、春季加重，夏季减轻，近 1 年多症状加重。2006 年 12 月 12 日某西医院耳鼻喉科检查示：咽黏膜慢性充血，中鼻甲肥大，诊为"慢性咽炎、鼻炎"，经中、西医治疗皆无改善。刻下症：鼻、咽腔干燥灼痛，自己形容鼻孔如两个窟窿，非常通透，夜间加重，喷嚏频作，少量清涕，咽部不适，有异物感，常清嗓子，口干舌燥，舌痛，不能吃刺激性食物，纳食正常，平素便溏，日两次，睡眠欠佳。查：咽部红，舌黯红，舌尖鲜红，有裂纹，苔白厚而干，脉沉弦。诊为鼻鼽，为风燥上犯、燥邪伤津、脾肺不足、痰湿阻滞之证，治以疏风润燥、化痰利咽之法。方药：白芷 12g，辛夷 10g，蝉蜕 9g，白僵蚕 12g，浙贝母 15g，玄参 15g，乌梅 12g，太子参 20g，麦冬 15g，五味子 10g，青果 12g，甘草 6g。7 剂，水煎服。

二诊（2007 年 1 月 19 日）：药后病情无明显改善，纳食如前，大便溏，日 1~2 次。查：咽部红，舌黯红有裂纹，苔白腻，脉沉弦。上方去太子参、甘草，加桂枝 9g、白芍 15g 疏风和营卫，加党参 20g、茯苓 20g 以增健脾之力，加白茅根 30g 清热生津。7 剂，水煎服。

三诊（2007 年 1 月 26 日）：鼻、咽腔干燥稍减，左侧轻度鼻塞，他症同前无改善，舌黯红有裂纹，苔白少津，脉沉弦。虑其脾气不足，不能散精，气津不能上布，聚痰蕴热，阻滞于上，内外合邪，难于治疗。故治疗重点转为健运中州，升清降浊，化痰散结，兼以疏风润燥，方用黄连汤加减：黄连 10g，桂枝 9g，清半夏 10g，太子参 20g，干姜 9g，白芍 15g，麦冬 15g，玄参 12g，浙贝母 15g，五味子 10g，辛夷 10g，白芷 12g，蝉蜕 9g，白僵蚕 12g，炙甘草 6g。7 剂，水煎服。

四诊（2007 年 2 月 5 日）：鼻、咽部干燥灼痛明显减轻，仍夜间干燥，左侧鼻塞减轻，咽中异物感消失，基本不清嗓子，舌痛减轻，口干、睡眠好转，每夜可睡 8 小时，但仍睡不实。经追问病史，诉夜尿多，每夜 3~4 次，尿急，无尿痛，便溏，日两次。舌黯红，有裂纹，苔白腻少津，脉沉弦。黄连 10g，桂枝 9g，清半夏 10g，太子参 20g，干姜 9g，白芍 15g，乌梅 10g，蝉蜕 9g，白僵蚕 12g，辛夷 10g，白芷 10g，莲子心 6g，茯苓 15g，石菖蒲 10g，远志 10g。7 剂，水煎服。以上方进退调理而愈。

按语： 本案患者病程较久，反复不愈，初予疏风润燥、化痰散结利咽之法治疗，病情未见明显改善。进一步推究其本，应为脾气素虚，运化失常，气津不能上布，痰湿内生，蕴久化热，结于咽喉；复于秋冬季感受风燥之邪，内外相合，既有痰热互结、胶结难解，又有风燥伤津。此时疏风散邪恐津伤更甚，滋阴润燥恐痰热愈结。故治疗重点转为健运中州、升清降浊、化痰散结为主，兼以疏风润燥。方选黄连汤升清降浊，运脾化痰；加白芍、乌梅、五味子、甘草酸甘化阴，收敛肺气；麦冬、玄参滋阴润燥；辛夷、白芷、蝉蜕、白僵蚕等疏风利窍，果收良效。

辛开苦降治喉痹

喉痹是喉科常见病之一，多由风热邪毒上袭，或脾胃湿热上蒸，或五志化火，或阴虚火旺，上灼咽喉所致，以咽喉红肿疼痛为主症，相当于现代医学的急、慢性咽炎。

【验案】

高某，男，54 岁。2006 年 12 月 1 日初诊。

主诉：咽痛伴声音嘶哑 3 个月。

患者于 3 个月前（8 月下旬）出现咽部灼痛，伴高热，体温达 39.3℃，初起声音嘶哑，渐至失声，咽干燥剧痛，喉科以"急性喉炎"收入院，经抗炎、雾化吸入、清热解毒中成药等治疗 1 周，发热退，咽痛减轻，仍声音嘶哑，继续治疗两周症状未再改善而出院。出院时复查喉镜：仍有声带水肿及声带溃疡。此后一直服用中、西药治疗至今。刻下症：咽干灼痛，声音嘶哑，咽堵似有异物，有时咽痒，纳食可，时腹胀，便溏，质黏不爽，日1行，舌淡红，苔淡黄腻，脉弦滑。3天前再次复查喉镜：声带溃疡仍未愈合。患者身高体胖，平素饮酒，嗜食辛辣、肥甘厚味。根据四诊，诊为喉痹。属湿热内蕴，外感邪毒之证，然病情日久，伤及阴液，兼有实中夹虚之象。治以辛开苦降，解毒利咽之法。方选甘草泻心汤合银翘散加减：生甘草12g，黄连10g，黄芩12g，清半夏15g，太子参20g，炮姜10g，银花15g，连翘15g，牛蒡子15g，桔梗15g，玄参15g，青果12g，浙贝母15g，白芷15g，乌梅12g。7剂，水煎服。嘱禁食辛辣油腻，禁酒。

服药4剂后，咽痛、咽干、声音嘶哑等症消失，复查喉镜：声带溃疡愈合。继续服药3剂巩固疗效，后特来告知痊愈并表示感谢。

按语：患者病程较长，初因外感引起，经中、西药治疗病情缠绵不愈，原因在于平素饮食不节，嗜食辛辣肥甘厚味，久则湿热内蕴；且时逢处暑，秋燥已至，暑热未尽，外感燥热之邪，内外合邪，结于咽喉，则可见咽痛、咽干、咽堵，声音嘶哑，甚至溃烂等症。素有湿热蕴结，三焦不畅，故腹胀、便溏不爽，且缠绵难愈。其主症是咽部灼痛、声音嘶哑，类似《金匮要略》中所论的狐惑病，"蚀于上部则声喝，甘草泻心汤主之"。另外，伴有腹胀、便溏，也与《伤寒论》第163条甘草泻心汤的"其人下利……心下痞硬而满"相吻合，故用甘草泻心汤为主方，辛开苦降，化湿和中以治其内；用银翘散清热解毒利咽治其未尽之外邪。两方相合，寒温并用，补泻兼施，调中驱邪，内外同治，使内安而邪去。

口疮治验

口疮又称口疳，属于口腔常见病。本病常反复发作，令病者痛苦不堪。临床分为虚实两类，实证多为心脾积热，虚证多为阴虚火旺，临证亦不乏虚实夹杂者，当详辨之。

【验案】

吴某，女，53岁，工人。2005年7月4日初诊。

主诉：口腔溃疡间断发作10余年。

患者述10余年前始每次月经前出现口腔溃疡，经后即愈。50岁绝经后仍间断发作，持续时间延长，多方求治不效，3个月前再发，持续至今不愈，现口腔黏膜及舌上有多处大小不等的溃疡，大者如黄豆大小，口干苦，大便黏滞不畅，每日1行，舌红，苔黄腻少津，脉沉缓。四诊合参，此系湿热内蕴，伤及阴津之口疮。治宜清热化湿，凉血益阴。方用当归六黄汤加减：当归15g，黄连10g，黄芩12g，黄柏10g，生地15g，炙黄芪15g，土茯苓30，滑石15g，莲子心6g，赤芍15g，丹皮12g，太子参15g，白芷10g，白及15g，川牛膝12g，甘草6g。

二诊（2005年7月11日）：右颊黏膜起一新溃疡，他处皆愈合，口苦减，大便好转，仍欠畅，舌红，苔黄腻，脉沉缓。守方继服。

药后而愈，未复发。后托朋友（本院职工）特来告知，并表示感谢。

按语：引起口疮的原因不外虚实两端，笔者认为脾经湿热者较为常见，多因饮食不节，嗜食辛辣，膏粱厚味，脾胃失运，湿热蕴积，循经上蒸于口而致。正如《圣济总录》所言："口舌生疮者，心脾经蕴热所致也。"常以当归六黄汤治之取效。当归六黄汤原本用于阴虚火旺之证，但方中药物有清热燥湿凉血之功，本案用之即取其意。患者大便黏滞不畅，口干苦，舌红，苔黄腻等症，乃湿热内蕴之证。方中黄连、黄芩、黄柏清热泻火燥湿；当归、生地滋阴凉血，养血活血；黄芪补气生肌，并防苦寒之药伤正。全方配伍有清热燥湿、滋阴凉血活血之功，非常切合本病病机。再入赤芍、丹皮以助清热凉血，滑石、土茯苓清热利湿，白芷、白及消肿生肌，川牛膝引热下行，甘草解毒调和诸药。全方配伍，而收清热燥湿、益阴凉血之功。

舌痛治验

舌痛症，又称为口腔灼痛综合征、灼口综合征，临床上并不少见，是以舌部有烧灼感、刺痛感，乃至口腔黏膜烧灼样疼痛为主要表现的一组症状，常不伴有明显的临床损害体征、也无特征性的组织学改变。

《灵枢·经脉》言："脾所生病者，舌本痛。"心开窍于舌，脾开窍于口，十二经脉除足太阳膀胱经外，均直接循行或通过分支交会于唇、舌、颊、齿龈等处，其中手少阴心经支脉系舌本，足少阴肾经循喉咙至舌根两侧，足太阴脾经连舌本、散舌下、贯舌中，手少阳三焦经分支由颊入系舌本。肝主筋、主疏泄气机，舌为筋肌之体，与舌关系密切。古代文献对舌痛的论述不是很多，一般从"火"论治，《杂病源流犀烛·火病源流》说："病之无形说是火，但疼不肿是也。"舌痛的病机，以火为主，火分虚、实两端，本病以虚火为主，但临证亦不乏湿热上蒸之证，多以清热化湿法取效。

【验案】

曾某，女，57岁，教师。2008年2月18日初诊。

主诉：口舌灼痛两年余

患者于两年多前出现口干舌燥，舌体灼痛，时轻时重，缠绵不愈，口腔医院诊为"灼口综合征"，中、西医多方治疗不效，前来我科就诊。刻下：舌燥灼痛，如饮沸水，口干口苦，伴脘腹胀满、嗳气频作，喜热食饮，食欲可，大便溏，黏滞不畅，每日两次，夜寐不安，晨起头昏，舌红偏暗，苔黄厚少津，脉弦缓。平素喜食肥甘厚味及干果，既往有高血压病史。究其病机，患者脾胃素虚，嗜食肥甘，运化失常，湿热蕴积，蒸腾于上，灼伤津液而成此证。治宜清热化湿，健运脾胃，方用半夏泻心汤合枳术丸化裁：法半夏12g，黄连 10g，黄芩 15g，太子参 15g，干姜 3g，枳实 15g，生白术 15g，茯苓 20g，知母 15g，白豆蔻 10g，白茅根 30g，白芍 15g，炙远志 10g，竹叶 10g，甘草 6g。7 剂，水煎服，日 1 剂。嘱禁食辛辣、油腻、生冷食物。

二诊（2008 年 2 月 25 日）：患者欣喜来诊，诉诸症明显好转，舌灼痛减轻，口苦、头晕等症消失，睡眠好转，脘胀嗳气减，大便较前成形畅利，舌暗红，苔黄腻，脉弦缓。效不更方，守方继服。

三诊（2008 年 3 月 7 日）：服药 10 剂，症情明显减轻，舌灼痛基本消失，仅感舌干而木，脘胀嗳气缓解，大便软，日 1 行，睡眠改善，但仍不安，舌暗，苔淡黄腻，脉弦缓。原方去豆蔻、白术，加石菖蒲 10g、首乌藤 15g 以增安神之效。守方化裁治疗 1 月余，诸症消失，迁延两年之顽疾告愈。

按语：此案患者为本虚标实、寒热错杂之证，脾气虚弱为本，湿热蕴积为标，标实为重，同时具有升降失常的痞证之候。故治疗以半夏泻心汤清上温下，升清降浊；枳术丸健运脾胃，消痞降浊；茯苓、豆蔻健脾化湿；知母、白茅根、竹叶清热利湿；石菖蒲、远志、首乌藤化浊养心宁神；白芍敛阴柔肝。诸药相伍，标本兼治，清补兼施，而收健脾化湿、清热降浊、醒脑宁神之效。

下篇 跟名师

作者先后拜国医大师晁恩祥教授和路志正教授为师，或侍诊于临床，或求教于厅堂，老师的耳提面命如春风化雨沁入心田，使其受益匪浅。

晁恩祥教授肺系疾病治疗特色

晁恩祥教授（1935年7月生），现任中日友好医院中医内科主任医师，博士研究生导师，第二届国医大师，全国第二批老中医药专家学术经验继承工作指导老师。兼任世界中医药学会联合会呼吸病专业委员会会长，曾任中华中医药学会内科分会副主任委员兼秘书长。他医德高尚，治学严谨，为人谦和，平易近人。从医40余载，对内科疑难病、脾胃病、肺系病的治疗有很深的造诣，尤其对肺系疾病的治疗更具独到之处。虽年过古稀，又身兼多职，多处会诊，但仍应诊不辍。工作之余，手不释卷。他宽以待人但不失原则，对弟子们亲切和蔼但又要求严格。常教诲我们：要想有所提高，就要多读书，多临证，多思考，多总结。他不仅是我们的恩师，更是为人为医的楷模。笔者有幸侍诊左右，受益匪浅，兹不揣冒昧，将老师论治肺系疾病的特色阐述于下。

一、法古不泥，勇于创新

我师深研中医经典及各家学说，但非泥古不化，而是反复咀嚼，采其精华，融会贯通，并勇于创新，根据临床所得提出新观点、新见解。如对于哮喘病因病机的认识，传统观点认为由于宿痰伏肺，成为潜在"宿根"，遇诱因或感邪引触，以致痰阻气道，肺失肃降而发作，发作期又有寒哮、热哮之别，缓解期有肺、脾、肾虚之分。我师则根据中医学基本理论、哮病的发病特点及临床表现，早在1989年即提出了不同观点，认为其病因是"风邪"为患，病机是风邪袭肺、肺失宣降、气道挛急而引发哮喘，证候应该有"风哮"之称。其理论根据源于《黄帝内经》"风性善行而数变""风为百病之长"之说。我师对其加以发挥，认为：风性轻扬，善侵于上，风盛则挛急，风盛则瘙痒。哮病的临床特点亦是发病突然，善行数变，来去匆匆，骤发骤止。发作前常有鼻、咽及气道发痒、喷嚏、流涕、咳嗽、胸闷等先兆症状，而后气道挛急，患者突感胸闷窒息，哮喘迅即发作，呼吸气促，张口抬肩，甚则面青肢冷等，可持续数分钟或数小时不等。其过程完全体现了"风邪"致病之特点。据此而制方用药，验之临床，每收桴鼓之效。又如"咳嗽型哮喘"，西医认为属于特殊类型的哮喘，临床以咳嗽为主症，并见咽及气道发痒，呈刺激性呛咳或痉挛性咳嗽，咳嗽剧烈，干咳少痰，遇冷空气或异味刺激则突发或加重等。我师认为仍属"风邪"为患，因其临床表现亦具"风咳"特点，故将其命名为"风咳"。某些被西医诊为慢性咽炎、慢性气管炎的咳嗽，我师认为多由上呼吸道高度敏感所致，皆属"风咳"范畴，采用疏风宣肺法治疗，皆收良效。考"风咳"之病名，首见于《诸病源候论·咳嗽病诸候》，为诸咳之首，特点是"欲语因咳，言不得竟也"，症状类似咽痒作咳。我师抓住主要特点，对风咳症状作了详细描述，使之更切合临床诊断和治疗。

二、重视风因，不忘脏腑（内因）

我师诊病非常重视审察病因及病机变化，以便抓住疾病的本质，达到准确用药的目的。他十分重视风邪在肺系疾病发病中的地位，认为很多肺系疾病都由风邪引发，如外感、咳嗽、哮病、喘证、肺胀等。包括现代医学的急性支气管炎、慢支急性发作、哮喘、咳嗽变异型哮喘、上呼吸道敏感性咳嗽等多种疾病。其机理为：肺居上焦，与外界相通，风为阳邪，其性升散，风邪上受，首先犯肺，因此肺系疾病由风邪引发者为多。又因"风为百病之长"，它不仅可以单独致病，还常常兼夹他邪同时侵犯人体，其证常有风寒、风热、风燥等不同。我师临证立法多以疏风宣肺为主，并用散寒、清热、润燥等不同之法，获效显著。重视"风邪"之外因，也从不忽视内因。老师还非常重视体内因素在肺系疾病发病中的作用。首先认为体质因素是呼吸道疾病发病的重要因素之一，如敏感体质、气道高反应等。其二是情志因素，如精神紧张等也可诱发咳嗽、哮喘。另外其他脏腑有病亦可影响及肺。如平素性情急躁，或性格内向、情志抑郁等导致肝气郁结，气机不畅，影响肺之宣降，引发咳喘，临床常见于女性患者，所以治疗常兼疏肝解郁之法；若平素脾胃虚弱者，运化失常，痰饮内停或上泛，亦可影响肺气宣降诱发咳喘，临床常兼有纳呆腹胀等症状，治疗常兼健脾和胃之法；还有素体肾虚之人，或失于纳气，或子病及母而影响肺之功能，发为咳喘，临床常见于老年患者、更年期女性患者、儿童等，治疗常调补肺肾，予温补肾阳或滋补肾阴之法，每每获得显著疗效。

三、抓主辨兼，灵活思辨

我师认为临证时抓主证很重要。无论何种疾病，只要抓住其主要证候，即可以确立治疗大法，而后再以主证为中心根据兼证进行辨治。如治疗咳嗽变异性哮喘，即抓住咳嗽的特点，如干咳、呛咳、阵咳、挛急性咳嗽、痒咳、咳嗽突发、遇诱因而作、咳而少痰，气道痒感，舌苔薄白，脉弦。据此特点诊为"风咳"，而立疏风宣肺、缓急解痉、利咽止咳之法。再根据其兼证的特性进行辨治。若见咳嗽，痰黄或黄白相间，或伴咽痛，舌红或边尖红，苔薄白或薄黄，脉弦滑或滑数，多因风热之邪所致，治疗应加清热之品；又有风邪犯肺，兼有寒象者，症见咳嗽，咳痰清稀色白，遇冷风咳嗽加重，咽中作痒，常加入辛温散寒之品；如伴有咽干、少痰、干咳，或见肠燥便干者，属阴虚肺燥所致，常加入养阴润燥之品；若病发日久，咳嗽伴胸痛气急，舌质暗，苔白或腻，脉弦细，属病久兼瘀，方中应加活血化瘀之品；若发病久而不愈，伴气急，动则气短，咳甚则遗尿，苔白或少苔，脉沉，此为肺肾气虚，治疗兼加补益肺肾之药；若兼有气逆、气急者，症见咳嗽连连，气急不能接续，有气上涌之感，胸闷如滞，苔薄白，脉弦，治疗常加入理气降逆之品。充分体现了我师临证治疗抓主辨兼，灵活思辨，立法准确，遣药精当的特点。

四、制方温润，药多平和

我师治疗肺系疾病制方用药以温润平和为特色。治咳药物组成有：炙麻黄、蝉蜕、苏叶、牛蒡子、炙枇杷叶、紫菀、前胡、五味子、杏仁等。方中麻黄性虽辛烈，但用其炙者，去其辛烈发散之性，取其疏风宣肺、止咳平喘之功，为方中主药；苏叶、蝉蜕、牛蒡子疏风止痒，利咽止咳，辅佐麻黄疏风宣肺；紫菀、炙枇杷叶肃肺降逆、温润止咳；杏仁、前胡既能宣肺止咳，又能下气消痰，二者能宣能降，与前者配伍，调畅气机，以恢复肺气宣降之功，共为辅药；五味子性味酸温，敛肺止咳，滋润肺肾，既防肺气耗散太过，又能滋润生津止渴，而为佐使。制方药味不多，配伍严谨，性味温润，不寒不热，有散有敛，有升有降，既无攻之过当之虞，又有启门驱邪之势。用之临床，随症加减，屡获奇效。另外，根据证之寒热虚实，兼证各异，用药各具特色。如：敛肺缓急药常用五味子、白芍、乌梅等；祛风解痉药常用地龙、全蝎等；疏风利咽药常用牛蒡子、青果、诃子、桔梗、蝉蜕等；养阴润燥药多用麦冬、沙参、火麻仁、梨皮、玄参、白茅根等；清肺化痰药常用黄芩、鱼腥草、金荞麦、川贝母、瓜蒌等；顽痰难咳者，加海浮石、海蛤粉等；活血化瘀药常用丹参、赤芍等；调补肺肾药常用太子参、黄精、山茱萸、枸杞子、肉苁蓉、五味子等。

晁恩祥教授治肺八法

肺居上焦，为华盖之脏，又为清虚之体，主一身之表，外合皮毛，开窍于鼻，与天气相通，具有保护诸脏、抵御外邪的作用，"诸气者，皆属于肺"。肺主气，司呼吸，"乃清浊之交运，人身之橐籥"（《医贯》），是人体内外气体交换的场所，主宣发肃降，调节全身气机的升降出入运动。通过宣发与肃降、通调水道的功能，对体内水液的输布运行及排泄也起到重要作用，故又有"肺主行水"和"肺为水之上源"之说。肺与其他四脏关系密切，生理上相互关联，病理上相互影响，故肺常与他脏同病、并病、合病。晁恩祥教授擅长治疗肺系疾病，临证灵活多变，因证立法，据法遣方，疗效卓著。笔者有幸侍诊于侧，受益匪浅，兹将我师治肺之法总结于下，以飨同道。

一、疏风宣肺法

风邪犯肺是肺病的主要病因病机之一，临床常见有风寒犯肺、风热袭肺、风燥伤肺等。我师对风邪与肺病关系有自己的理解，如对哮喘，认为是风邪为患，由风邪袭肺，肺失宣降，气道挛急而引发，故应以"风哮"称之（理论依据及临床特点分析见前文）。治疗上，采用疏风宣肺法，并拟经验方"风咳一号方"：灸麻黄、紫苏叶、牛蒡子、蝉蜕、地龙、紫菀、前胡、五味子、杏仁等。

二、清肺化痰法

本法用于痰热壅肺证，常见于急性肺炎、支气管炎、慢阻肺继发感染等疾病。其病机多为平素脾胃虚弱，加之嗜食肥甘辛辣，酿生痰湿或痰热，壅遏于肺；或外邪犯肺，入里化热；或内有痰热，复感外邪，内外相合；或他脏之热上袭于肺（如木火刑金），皆可导致痰热壅（郁）肺证，而见咳嗽或喘促、痰黄黏稠、胸中烦热，或身热面赤、尿赤便干、舌红、苔黄腻、脉滑数等。我师辨证予以辛寒清热、苦寒泄热、泄肝清肺等清肺化痰之法。方用麻杏石甘汤、清金化痰汤、泻白散、黛蛤散、蒿芩清胆汤、瓜蒌薤白半夏汤等化裁。清肺化痰法为临床常用之法，以上方剂亦是临证常用之方，但我师对药物剂量、配伍，把握准确、用之到位，大胆谨慎。

三、温肺化饮法

本法源自张仲景《伤寒杂病论》，代表方有小青龙汤、射干麻黄汤、厚朴麻黄汤，用于治疗咳嗽上气、溢饮、支饮属于寒饮伏肺证者。其中，小青龙汤主要用于咳嗽上气、支饮、溢饮等内伤杂病和外感风寒的咳喘证。这些病证临床证候表现虽不尽相同，但病机则基本相似，如《伤寒论·辨太阳病脉证并治》"伤寒表不解，心下有水气"、《金匮要略·肺痿肺痈咳嗽上气病》"心下有水"等，说明水饮内停为其内因，而外感寒邪为其外因。平素内有痰饮之人，外感风寒之邪，外寒内饮相合上迫于肺，使肺气不利，出现咳嗽、喘憋、喉中哮鸣等。若日久不已，由肺及脾、肾，甚而及心，致水聚更甚，加重病情。小青龙汤类方具有温肺化饮、解表散寒、止咳平喘之效，我师用治多种疾病见有喘咳症状者，如急、慢性支气管炎、支气管哮喘、慢阻肺急性发作等。若表邪较重者，加荆芥、紫苏叶、蝉蜕、地龙、白僵蚕等疏风解痉药，以增宣肺止咳之力；发热不退或痰热较重者，加石膏、知母、鱼腥草、金荞麦等清热化痰药；兼脾胃虚弱、痰阻气滞者，则合平胃散、四君子汤之类。

四、补肺益肾法

肺与肾关系密切，肺为气之主，肾为气之根，肺主吸气，肾主纳气，肺为水之上源，肾为水之下源。肺病可损伤肾脏，肾病也可累及肺脏。肺病日久，母病及子，出现肺肾两虚证，临床多见肺肾气虚和肺肾阴虚两种病理状态。肺肾气虚，可见呼吸喘促、张口抬肩、咳逆倚息不得卧、声低气怯、小便清长或不利、甚则水肿等，我师常用六君子汤合苏子降气汤等方加减；肺肾阴虚可见干咳无痰，或少痰，或痰中带血、咳逆喘促，或见潮热盗汗、腰膝酸软、五心烦热等证，治以养阴清肺汤或百合固金汤加枸杞子、山茱萸、紫河车或左归丸等滋补肾阴之品。

五、补肺通络法

肺朝百脉，助心行血，肺气通过升降出入运动，辅助心脏推动和调节血液在脉管中运行。若肺气虚弱或受损，升降出入功能失常，则血行不畅，瘀阻脉络。如肺间质纤维化即因患者平素脾肺两虚、气阴不足，或由外邪犯肺，伤及气阴，血行不畅，痰瘀阻络所致本虚标实之证，临床可见咳嗽喘憋、动喘明显、干咳或少痰等症状，据此，我师提出了"瘀血肺痿"病机说；另外，慢阻肺病晚期易出现多脏虚衰、痰瘀阻络之虚实夹杂证。治疗上，我师制定了补气益阴、扶助正气、化痰活血、祛瘀通络等方法，药用太子参、黄芪、麦冬、五味子、白芍、白僵蚕、地龙、穿山龙、丹参、紫苏子、莱菔子、瓜蒌、薤白、桂枝等，佐以止咳平喘之品。

六、温阳利水活血法

本法用于治疗水凌心肺证，为肺心病晚期心功能衰竭患者常见证候。肺病日久，迁延不愈，必损心肾，肾之精气受损，不但出现肾失摄纳所致呼多吸少等症状，亦可出现心肾阳衰，水无所主，水气泛滥，导致上凌心肺证以及痰瘀阻滞之证，见咳逆倚息不能平卧、心悸气短、咳痰稀白、面目肢体浮肿、形寒肢冷、面色晦滞、唇舌紫黯、苔白滑、舌下静脉曲张、脉沉细数或结代等。我师认为，此乃虚多实少之证，治当温阳扶正为主，辅以利水活血之法。常选用苓桂术甘汤、真武汤、葶苈大枣泻肺汤加减，并合用瓜蒌薤白半夏汤，并酌加当归、丹参、桃仁等活血化瘀之品。

七、通腑泻肺开窍法

肺与大肠相表里，肺的宣肃有利于大肠传导；反之，大肠传导通降正常，也有助于肺的宣肃。因此，大肠传导失司，腑气不通，必然影响肺气宣发与肃降，进而又会影响大肠传导，形成恶性循环。

如急性呼吸窘迫综合征常见呼吸窘迫、喘促气急、胸盈仰息、脘腹胀满、烦躁不安，甚则神昏等；肺性脑病表现为神志模糊、呼吸急促、痰黄黏稠、大便秘结、面唇青紫等症。常用药物为承气汤加杏仁、紫菀、栀子、鱼腥草、竹沥汁、瓜蒌等。我师曾治1例急性坏疽性阑尾炎导致麻痹性肠梗阻伴急性呼吸窘迫综合征，患者已出现神识不清、撮空理线、躁扰不宁、腹大如鼓、喘促气急之危境。用大黄、厚朴、枳实、元明粉、藿香、紫菀，水煎鼻饲；另予葱白、鲜生姜、小茴香共捣为泥敷脐；再予木香、焦槟榔、青皮、熟大黄水煎灌肠。终使患者转危为安。其用药特点在于大承气汤中少加宣肺行气之品，寓"提壶揭盖"之意；又以辛温通阳之品敷脐以运三焦之气，不专宣肺而肺气自宣，在腑气通畅的同时，急性呼吸窘迫综合征亦随之缓解。

八、清肺涤痰开窍法

本法主要用于肺心病晚期并发肺性脑病或肺心病继发感染患者，此类患者病情危重，证候多变，易出现痰浊阻肺、蒙蔽清窍之证，症见呼吸急促、痰声辘辘、神昏谵语，或神志昏迷、面唇青紫、肢冷汗出、脉弦数或滑数。法当清肺涤痰醒脑开窍，方以涤痰汤合用安宫牛黄丸或苏合香丸化裁。我师曾治一位80岁女性患者，慢性咳喘30余年，因急性加重神志不清两小时入院，症见神志不清、喘息汗出、痰声辘辘、口唇紫绀、下肢浮肿、大便两日未行。我师诊为肺胀，辨为痰瘀闭窍证。治以清热涤痰醒脑开窍法，予涤痰汤加减煎汤鼻饲，配合静脉滴注醒脑静注射液等治疗3日，患者苏醒后改以健脾化痰、活血化瘀法巩固疗效。

晁恩祥教授集多年临床经验，对肺系疾病形成了一套较为完整的诊疗思路。这就是在整体观念的理论基础上，根据肺脏的生理病理特点，灵活采取合适的方法辨证施治，以恢复肺脏的生理功能。治肺八法远不能概括我师治疗肺系疾病经验的全部，其中的丰富内容还要我们深入体会和总结。

晁恩祥教授治疗疑难杂证验案举隅

晁恩祥教授从医 40 余年，对内科疑难病、脾胃病、肺系病积累了丰富的经验，研制了"固本止咳夏治片"疏风宣肺治疗哮喘及咳嗽型哮喘等有效方剂，特别对疑难杂病的治疗经验独到。兹举验案 4 则，以飨同道。

【验案 1】咳嗽变异型哮喘并药源性肝损伤

患某，女，59 岁。2005 年 8 月 2 日初诊。

患者 2002 年冬季出现喷嚏流涕，晨、晚加重，当地医院诊为"过敏性鼻炎"。至 2003 年春节出现夜间阵咳，咳少量白沫痰，2003 年 7 月某医院诊为"咳嗽变异型哮喘"，给予普米克都保、澳克斯都保、雷诺考特治疗有效，但仍间断发作。2005 年 6 月因发热 1 天，胸片示有 2mL 胸水，当地医院诊为"结核性胸膜炎"，予抗感染治疗 1 天后发热即退，抗痨治疗至今。昨日在北京某医院查：天冬氨酸氨基转移酶 968U/L，丙氨酸氨基转移酶 1183U/L，胆红素 30.1μmol/L，胆汁酸 20.5μmol/L，直接胆红素 12.9μmol/L。胸 CT 示：左肺陈旧结核，右侧肋膈角胸膜肥厚粘连。血嗜酸性粒细胞 0.309（0.01～0.05）。肺功能示：轻度混合性通气功能障碍，扩张试验（-）。现咳嗽阵作，咳大量泡沫痰，黄白相间，气短乏力，精神差，身体消瘦（体重 30kg），脘腹胀满，时恶心，不欲食，眠可，二便调，舌淡红，苔白腻，脉弦滑。诊断：咳嗽变异型哮喘；药源性肝损伤。中医辨证：肝胃失和，肺气失宣。当肺、肝、胃同治，调和肝胃与宣肺止咳并举。方用平胃散合"风咳一号方"加减。处方：苍术、白术各 10g，陈皮 10g，厚朴 10g，焦三仙各 10g，鸡内金 10g，党参 10g，苏子、苏叶各 10g，炙枇杷叶 10g，地龙 10g，蝉蜕 8g，五味子 10g，百部 10g，前胡 10g，鱼腥草 25g，金荞麦 25g，栀子10g，苦参10g。3剂，水煎服，每日1剂。

二诊（2005年8月5日）：药后食欲好转，脘腹胀满消失，仍畏食生冷，大便正常，咳嗽，咳白色泡沫痰，量较多，午后重，舌淡红，边有齿痕，苔白，脉弦。治疗继以宣肺化痰止咳、健脾和胃之法。处方：紫菀15g，款冬花15g，百部10g，陈皮10g，茯苓15g，焦三仙各10g，鸡内金10g，苏子、苏叶各10g，炙枇杷叶10g，地龙10g，蝉蜕8g，五味子10g，金荞麦15g，苦参10g。14剂，水煎服，每日1剂。

三诊（2005年8月19日）：药后咳嗽减，咳白痰，量中等，精神明显好转，食欲好，大便正常，舌淡红，苔黄腻，脉弦小数。8月12日查：ALT 222U/L，AST 69.968U/L。因患者仍痰量较多，且舌脉有痰热之象。治疗当疏风宣肺，清热化痰，上方加入清热化痰之品。守方加减服药21剂，咳嗽消失，仅偶有少量白痰，精神佳，纳食好，二便调，肝功能完全恢复正常。

按语：晁恩祥教授认为，此患者病情复杂，初由风邪袭肺，肺气失宣，日久失治，痰郁化热，症见咳嗽阵作、咳泡沫痰、黄白相间、量多、气短；复因误诊、误治，致肝胃失和（药源性肝损伤），而见恶心、纳差、脘腹胀满、全身乏力、身体消瘦等症。根据病机变化，抓住本证上、中二焦同病、肺气失宣与肝胃失和并重的特点，治疗法当调和肝胃与宣肺止咳并举。方中平胃散加味调和肝胃以治中焦，"风咳一号方"加减疏风宣肺、缓急止咳、清肺化痰以治上焦。由于药证相符，咳嗽很快缓解，脾胃转运，肝功能恢复正常。

【验案2】肠道菌群失调

患某，女，88岁。2006年5月5日初诊。

患者于2006年4月11日无明显诱因出现腹泻水样便，每日3～5次，无发热、恶心、呕吐，无腹痛，某医院予左氧氟沙星、小檗碱、地衣芽孢杆菌、双八面体蒙脱石等，症状加重，每日腹泻10余次，伴肠鸣，脘腹胀满，遂入院治疗。诊断：急性肠炎。给予左氧氟沙星、地衣孢杆菌、双歧杆菌等，效果不佳，仍每日大便10次左右。肠镜示：结肠炎性改变，结肠多发憩室。病理：（回肠末端）黏膜中度慢性炎症，淋巴滤泡形成，（回盲瓣）黏膜中度急、慢性炎症。便常规：白细胞7~10/HP。考虑患者初起为急性肠炎，经使用抗生素造成肠道菌群失调，遂请中医会诊。刻下症：稀水样便，无脓血，无腹痛，腹胀肠鸣，矢气多，纳食可，尿少，口干唇燥，乏力，眠差，舌淡红，苔白腻，脉弦。中医诊断：泄泻。辨证：脾虚湿郁，寒热错杂。治法：健脾化湿，辛开苦降，佐以开胃。处方：党参12g，苍术10g，白术10g，藿香10g，佩兰10g，草果8g，车前子12g，干姜8g，黄连8g，苏叶8g，陈皮10g，焦山楂12g，砂仁8g，鸡内金8g，白茅根15g。3剂，水煎服，日1剂。

二诊（2006年5月9日）：药后大便每日5~6次，便量亦减，肠鸣减少，仍腹胀，纳可，眠差，口干，尿少，舌淡红，苔白腻，脉弦。处方：苍术、白术各10g，藿香10g，佩兰10g，薏苡仁30g，干姜10g，黄连10g，陈皮10g，半夏10g，苏叶10g，焦三仙各10g，炒酸枣仁15g，鸡内金10g，青皮10g。4剂，水煎服，日1剂。

三诊（2006年5月12日）：药后大便减至每日4次，逐渐成形，仍胃脘胀满，无食欲，口鼻干燥，喜饮水，睡眠好转，舌淡红，苔白腻，脉弦。治疗继以健脾化湿、辛开苦降之法。处方：苍术10g，白术10g，藿香10g，佩兰10g，青皮10g，陈皮10g，焦三仙各10g，鸡内金10g，干姜8g，黄连8g，厚朴10g，半夏10g，石斛15g，白茅根25g，炙甘草6g。6剂，水煎服，日1剂。

四诊（2006年5月18日）：大便明显好转，每日1次，便溏，仍无食欲，胃脘胀满较前减轻，口干，面部烘热，舌暗红，苔黄燥，脉弦。予健脾开胃、辛开苦降、调理气机之法巩固疗效。处方：黄连8g，黄芩10g，半夏10g，干姜8g，党参10g，苍术、白术各10g，青皮、陈皮各10g，焦三仙各30g，鸡内金10g，厚朴10g，砂仁5g，石斛15g，白茅根25g，炙甘草6g。3剂，水煎服，日1剂。药后大便正常，纳食好转，痊愈出院。

按语：本患者年事已高，体质较弱，突患腹泻，西药治疗20余天效果不佳，腹泻频繁，脾气更虚，湿邪蕴结不化，久而生热，形成寒热错杂之证，中焦气机不畅，升降失常，而见腹泻腹胀、肠鸣矢气；泻下日久伤及气阴，可见尿少、口唇干燥、乏力、眠差等。方中党参、苍术、白术、藿香、佩兰、草果、干姜、砂仁、陈皮等健脾益气，化湿和胃；焦山楂、鸡内金等消食化滞；黄连与干姜相伍辛开苦降，调和中焦，寓有半夏泻心汤之意；白茅根一药用之甚妙，甘寒滋润，生津止渴，既可治疗久泻津伤，又可防止辛温燥湿之品过燥伤津。全方寒温并用，辛开苦降，具有健脾和胃之功。

【验案3】白塞病

患某，女，52岁。2004年7月30日初诊。

患者白塞病史，低热两年，体温37.5℃～38.0℃，午后明显，双下颌关节肿痛，但皮色不红，皮温稍高，局部压痛，全身乏力，心慌、心烦、眠差、恶心、纳差，大便干燥，小便灼热，舌淡红，苔白厚腻，脉弦稍数。证属湿热蕴结，郁久化燥，伤及气阴。治疗当以清热透邪、益气养阴为主，兼以利湿。处方：银花10g，连翘10g，生石膏25g，知母10g，丹皮10g，银柴胡10g，青蒿10g，黄芩10g，太子参15g，麦冬15g，五味子10g，黄精10g，葛根25g，车前子12g，火麻仁30g。7剂，水煎服，每日1剂。

二诊（2004年8月6日）：低热已去，下颌关节痛减，恶心减轻，纳食好转，睡眠欠佳，舌质淡，苔薄白水滑，脉弦细。湿热已去大半，当以益气养阴、清热和胃安神为主。上方去生石膏、黄芩、知母、丹皮等寒凉清热之品，加焦三仙、砂仁、远志、石菖蒲等和胃安神。处方：太子参15g，麦冬10g，五味子10g，黄精10g，银花15g，连翘10g，葛根25g，青蒿10g，银柴胡10g，荷叶10g，焦三仙各10g，砂仁10g，远志10g，石菖蒲10g。7剂，水煎服，每日1剂。

三诊（2004年8月24日）：下颌关节疼痛继续减轻，因故停药1周。3天前体温升高至37.6℃，1天后自行退至正常，并见牙龈肿痛，大便干燥，小便灼热。考虑为热邪又盛，上方去砂仁，加生石膏30g、知母10g、栀子10g清热泻火。

四诊（2004 年 8 月 31 日）：牙龈肿痛消失，时有面部烘热，双下颌不适，酸重感，右侧不敢咀嚼，舌质红，苔黄腻，脉弦细，仍为湿热阻滞，熏蒸于上。继守上方加减治疗，并以此方加减治疗 1 月后，诸症尽去。

按语：晁恩祥教授认为，本患病机为湿热阻遏，郁久化燥，伤及气阴。湿热之实与气阴之虚并存，治疗颇为棘手。因化湿之品多辛燥易伤阴液，补阴之品多滋腻易助湿邪，用之不当，反而会加重或延误病情，故当根据湿热内蕴与气阴虚二者的孰轻孰重来确定治法与用药。综合分析脉证，发热、下颌关节及牙龈肿痛、面部烘热、恶心、纳差、苔白厚腻等乃湿热阻滞之象，而且明显热重于湿；全身乏力、心烦失眠、大便干燥、小便灼热乃热伤气阴之象。考虑到其病久体弱，不宜攻伐太过，故治以清热透邪、益气养阴为主，兼以祛湿。药选清热透邪与清阴分湿热之品合而用之以增强清热之力，用生脉散等益气养阴，扶助正气，另用车前子、荷叶、石菖蒲等祛湿开胃。这样补虚不恋邪，祛邪不伤正，故收良效。

【验案 4】坏疽性阑尾炎伴麻痹性肠梗阻及 ARDS

患某，男，64 岁。因突发腹痛 9 小时，于 2005 年 5 月 18 日收住院。

患者脐周持续性钝痛，伴腹胀，呃逆，无排气排便，体温 37.7℃，麦氏点可疑阳性，腹肌紧张，无压痛及反跳痛，心率 100 次/分钟，呼吸 18 次/分钟，血压 130/80mmHg，肠鸣音正常。血常规：WBC 14.9×10^9/L，N 89.4%。入院诊断："腹痛原因待查，急性胆囊？急性阑尾炎？肠梗阻？急性胃肠炎？"予禁食、抗感染及支持疗法。当晚 8 时突然出现畏寒、寒战、恶心、呕吐，查体温 39.5℃，经 B 超检查有胆结石。虽经抗感染治疗，体温有所下降，但腹痛不减，阑尾炎症状不典型。

至 5 月 22 日上午 9 时，经保守治疗症状不能缓解，体温 38.1℃，精神弱，仍无排气排便，腹膨隆，右中下腹压痛，未闻及肠鸣音，口唇略发绀，呼吸急促，35 ~ 38 次/分钟。血气分析：

PO$_2$37.3mmHg，PCO$_2$30.8mmHg，pH 值 7.439，示 I 型呼衰，低氧严重，考虑出现呼吸窘迫综合征（ARDS），病情十分严重，予无创呼吸机持续正压通气。同时请院内、外专家联合会诊，考虑为："急性弥漫性腹膜炎、急性麻痹性肠梗阻、胆结石？阑尾炎？"晚 21 时行剖腹探查术，术中见腹腔内脓液 500mL，阑尾坏疽性穿孔，内有粪石，周围肠管及网膜水肿明显。术中诊断："急性弥漫性腹膜炎，急性坏疽性阑尾炎并穿孔"，遂行阑尾切除术。术后经鼻气管插管，给予机械通气，胃肠减压。

术后第 1 天（5 月 23 日），体温 37.0℃~37.8℃，呼吸机辅助呼吸。无排气排便，腹胀明显，腹围 102cm，腹腔压力 19cmH$_2$O，中心静脉压（CVP）13~15cmH$_2$O，经胃管给予通腑颗粒，症状未见缓解。WBC 10.7×10^9/L，N 90.6%，HGB 113g，PLT 92×10^9/L。以中医理气通腑、活血生肌、清热解毒之法治之亦无效。

术后第 2 天（5 月 24 日），体温 37.1℃，症状仍无缓解。腹胀加重，腹围增至 105cm。腹腔压力增至 24.5cmH$_2$O，CVP 20cmH$_2$O。患者症状持续性加重，遂邀晁恩祥教授会诊。17 时会诊时症见：神识欠清，痛苦面容，撮空理线，躁扰不宁，问诊不能配合，腹大如鼓，腹皮拘急，未闻肠鸣音，舌苔白腻，脉弦数。辨证为气机失畅、腑气不通、中焦不运。治宜调理气机、通腑消胀。处方：生大黄 8g（后下），厚朴 12g，枳实 12g，元明粉 10g（分冲），藿香 10g，紫菀 15g。两剂，水煎服，每剂煎 250mL，鼻饲，每 3 小时 1 次，每次 50mL（每次给药 3 小时后抽胃液，第一次抽出少许药液，给药 3 小时后未抽出药液）。另予葱白（1 寸）3 段，鲜生姜 25g，小茴香 10g。共捣为泥，敷脐周，每日早、晚各 1 次，每次 2~3 小时。再予木香 10g，焦槟榔 15g，青皮 15g，熟大黄 5g。两剂，每剂水煎 400mL，分两次用结肠镜灌肠，每日 1 剂。

术后第 3 天（5 月 25 日），用药后至 13 时自行排气 9 次，腹胀减轻。继续经胃管及结肠镜灌肠给药，中药外敷。

术后第 4 天（5 月 26 日），体温恢复正常，腹胀明显减轻。腹围减至 102cm，腹腔压力减至 19cmH$_2$O。再次行结肠镜辅助排气，鼻饲中药，进镜距肛缘 60cm。乙状结肠、降结肠内见有大量干性粪便，至脾曲处无法进镜，表明燥屎已渐下行。少量排气，并排出棕色便约 50mL。下午再次会诊，神清，能回答问题，腹胀满减轻，舌苔白腻，脉弦略数。虑其排便量少，仍有腹胀，且平素便秘，有糖尿病病史，故治以理气通腑、养阴润肠之法。上方基础上加入养阴润肠之品，并加大大黄、元明粉用量。处方：生大黄 10g（后下），枳实 10g，厚朴 10g，元明粉 15g（分冲），玄参 15g，生地 15g，麦冬 15g，紫菀 15g，火麻仁 30g。两剂，每剂煎 200mL，分 4 次服。停中药外敷及灌肠。

术后第 5 天（5 月 27 日），体温正常，排棕色稀便 3 次，量约 380mL，腹胀减轻，CVP 12cmH$_2$O，腹围 100cm，腹腔压力 19cmH$_2$O，肠鸣音有所增强。28 日早 7 时撤呼吸机，改为面罩吸氧。腹胀明显缓解，按之腹软，5 次排出棕色稀便，约 310mL，腹围减至 99cm，CVP 11cmH$_2$O，腹腔压力 19cmH$_2$O，肠鸣音活跃。患者病情已基本平稳。

5 月 30 日拔除胃管，自主进食，患者无不适。

5 月 31 日第 3 次会诊，继以调理气机、润肠通便之法治疗。

患者病情日渐好转，体温正常，有排气排便，无腹胀腹痛，可以床旁活动，进食好。后又两次会诊，分别以益气养阴、润肠理气和益气养阴、安神健脾之中药调理至痊愈出院。

按语：本例患者病情复杂危重，晁恩祥教授根据中医理论，灵活施法，竟获奇效。纵观本案治疗经过有如下启示。

首先，要坚持中医整体观念和辨证论治的特色。中医认为，肺与大肠相表里，大肠传导失司，腑气不通，必然影响到肺气的宣发与肃降，肺气的宣肃功能失常又会影响大肠的传导，形成恶性循环。因此在治疗中要有全局观念，晁恩祥教授在大承气汤中少加宣肺行气之品，寓"提壶揭盖"之意。又以辛温通阳之品敷脐以运三焦之气，不专宣肺而肺气自宣，因此在腑气通畅的同时，ARDS 亦随之缓解。其次，要坚持"谨守病机，各司其属"的原则，针对主要病机制定治法。本例患者虽有感染，血常规检查白细胞计数较高，呼吸衰竭，但最为突出的是腹胀严重。晁恩祥教授根据主症认为本患的病机在于腑气不通，当以"通"为顺，治法以通气为主。初则通便消胀，患者"痞、满、燥、实"四证具备，病情危急，非急下重剂不能逆转病情，毅然用大承气汤急下通便，以通腑气。继则考虑到患者的体质情况，用润肠、养阴、益气之法，虽非一方贯之，但均为恢复肠道蠕动功能，消除胀满。我师针对病机，抓住主症，精心组方，药少而精，直中肯綮，使束手无策之证，竟收豁然开朗之功。第三，要根据患者的具体情况灵活给药，这从两方面体现出来：一方面是我师非常重视中、西医治疗方法的链接，利用西医的胃管、肠镜灌肠等给药方法，使中药能直达病所，充分发挥作用。本例给药途径有三：上行鼻饲，药力由上而下；中以敷脐，使辛温之气由腹而入，冀"大气一转，其气乃散"，又辛温之药不与苦寒之品相混，使药力更专；再以行气导滞之品从下直达肠道，催动排便。另一方面考虑患者腑气不通，胃不受纳，药入即吐，故嘱以鼻饲少入频施，缓缓与之，冀其受纳，果然奏效。

路志正教授从中焦论治心悸撷要

路志正教授（1920 年 12 月出生），首届国医大师，国内著名中医药临床学家，中国中医科学院广安门医院主任医师，博士后合作导师。路志正教授在学术上崇尚脾胃学说，治病注重调理脾胃，重视湿邪为患，用药轻灵活泼，提倡疑难病综合治疗，针药并用。

心悸之证，形成原因很多，或先天不足，或因虚、因实，还有虚实夹杂者。路志正教授认为中焦失调乃导致心悸的主要原因，因此提倡调理中焦治疗心悸之法，临床疗效甚佳，现将路老从中焦论治心悸的学术思想和临床经验整理如下。

一、中焦失调为心悸之主因

路老认为，导致心悸的原因很多，病机各异，但从整体角度看，与中焦失调关系最为紧密。关于中焦与心悸的关系，《黄帝内经》中早有论述，《素问·平人气象论》云："胃之大络，名曰虚里，贯膈络肺，出左乳下，其动应衣，脉宗气也。"说明了心脏的搏动与中焦"胃"有密切关系。汉代张仲景《金匮要略》中明确提到"心下悸"，指出水停心下（中焦）为心悸的重要病机，用半夏麻黄丸、小半夏加茯苓汤等治疗。《伤寒论》治疗"脉结代，心动悸"的炙甘草汤，组方以炙甘草为君，辅以党参、大枣，意在通过调理中焦，补益中气，畅行气血而疗心悸。仲景之后诸家，对心悸的病因病机多有发挥，金代成无己提出"气虚"说，指出"悸者，心松是也"（《伤寒明理论·悸》）。明代秦景明进一步指出，"心气虚则心无主威，心神失守"（《症因脉治》）。明代张景岳更指出，"虚微动亦微，虚甚动亦甚"（《景岳全书·惊悸怔忡》）。以朱丹溪为代表的各家，则主痰火说，《丹溪心法·惊悸怔忡》云"时作时止者，痰因火动"。清代唐容川亦云"心中有痰者，痰入心中，阻其心气，是以心跳不安"（《血证论·怔忡》）。清末张锡纯《医学衷中参西录·论心病治疗》认为，心悸"多因心下停有痰饮。心属火，痰饮属水，火为水迫，故作惊悸也"。明代虞抟《医学正传·怔忡惊悸健忘证》则认为，心悸可因郁而发，"有因怒气伤肝，有因惊气入胆，母能令子虚，因而心血不足，又或嗜欲繁见，思想无穷，则心神耗散而心君不宁"。

路老认为，心悸多与中焦相关。脾胃位居中焦，为后天之本，气血生化之源。若脾胃虚弱，化源不足，可使气血不足，心失所养，心神不宁，发为心悸；中焦运化失司，蕴湿成痰，痰湿阻滞经脉，或痰饮上凌于心，或痰浊蕴结，日久化火，痰火扰心，均可致心悸不宁；若情志不遂，郁怒伤肝，肝气横逆犯脾，气机逆乱影响及心，亦可导致心悸。路老认为阳明郁热也是导致心悸的重要病因，足阳明之经别"散之脾，上通于心"，若素体阳盛，喜食膏粱厚味，日久生热，阳明郁热，扰动心神则悸动不安。

二、治心悸者必调中焦

基于以上认识，路老强调治疗心悸要从中焦着手，调理中焦治疗心悸可收到事半功倍的效果，提出"治疗心悸者必调中焦"的学术观点。路老调理脾胃治疗心悸常用以下方法。

1. 健脾益气，补血养心

用于心脾两虚，气血不足，心神失养之证。症见：心悸气短，神疲乏力，面色无华，失眠多梦，头晕健忘，腹胀便溏，舌淡，苔薄白或腻，脉细弱。治宜健脾益气，养血安神。路老常用归脾汤、炙甘草汤加减。常用药物有太子参、黄芪、炒白术、茯苓、黄精、丹参、炒柏子仁、炒酸枣仁、远志、石菖蒲、当归、白芍、炙甘草。若气虚及阳，失于温煦，可伴见汗出肢冷，脉结代等，酌加桂枝、制附子、紫石英以温通心阳安神。若血虚日久，进一步损及心阴，伴见心烦不寐，五心烦热，口干舌燥，舌红，少苔者，加南沙参、麦冬、五味子、石斛、生地等以养阴清热宁神。

2. 健脾和胃，温胆宁心

用于心胆气虚之证。症见：心悸不安，心烦失眠，善惊易恐，胸闷气短，胁脘胀满，纳差，便溏，舌淡红，苔薄白或白腻，脉弦细。《医学入门》云："心与胆相通，心病怔忡，宜温胆汤。"路老常用温胆汤加减化裁，常用药物有炒枳实、竹茹、胆星、半夏、茯苓、太子参、生白术、杏仁、薏苡仁、炒山药、生谷芽、生麦芽。因痰湿阻遏，胸阳不振，症见胸闷憋气、甚则胸中窒痛者，路老常用宽胸涤痰、宣痹通阳之法，方取温胆汤合瓜蒌薤白半夏汤。若痰阻清窍，见头晕目眩，头重如裹，耳鸣耳聋等，则用温胆汤合半夏白术天麻汤加减，酌加半夏、白术、天麻、钩藤、石菖蒲、郁金等。

3. 清热化痰，降浊清心

用于痰热扰心之证，症见：心慌心悸，胸闷不舒，夜寐不安，脘闷纳呆，恶心口苦，大便黏滞不爽，舌红，苔黄腻，脉滑数。治当清热化痰，降浊宁心。路老常用黄芩、茵陈、青蒿、黄连、竹半夏、竹茹、杏仁、薏苡仁、茯苓等。若热伤阴血，兼有阴血不足，症见心悸而烦、失眠健忘、口燥咽干、面色不华、手足心热者，路老常加太子参、麦冬、五味子、当归、白芍、沙参、山茱萸、生地、炒柏子仁、炒酸枣仁、知母、丹参等。

4. 舒肝解郁，化瘀通心

用于痰瘀阻滞之证，症见：心悸怔忡，胁肋胀痛，情绪低落，睡眠多梦，舌黯红，苔白，脉弦等。路老常以舒肝解郁、化瘀通心为法，方选柴胡疏肝散加素馨花、郁金、远志、川楝子、元胡、生麦芽、生谷芽等。若木郁乘土，土虚不运，兼见胃脘胀满、纳食不馨，或吐酸嘈杂者，伍以健脾和胃之法，方合六君子汤、逍遥散加减。如肝气郁久化火，上扰心神，症见心悸心烦、睡眠不安者，常加入凉肝泻火之品，如黄芩、黄连、栀子、青蒿等。

5. 清泻阳明，和胃安心

用于阳明郁热之证，症见：心悸不宁，口干口臭，消谷善饥，舌红，苔黄腻，脉滑数等。治以清泻阳明郁热。药用黄连、黄芩、生石膏、知母、栀子、芦根、枇杷叶、竹茹、竹沥等。若腑气不通，兼见脘腹胀满、大便干燥等，在上方基础上加入通腑泄热之品，如大黄、枳实等。

【验案1】

任某，女，49岁。2003年7月15日初诊。

主诉：心悸气短3周。

患者3周来无明显诱因出现心悸气短，活动后加重，心烦易怒，睡眠不安，多梦易醒，纳食欠佳，有时食后腹胀，二便调，月经基本正常，舌体瘦，舌尖边红，苔薄腻，脉左寸沉滑，关尺细弱沉涩。动态心电图示：频发室早。超声心动：心脏结构正常。中医辨证为脾胃虚弱，胆气不宁，心神失养。治以益气健脾，温胆宁心。药用太子参12g，生黄芪15g，黄精10g，炒柏子仁12g，丹参12g，远志8g，石菖蒲10g，郁金10g，炒白术12g，茯苓18g，佛手10g，白芍12g，炙甘草6g，生牡蛎20g（先煎）。14剂，水煎服。

二诊（2003年7月29日）：心慌气短诸症明显减轻，仍有时入睡难，睡眠不实，二便调，舌质暗，尖边红，脉细弱而沉涩。既见效机，继以上方化裁。上方太子参改西洋参6g（先煎），生牡蛎改30g，去佛手加南沙参12g、木香10g（后下）、生龙骨30g（先煎），药后心悸气短等症基本消失，继如法调理14剂而愈。

按语：本案患者为中年女性，心悸气短伴见心烦易怒，纳食不香，食后腹胀，乃脾胃虚弱，升降失司，气血生化无源，胆气不舒，心失所养而致。方以太子参、生黄芪、黄精、炒白术、茯苓健脾益气；佛手理气调中；白芍、丹参养血；炒柏子仁、郁金、石菖蒲、远志温胆养心安神；炙甘草和中以平悸；生龙骨、生牡蛎镇惊安神。诸药健脾益气以培本，温胆和胃以安神，故药后心悸得以缓解。

【验案2】

李某，男，17岁。2007年4月14日初诊。

主诉：阵发性心悸3年，加重两年。

患者3年前无明显诱因出现阵发性心悸，左胸前疼痛，发作约几分钟，自行缓解，发作无规律，有时1天数次，有时数月1次。两年前因感冒后症状加重，阵发性心悸伴胸前区疼痛，2~3天发作1次，寐安，二便正常，多食后腹胀不舒。24小时心电图示：二度Ⅱ型房室传导阻滞。既往有胃下垂病史5年，舌淡红，边有齿痕，苔薄白，脉结涩。治以益气养血，理气和胃，养心安神。处方：太子参12g，西洋参10g（先煎），小麦30g，炒柏子仁15g，素馨花12g，当归12g，川芎10g，炒白芍12g，茯苓30g，半夏12g，厚朴花12g，炒枳实15g，甘草8g，八月札12g。药后两周心悸发作1次，持续约5分钟，胸前区疼痛未作，药后偶有恶心，二便正常，舌质红，苔薄白，脉细弦。动态心电图示：偶发室早。既见效机，以前方出入。

上方去小麦、八月札，加藿梗、苏梗各 10g（后下），郁金 10g。另加服丹七片，每日 3 次，每次 3 片。药后未出现恶心，偶发 1 次心悸。上方续进，稍微变更，用药月余，心悸消失。

按语： 患者素有胃下垂病史，胃失和降，影响于心而发心悸。故治疗重点在于调理脾胃升降，盖脾胃升降与肝之疏泄密切相关，路老主张调升降必调肝。故方取太子参、西洋参、茯苓健脾益气升清；半夏、厚朴花、炒枳实和胃降逆；素馨花、八月札疏肝理气以助升降之力；当归、川芎、炒白芍养血活血柔肝；小麦、炒柏子仁、甘草养心安神。诸药疏肝调脾胃升降以宁心，切中病机，故取得桴鼓之效。

路老认为，心悸之证，病因虽多，病机各异，但总以中焦脾胃功能失调有关。脾胃病变或脾胃虚弱，气血不足；或中焦失运，蕴湿成痰；或郁怒伤肝，肝气犯脾，气机逆乱；或阳明郁热内扰；或痰火扰心，均可导致心悸不宁。路老临证常以健脾益气养心法、和胃温胆宁心法、化痰降浊清心法、舒肝化瘀通心法、清泻阳明安心法，调理中州，畅达气机以养心、宁心、清心、通心、安心，达到消除心悸的目的。

路志正教授从脾胃论治不寐

不寐亦称失眠，古称"不得眠""不得卧""目不瞑"，形成原因有多种。路老治疗不寐，主要从五脏藏神的理论着手。五脏之神、魂、魄、意、志，分别由五脏之气所化生，任何原因使五脏功能失调皆可引起五神的变化而导致不寐。而五脏之中，路老尤重视脾（胃）。兹将路老从脾胃论治不寐的临床经验总结于下。

一、病机探讨

路老认为，脾胃居于中焦，上连心肺，旁邻肝胆，下接肾命，是人体阴阳、气血、水火、气机升降之枢纽，交通之要道，故提出了脾胃"持中央以运四旁"的理论。所以脾胃有病，最易影响其他四脏。从五行关系来看，脾（胃）与心和肝的关系较为密切，脾属土，心属火，肝属木，心与脾是母子相生的关系，肝与脾是相克关系。心主血、主神明，肝藏血、主疏泄，二脏与人的精神意识活动关系最为密切，而脾（胃）的病变最易影响心、肝两脏的功能活动，从而出现不寐。从病因病机上看，主要有虚、实和虚实夹杂 3 种情况。

从虚来说，脾胃属土，主受纳、运化水谷精微，化生气血，以养五脏。《素问·经脉别论》云："食气入胃，散精于肝，淫气于筋。食气入胃，浊气归心，淫精于脉。脉气流经，经气归于肺，肺朝百脉，输精于皮毛。毛脉合精，行气于府，府精神明，流于四脏。"若脾胃虚弱，运化失职，精微化生无源，则其余四脏皆失其养，心肝血虚，神失所养，不寐由生。诚如清代马培之所云："脾处中州，为化生气血之脏，脾虚不能布津于胃，子令母虚，神不归舍，彻夜不寐。"

从实来说，或因气滞，或因湿（痰）阻，影响脾胃气机，升降失常，或痰湿郁久化热，均可扰动心神，致心神不宁而不寐。另外，饮食不节、嗜食肥甘辛辣，或饱食无度，伤及脾胃，宿食停滞，酿生痰热，痰食阻滞，胃气不和，致心神不安，亦可不寐。如《张氏医通》所云："脉滑数有力不得卧者，中有宿滞痰火，此为胃不和则卧不安也。"

而虚实夹杂，多为脾胃虚弱、气血不足与气滞、食滞、湿浊、痰热等邪实并存。

二、分型论治

1. 脾胃虚弱，血不养心

脾胃虚弱，化源不足，气血两虚，心神失养。症见：入眠困难，多梦易醒，心悸健忘，头晕目眩，体倦乏力，面色少华，舌淡，苔薄，脉细弱等。治宜健脾和胃，养血安神。路老多用归脾汤或养心汤合酸枣仁汤等化裁，常用药物有：党参、黄芪、白术、茯苓、茯神、小麦、当归、白芍、柏子仁、炒酸枣仁、五味子、生地、沙参、麦冬、远志、夜交藤、竹半夏等。其用药特点是健脾胃而不壅滞，补心血而不滋腻，用药量少而药性平和，通过健运脾胃、调养气血而达到宁心安神的目的。对于脾胃虚弱，生化无源，致阴血不足、月经不调者，兼用养血调经之法；对于脾胃失和伴肝肾不足者，并用滋补肝肾、交通心肾之法。

2. 脾虚不运，痰湿阻滞

脾胃虚弱，运化失常，湿浊内生，积湿成痰，痰湿壅遏，心神不宁。症见：寐而不实，伴头昏沉重，胸闷痰多，嗳气纳呆，腹胀便溏，舌苔白腻，脉濡滑等。治以健脾化湿，宁心安神。路老常用六君子汤合涤痰汤或温胆汤化裁。药用：党参、白术、茯苓、茯神、竹半夏、枳实、竹茹、胆星、厚朴花、炒杏仁、炒薏苡仁、远志等；路老对药味的寒热、补泻等性能常细心斟酌，时刻注意温补脾胃而勿生热，化痰燥湿而不伤阴，故常于方中佐入茵陈、黄芩等以清热，以及炒麦冬、炒白芍等益阴之品。若兼有肝郁者，则兼用素馨花、玫瑰花、合欢花等药。若出现瘀滞之象者，加入竹节参、当归等活血之品。

3. 脾虚湿阻，痰热扰心

宿食停滞，酿生痰热，或脾虚不运，湿浊阻滞，蕴久化热，扰动心神。症见：夜寐不安，心烦不宁，心悸易惊，胸闷痰多，脘闷纳呆，恶心口苦，大便不爽，小便色黄，舌红，苔黄腻，脉滑数等。治当清热化痰，降浊宁心。路老常用蒿芩清胆汤、小陷胸汤、半夏泻心汤或涤痰汤化裁。药用黄芩、茵陈、青蒿、黄连、竹半夏、竹节参、竹茹、竹沥汁、杏仁、薏苡仁、茯苓等。若热伤阴血，兼有阴血不足，兼见不寐健忘，口燥咽干，面色不华，或手足心热者，路老常酌选太子参、麦冬、五味子、知母、白芍、山茱萸、生地、炒柏子仁、炒酸枣仁等。但路老在用药时是权衡阴伤及湿热二者程度的轻重,选择药物并确定用量。方中也常加入重镇安神之品,如紫石英、生龙骨、生牡蛎、珍珠母等。

4. 胃腑不和,心神不宁

饮食不节,肥甘厚味,伤及脾胃,宿食停滞,酿生痰浊,痰食阻滞,胃气不和,致心神不安。症见:夜寐不宁,辗转反侧,胃脘胀满,嗳腐吞酸,恶心纳差,舌红,苔厚,脉滑或滑数等。治当消食导滞,和胃降浊。路老常用保和丸、枳术丸、温胆汤等加减化裁,药用炒三仙、莱菔子、枳实、半夏、陈皮、生白术、茯苓、竹茹、厚朴、五谷虫、素馨花、婆罗子等。若食滞生热者,加用黄连、黄芩、茵陈等清热之品。

【验案1】

董某,女,59岁。2008年3月12日初诊。

患者不寐1年,近期因工作繁忙,情绪不佳,症状加重。刻下症:难以入眠,寐而不实,寐中易醒,常在凌晨3时被逆气呛醒,伴泛酸,腹胀便溏,日1~2次,甚至3~4次,近日便后心悸胸憋,畏寒喜暖,面色萎黄,舌体瘦,舌质暗红,苔薄腻,脉弦细。患者脾胃素虚,运化失常,复因劳累,情绪不佳,气机不畅,则脾胃升降失常。治以健脾益气,理气化浊。药用:太子参15g,莲子肉15g,生白术18g,炒山药15g,姜半夏12g,黄连8g,吴茱萸3g,茯苓30g,素馨花12g,婆罗子10g,白芍12g,炙甘草6g。水煎服。嘱忌生冷油腻,少食多餐,忌恼怒。药后睡眠改善,诸症减轻,后半夜气逆之症消失。继用上法调理月余,睡眠恢复正常。

按语:本证脾虚、湿浊、肝郁相互影响,患者脾胃素虚,湿浊阻滞,加之情志不畅,致心神不宁、睡眠不安;脾胃虚弱,水湿不运,故腹胀便溏;浊气不降而上逆故气呛、泛酸等。故治当健脾和胃、理气化浊,方用四君子汤、左金丸、半夏泻心汤合用,佐疏肝理气之品,兼调气机,故收桴鼓之效。从中可窥路老临证灵活、审机论治的辨证思想。

【验案2】

吴某，男，51岁。2009年1月20日初诊。

患者不寐9个月，自去年4月以来因工作紧张而出现入眠困难、眠后易醒、醒后难寐，每晚服用舒乐安定1片可睡4~5个小时，日间头昏沉，记忆力下降，午休时汗出，腹胀便溏30余年，进食油腻或牛奶则加重。舌红，苔薄黄腻，脉左弦细右弦滑。

患者脾胃素虚，湿浊宿食停滞，气机不畅，致胆胃不和、心神不宁。治疗当健脾和胃、温胆宁心。方用：五爪龙20g，西洋参10g（先煎），炒白术15g，炒山药15g，枳实12g，竹茹12g，竹半夏12g，黄连10g，素馨花12g，藿梗、苏梗各12g，炒柏子仁18g，炒白芍12g，炒防风12g，仙鹤草15g，炒杏仁30g，炒薏苡仁30g，生龙骨、生牡蛎各30g（先煎）。14剂，水煎服，每日1剂。又用：天麻12g，蝉蜕10g，珍珠粉5g，黄连5g，广木香8g，炒酸枣仁20g。共为细末，每次1.5g，冲服，每日两次。连续服用上方40余剂，睡眠明显改善，停用舒乐安定后，每夜可睡6~7小时，中午可睡40分钟。

按语：本患脾胃素虚，湿浊阻滞，气机不畅，胆腑不利，胆胃不和，故食油腻即便溏，精神紧张则症状更重，影响神明则夜不能寐。路老用健脾化湿、温胆和胃之法，一方面健脾和胃化浊，另一方面清利胆之郁热，使脾胃调和，肝胆疏利，神能守舍，故睡眠改善。

路老认为，五脏功能失调皆可引起五神的变化而发生不寐。而五脏之中，尤以脾脏最为重要。脾胃病变或脾胃虚弱，气血不足，心神失养，或中焦失运，蕴湿成痰，痰热扰心等，均可导致心神不宁而不寐。路老临证常以健脾益气养心、化痰降浊、和胃温胆宁心等法调理中州，以达到安神的目的。充分体现了路老重视脾胃的一贯思想。

附：寒温并用调气机

——论《伤寒论》的寒温并用法及临床应用

寒温并用，源于《黄帝内经》，施之临床，肇自仲景。以病机为依据，以辨证为准绳。融寒热温凉于一方，取相反相成之妙用。施惠于病家，示范于医工。功侔造化，恩迈财成。匠心妙法，非天明莫洞！

夫草木生于天地之间，禀四时之气，乃具酸苦辛甘之味，寒热温凉之性。医者取其性味之偏胜，用以消补温清。寒者热之，热者寒之；治热以寒，治寒以热，《黄帝内经》所论备矣！仲景以汤武之师，攻守奇正，调和阴阳，寒温并用。或标本同治，扶正除病；或补偏救弊，反佐药性；或调理气机，去性取用。种种举措，皆因病证。诸多用意，各有所凭，调理气机，方为肯綮。盖伤寒一病，或在表，或在里，或传经，或直中，无不扰乱气机，变证丛生。岂不闻太阳在表，开合失司；少阳半表，枢机不利；阳明热壅，升降失常；太阴虚寒，中焦不运；少阴寒盛，出入失调；厥阴四逆，气机不通。凡此种种，非调气机无以拨乱反正，非调气机无以阴阳平衡，非调气机无以通彻上下，非调气机无以驱邪扶正。气机何以调之，寒温并用是也。余以钝椎之质，窥至妙之理，浅尝所得，略陈于下。窃以为气机之调理，所涉有三。

一曰调开合。体表腠理，关乎肺卫。温分肉，充皮肤，肥腠理，司开合，非卫气莫属。然太阳主外，三焦膀胱者，腠理毫毛其应。可知肌腠之开合为太阳与肺卫同主。伤寒一日，太阳受之，肺卫受邪，开合失司。仲景治之有术，仅举三方观之。一为桂枝汤，所治之证为阳浮而阴弱。阳浮者，热自发；阴弱者，汗自出。乃感受风寒，卫外不固，开合失司，营不内守也。又有荣气和者外不谐，卫气不与荣气和谐者，乃内伤所致，卫气不固，营卫失和也。治疗皆当调和营卫，恢复开合。是方取辛温之桂枝解肌祛风，复以酸寒之芍药敛阴和营，二者等量，开合散收。苦辛合化，寒热互济，发汗中寓敛汗之意，和营中有开卫之功。功似疏风解表之剂，实则启闭气机之方，并有调和气血、燮理阴阳之效。无论外感内伤，功效皆彰，无愧群方之首。此解表疏风，调和营卫之方也。余每以之用于外感、发热、隐疹或汗证等由营卫不和者，其效皆验。二为大青龙汤，所治之证乃太阳伤寒，卫阳被郁，开合失常，腠理闭塞，见不汗出而烦躁者。是方麻桂辛温发表，开启气门，解其固闭；石膏辛寒，质重走里，清其内热。如此寒温并用，一开一合，外闭得解，气机疏通，而邪有出路。寒得麻桂之辛热而外出，热得石膏之辛凉而内解。桂枝二越婢一汤亦属此列。此皆解表开闭，通达表里之方也。余忆及去岁冬季流感流行，临床所见多为寒邪束表，火热内郁之寒包火证，用是方多获良效，更信龙升雨降之说不我欺也。三为小柴胡汤，所治之证乃邪入少阳，正邪相争于半表半里。邪踞少阳，既有入里化热之机，又有走表外解之势。半表之邪，以辛凉柴胡散之；半里之热，以苦寒黄芩清之。柴胡配黄芩，重用柴胡，以散为主，散中有清，使少阳邪热从表而解。更用甘温之参、枣、草匡扶正气，健运三焦，通利枢机，以司开合，助于祛邪外出。辛温之半夏、生姜既能外散半表之邪，又能和胃降逆止呕。是方既辛凉散邪，又甘温扶正，谓本方为解表之剂似不为过。今人李心机评曰：意在调气，其势向外。可谓一语中的。此乃和解少阳，疏利枢机之方也。柴胡桂枝汤、柴胡桂枝干姜汤亦属此列。又有小青龙汤亦为调开合之方，唯药物之寒温配伍比例不甚典型而已。

二曰调升降。升降出入，无器不有，中焦脾胃，是为枢纽。上有肺之宣降，旁有肝之疏泄，下有肠之传导，斡旋其中，居功至伟。

或感受外邪，或失治误治，皆可致升降失常，百证丛生。仲景以寒热配伍，互制其偏，调节气机，使升降井然，兹列举数方观之。一为升降肺气之麻杏石甘汤，所治乃太阳病误治后之邪热壅肺证。方用麻黄汤去桂枝之辛温，加石膏之甘寒。石膏用量倍麻黄，使辛温之性转为辛凉之用。如此，麻黄辛散上行以宣发肺郁，石膏甘寒沉降以清泻肺热。二者配伍，一升一降，使郁热得清，肺之宣肃如常。此方与大青龙汤相比，彼重用麻桂，意在解表开郁，此则重在宣降肺气，是治在上焦也。二为清上温下之黄连汤，所治乃上热下寒，腹痛欲呕之证。是方乃半夏泻心汤去芩加桂而成，黄连苦寒，以清在上之热；干姜辛温，以散在下之寒。一寒一热，一升一降。伍桂枝辛温走窜，交通上下，兼散脾寒；参、枣、草甘温，健运中州，而成清上温下、辛开苦降之剂，此治在中焦也。三为消痞散结之半夏泻心辈。痞证者，误下伤中所致也。清阳当升而不升，浊阴当降而不降，寒热错杂，中州壅滞。调畅中焦，复其升降是为正法。半夏干姜，辛温通阳开其结，使清阳得以升；黄连黄芩，苦寒降泻除其满，使浊阴得以降。更以参、枣、草补益中州，恢复中焦斡旋之功。辛开、苦降、甘调，一以贯之，中气得和，上下得通，水升火降，痞结自消。尤氏赞曰：寒热异其气，药虽同行，而功则各奏，乃先圣之妙用也。四为桂枝加大黄汤。太阳误下，邪陷太阴，大实痛者，实滞所为。桂枝生姜辛温升散，温通经络，重用芍药缓急止痛，少加大黄导滞通便，芍黄皆为寒凉降下之品，与姜桂相合，寒热升降，气机通畅，其痛自消。他如栀子干姜汤、干姜黄芩黄连人参汤、小陷胸汤、乌梅丸、麻黄升麻汤等，皆同此类，无须赘述。后世之连理汤、香连丸等名方，亦为本法之变通也。

三曰调出入。出入失常，下焦为最。水液不行，小溲不利；腑气不降，大便不通；蓄水蓄血，变证丛生。通大便者，莫若承气。大黄苦寒，泻热去实；厚朴辛温，行气除胀。芒硝咸寒软坚，助大黄以荡涤燥屎；枳实苦寒下气，佐厚朴以行气破积。或谓三寒一温，厚朴之性岂不淹没？然其用量倍大黄，以辛温善行之长而补苦寒喜凝之短，假走而不守之力，收通腑泄热之功。四药相伍，寒温并用，荡涤燥结，相反相成。又有邪热入里，血蓄下焦，热结膀胱，其人如狂。仲景以调胃承气通便，桃仁活血祛瘀。桂枝一味，用之最妙，以辛温之品加入众多寒凉药中，通阳行气，活血散结，有活跃气机之功，无寒凉伤阳之弊。使瘀热内结之险证，竟随燥屎出而获安。又有阳虚水停，气机阻滞。或凌于心，发为心悸；或泛中焦，发为腹痛；或在下焦，小便不利。仲景以真武一方，温补肾阳，化气行水，假禹功以救九州。所用多为温热之品，如姜附术苓者。然又以酸寒之芍药伍于其中，通中有敛，散中有收，于散利之中寓敛阴护液之用，以防过利伤阴之弊。可见散水之方而妙用芍药，在于使虚阳回复以合阴，阴阳和合以平矣。《医宗金鉴》赞云：尤妙在芍药之酸敛，加于制水主水药中……一以敛阳，使归根于阴，更无飞越之虞，孰谓寒阴之品，无益于阳乎？斯言颇具哲理。

　　夫人之所活，全在于气。气之所存，依赖乎动。故《经》云：成败倚伏生乎动。然人之百病，多由气生，气机逆乱，阴阳失衡。故《经》亦云：百病生于气也。仲景明察，匠心独运，以寒热并用之方药，调人体气机之平衡，百一三方，寒热并用者竟近半矣。至精至微至理，探渊究竟，如啖蔗饴；妙法妙方妙用，施之病黎，效如桴鼓。今拈一案，以贻笑同道。某女，年逾四七，恶寒寒战间作三年有余，初无端夜间突发恶寒，自觉寒意从内而外，及至寒战，虽覆三衾、怀暖袋亦无少温，无发热，体温正常，延数至十余小时，必啜热汤而后缓解，常夜发无序，每隔数日至数月不等，多方延治罔效。近一月屡发，痛苦不堪。现心烦不宁，心胸憋闷，少寐多梦，甚则彻夜不眠，口干苦，不欲饮，头晕耳鸣，脘腹胀满，四末不温，纳呆，便黏，二三日一行。舌淡红，有齿痕，苔白厚腻少津，中根部略黄，脉细滑。窃思：阳在外，阴之使也，阴在内，阳之守也。人体阴阳平和，必无恶寒之理。寒作乃阴阳之气不相协调，阳气阻于内，体表失却温煦之故。咎之气机阻滞，再据脉症，咎之痰湿中阻，升降失常。遂予清热化痰、升清降浊、调和阴阳之法。方用辛开苦降之半夏泻心汤加味。七剂后恶寒寒战未再发作，他症亦减，便畅日一行，精神佳，喜形于色。舌淡红，苔白略腻，脉细滑。继以上方加减十余剂而收功。三年痛苦竟毕于二旬，殊为可喜。此乃受仲景调理气机思想之启发，灵活施用寒温并用之法之验案。由此可知先贤之英明，而愈增吾侪传承发扬之决心云。

作于丁亥季春

（此文为作者"国家优才"结业考核的策论）